现代临床护理技术手册

主编　黄剑琴

编者　（按姓氏笔划排序）

王　泠（北京大学人民医院）
王　群（北京大学第三医院）
王　健（北京大学第一医院）
王述彭（北京大学精神卫生研究所）
邓燕青（北京大学人民医院）
伍瑞红（北京大学第一医院）
励宝兰（北京大学第三医院）
陈文山（北京市妇产医院）
肖鸿香（北京大学人民医院）
吴婉华（北京大学第一医院）
李文秀（北京大学口腔医院）
李秀惠（北京大学护理学院）
张　萍（北京大学第三医院）
张秀英（北京大学人民医院）
张洪君（北京大学第三医院）
张继英（北京大学护理学院）
张会芝（北京大学第三医院）
张慧杰（北京大学人民医院）
罗　萍（北京大学护理学院）
季桂敏（北京大学口腔医院）
洪宝丽（北京大学第三医院）
孟祥宇（北京大学第一医院）
胡晓芬（北京大学人民医院）
胡晓宏（北京大学口腔医院）
贺　影（北京大学人民医院）
徐　琨（北京市口腔医院）
康玲艳（北京市同仁医院）
黄剑琴（北京大学护理学院）

北京大学医学出版社

XIANDAI LINCHUANG HULI
JISHU SHOUCE

图书在版编目（CIP）数据

现代临床护理技术手册/黄剑琴主编 .—北京：北京医科大学出版社，2000.8
ISBN 7－81071－113－X

Ⅰ.现… Ⅱ.黄… Ⅲ.护理－技术－手册
Ⅳ.R472－62

中国版本图书馆 CIP 数据核字（2000）第 31647 号

现代临床护理技术手册

主　　编：黄剑琴
出版发行：北京大学医学出版社（电话：010-82802230）
地　　址：（100083）北京市海淀区学院路 38 号　北京大学医学部院内
网　　址：http://www.pumpress.com.cn
E - mail：booksale@bjmu.edu.cn
印　　刷：莱芜市圣龙印务有限责任公司
经　　销：新华书店
责任编辑：安　林　　责任校对：翁晓军　　责任印制：郭桂兰
开　　本：880mm×1230mm　1/32　印张：15　字数：442 千字
版　　次：2000 年 7 月第 1 版　2006 年 6 月第 3 次印刷　印数：11101－14100 册
书　　号：ISBN 7-81071-113-X/R·113
定　　价：24.50 元

前　言

护理学是一门综合了自然科学与社会科学的应用科学，其理论性与实践性都很强。护理技术是护理学的重要组成部分，如何在护理技术的工作实践中，体现“以人为中心”的整体护理思想，满足人的生理、心理和社会等各方面的需求，保证病人的安全和舒适，是广大护理工作者普遍关注的重要课题。为了把整体护理思想，落实到临床护理工作的每一个环节，并使各项护理技术操作更加科学、规范、安全，更好地为人的健康服务，我们组织了具有较深厚理论基础和丰富实践经验的护理教师、临床护理工作者和护理管理者编写了这本《现代临床护理技术手册》。

本书的内容由两大部分组成。第一部分为基础护理技术，第二部分为专科常用护理技术。每部分的护理技术，又包括了操作规程、考核评分标准和理论问答等三个方面。其特点是：指导思想明确，将“以人为中心”的整体护理思想贯穿于每一项护理技术操作的始终；内容全面系统，囊括了现代临床护理技术的各个主要方面，既有基础护理技术，又有内科、外科、妇产科、儿科、眼科、耳鼻喉科、口腔科、皮肤科和精神科等各专科的常用护理技术；可操作性及使用性强，对每一项技术，都从评估、准备、操作程序、评价几个方面，依据我们现有的条件，作出了较为详尽的规范，并列出了考核评分的着眼点，对操作中常见的理论问题，又给予了简明扼要的回答，既适用于临床护理工作者和护理管理者使用，又可作为各级、各类护理院校教师与学生在实施护理教学中的参考。

本书的最后审稿工作，得到了张志君、曲维香、徐润华、陈文山、王述彭、李文秀、袁晓凤等多位护理专家的大力帮助，她们对有关内容进行了认真的审阅，提出了宝贵的修改意见。北京市卫生局及北京大学护理学院领导，也对编写工作给予了大力的支持和指导，特在此一并表示感谢。

由于编者水平所限，加之时间仓促，疏漏之处在所难免，恳请广大读者、护理界的同行提出宝贵意见，以便再版时加以改进。

编者

2000 年 4 月

目　　录

第一部分　基础护理技术

第二部分　专科护理常用技术

第一部分
基础护理技术

一、基础护理技术操作规程

（一）铺床技术

1. 铺备用床法（被套法）

【评估】

(1) 床、被褥是否符合安全、舒适的要求。

(2) 铺床法操作过程对其他病人及环境有无影响。

【准备】

护士：按要求着装→戴口罩、洗手→备用物→操作。

物品：床、床垫、床褥、大单、被套、枕套、棉胎或毛毯、枕心，放置于床尾椅或护理车上。

环境：安静，无其他病人进餐或行无菌性治疗。

【操作程序】

携物至床旁→用物按使用顺序放椅上→移开床旁椅→移开床旁桌→翻床垫→铺好床褥。

铺大单：将其中缝齐床中线上放置→两手分别逐层打开→铺近侧大单床角（铺直角或斜角）先铺床头再铺床尾→将大单中部拉紧塞于床垫下→从床尾转对侧→同法铺好大单。

铺被套：将其正面向外放在床的横纵中线上→逐层打开，中线正，封口端齐床头→被尾开口端上层打开约 1/3 处→将折成“S”形的棉胎送入被套→打开棉胎头端及两侧均与被套齐平→对好两上角后至床尾逐层拉平盖被→两侧内折与床沿齐→盖被上缘与床头齐→将被尾整理平整→被尾塞在床垫下。

套枕套：枕套套在枕心上→四角充实→平置于床头盖被上→开口背门→桌椅复位→清理用物及环境。

【评价】

（1）大单平、整、紧，中线正，床角直；被头无虚边，内外无皱折；枕头平整，无虚边、无虚角。

（2）病室整洁、美观、舒适。

（3）操作中未因用力不当造成自己损伤。

（4）操作中未对其他病人造成不适的影响。

注意：

（1）操作中应运用节力原则。

（2）动作轻巧、迅速，尽量减少灰尘对环境的污染及对其他病人造成不适的影响。

2. 铺暂空床法（被套法）

【评估】

（1）病人的病情、年龄、自理程度。

（2）床上被服是否清洁。

（3）病人的心理需求。

（4）环境状况。

【准备】

护士：同备用床。

物品：同备用床，必要时备橡胶单、中单。

环境：同备用床。

病人：暂离病床，根据病情选择不同的活动方式，同时注意安全、舒适。

【操作程序】

铺大单：同备用床。

铺被套：将其正面向上放在床的横纵中线上→两手分别逐层打开→被套上缘齐床头→被套尾上层打开 1/3→将“S”形棉胎送入被套→打开棉胎与被套头端及两侧平齐→至床尾逐层拉平盖被→两侧内折与床沿齐→被头齐床头→被尾端塞在床垫下→盖被与床同宽，向内三折叠于床尾。

套枕套：同备用床。

【评价】

（1）病床、病室环境整洁、美观、舒适。

(2) 满足了病人身心舒适的需要。

注意：

(1) 注意观察暂离床活动的病人的病情变化及安全。

(2) 操作中注意节力，并尽量减少灰尘对环境的污染。

3. 铺麻醉床法（被套法）

【评估】

(1) 病人病情、手术部位，麻醉方法。

(2) 环境的温、湿度及急救器械的设备准备情况。

(3) 同室病友的心理反应，有无恐惧、紧张、无奈的情况。

【准备】

护士：按要求着装→洗手、戴口罩→备物品→操作

物品：床上用物　床、床垫、床褥、大单、被套、两条橡胶中单、两条中单、棉胎或毛毯、枕心、枕套、床刷。

麻醉治疗盘　弯盘内置纱布、镊子、压舌板、牙垫、舌钳、开口器、输氧管、吸痰管等。

其他　护理记录单、铅笔、手电筒、血压计、听诊器、输液架，必要时备胃肠减压器、热水袋等。

环境：安静，无其他病人进餐或治疗。

【操作程序】

携物至床旁→用物按使用顺序放椅子或护理车上→移开床旁椅→移开床旁桌。

拆污单：按内折叠拆床法拆除原污单、被套、枕套等→翻转床垫→检查床设备。

铺大单：同备用床铺法。

铺中单：将橡胶单中线对齐→铺平橡胶单（上缘距床头 45 ~ 50cm）→边缘平整塞于床垫下→中单放橡胶单上，同法铺好→铺第二块橡胶单，铺法见注→铺第二块中单→同法铺对侧。

铺被套：将其放置于床横纵中线上→两手分别逐层打开→被套尾上层打开 1/3→将“S”形棉胎送入被套→打开棉胎→与被套头端及两侧平齐→至床尾逐层拉平盖被→上端与床头齐→两侧边缘内折与床沿齐→被尾向内侧折叠齐床尾→近侧盖被向远侧扇形折叠

（叠于一侧床边）→开口处向门。

套枕套：套法同备用床→枕头横立于床头→桌复位→椅子放折叠被同侧。

其　他：麻醉治疗盘及用物放在床旁桌上→输液架置床尾。

【评价】

(1) 床单位环境整洁、美观、舒适、安全。

(2) 麻醉术后护理病人的物品齐备。

(3) 操作中未因用力不当，造成自己损伤。

注意：

(1) 操作过程中注意运用节力原则。

(2) 拆污被单和铺床时应尽量注意减少灰尘对环境的污染，以免对其他病人造成不适的影响。

(3) 及时关注同室病友的心理反应，必要时给予解释。

注：

第二块橡胶单及中单铺法（床上部）

橡胶单中线与床纵中线一致，上端与床头齐，下端压在中部橡胶单、中单上，边缘塞在床垫下。

中单中线与床纵中线一致放于橡胶单上，上端与床头橡胶单平齐，边缘塞在床垫下。同法铺远侧。

橡胶中单也可以依病人手术部位不同，铺在不同部位。假如病人为下肢或足部手术，则第一块橡胶单置于病人床中部；第二块橡胶单与中单置于床下部或床尾，下端齐床尾，余同上。

4. 内折叠拆被单法

【评估】

周围环境（床间距离、有无病人进餐及治疗措施等）。

【准备】

护士：按照要求着装→戴口罩。

物品：污物袋。

环境：开窗。

【操作程序】

拆枕套：拆下枕套→放床尾椅背上作成口袋用，或放污物袋内→枕心放床尾椅上。

拆近侧：枕心放床尾椅上后转身→松开被尾→抬起床垫中部→手从床垫下松开床头大单→换手再拆床尾→将近侧被松开→向上反折→解带→一手拿棉被近侧角→一手插入上折的棉被中→外展拉出被套→分离棉胎。

拆对侧：绕对侧→拆近身侧大单→将近身侧棉被向上反折→一手按压住棉被→一手插入上折的棉被中提开被套→分离棉胎→棉胎自行叠成三折→打开被套尾→按“S”形折叠取出棉胎→放床尾椅上。

卷污单：床上污单相对四折→脏被套包在中间→再横卷→放入脏枕套内（污物袋中）。

【评价】

（1）操作中未因用力不当，造成自己损伤。

（2）拆单过程中未对同室病人造成不适影响。

5. 为卧床病人更换被单法

【评估】

（1）病人的病情，意识状态，身上有无各种导管、牵引、石膏夹板固定及有无肢体移动障碍等。

（2）病人的自理能力，合作态度、心理状态及沟通能力。

（3）环境设备及有无其他病人进餐或进行无菌性治疗。

【准备】

护士：按要求着装→洗手、戴口罩→备用物→操作。

物品：清洁大单、中单、被套、枕套、床刷，外加半湿状布套。

环境：安静，保暖，酌情关闭门窗，无其他病人进餐或行无菌性治疗。

病人：根据病情可取平卧位

【操作程序】

携物至床旁→用物按使用顺序放椅上或护理车上→向病人解释目的及方法→按照需要给予便器→放平床→移开床旁桌

换大单：松开被尾→助病人侧卧背向护士→安排妥当各种引流管及治疗措施（如病人身上有引流管或其他治疗措施时，应先从无引流管或其他治疗措施侧开始更换）→松开近侧被单→中单向上内卷塞在病人身下→扫净橡胶单后搭病人身上→大单向上内卷塞在病人身下→扫净床褥→按照备用床铺法放、铺大单→对侧一半塞在病人身下→放平橡胶单→铺中单→中单、橡胶单一同塞于床垫下→助病人翻身侧卧到近侧→翻身后安置妥当各种引流管及治疗措施→转对侧松开各单→撤去污中单→扫净橡胶单后搭病人身上→撤去污大单→扫净床褥→拉平大单并铺好→拉平橡胶单及中单→两单同时塞入床垫下，将各单拉紧、拉平。

换被套：被筒展平→解开被尾系带→将棉胎在被套内左右三折叠→棉胎呈“S”形取出，置被尾→污被套盖病人身上→清洁被套按照备用床铺好→棉胎套入清洁被套内→从床头至床尾逐层拉平→撤出污被套→叠成被筒→嘱病人屈膝或将被尾向上稍折叠，以留出病人下肢活动的空间→被尾塞入床垫下。

换枕套：右手托病人头颈部→左手撤出枕头→更换枕套→枕头斜放于头远侧→右手托病人头颈部→左手从颈下拉平枕头→污物放入污衣袋，桌椅复位→开窗、通风、换气。

【评价】

（1）病床整洁、舒适、美观。

（2）病人安全、体位舒适，各种治疗性导管畅通、无扭曲，固定牢固。

（3）病人了解操作的目的、方法，配合操作。

注意：

（1）操作中姿势要正确、节力。

（2）随时注意观察病人的病情，与病人沟通，询问病人的感受，具体指导病人配合的方法。

（3）操作中注意病人安全、舒适与保暖，以免病人心理紧张和身体不适。

（二）生命体征评估技术

1. 体温测量法

【评估】

(1) 病人年龄、病情、意识状态、测量前体温状态（体温值、热型及伴随症状）。

(2) 测温部位的情况，如腋下有无破损、伤口、出汗等情况。

(3) 病人的自理与合作程度。

(4) 病人对测温的知识水平。

(5) 病人有无影响其测量准确性的因素，如进餐、吃冷饮、沐浴、灌肠等。

【准备】

护士：按要求着装→洗手并擦干→用纱布擦干体温计→清点体温计数目→甩水银柱至35℃以下

物品：测量盘内盛体温计、纱布、记录本、笔和有秒针的表。

环境：安静、整洁。

病人：取舒适体位（坐位、仰卧位或侧卧位）。

【操作程序】

携物至床前→向病人解释→根据病人情况选择测温方法。

试温：

试口温　嘱病人张口→将口表水银端斜放舌下→嘱病人闭口勿咬→3min后取出→擦净并查看体温计度数，记录。

试腋温　助病人解开衣扣→擦干腋下→将体温计水银端放于腋窝深处紧贴皮肤、屈臂过胸夹紧→10min后取出→查看体温计度数并记录。

试肛温　助病人取侧卧或屈膝仰卧位露出臀部→润滑肛表水银端（用20%肥皂水或油剂润滑肛表）→水银端轻轻插入肛门3～4cm→扶托→3min后取出→卫生纸擦净肛门→擦净体温计查看度数，记录。

体温计用后的处理：

口表、肛表　应清洗净→浸泡消毒液中30min（过氧乙酸溶液或其他消毒剂浸泡，消毒液应每日更换）→取出体温计甩表至35℃以下→再放入另一消毒液容器中浸泡30min→取出用冷开水冲洗→纱布擦干待用。

腋表　可直接浸泡于消毒液中，其他同上。

【评价】

（1）体温测量值正确，无意外事件发生。

（2）病人了解测温目的、方法并能合作。

注意：

（1）根据病人的病情，自理程度选择试温的方法及部位。

（2）对精神异常、昏迷以及病儿注意试温的安全、预防损伤。

2. 脉搏、呼吸测量法

【评估】

（1）病人的年龄、病情、意识状况、体位，测前脉搏状况（脉律、脉率、强弱及动脉管壁弹性）及呼吸状况（呼吸频率、节律、深浅度、音响及呼吸困难状况）。

（2）检查测脉搏部位肢体活动度及有无皮肤损伤。

（3）病人的合作程度。

（4）病人对测脉搏、呼吸的知识水平。

（5）病人有无情绪紧张、激动和运动等能影响脉搏、呼吸测量值的情况。

【准备】

护士：按要求着装→洗手→向病人解释。

物品：有秒针的表、记录本、笔。

环境：安静、舒适

病人：休息数分钟，心情平静→取坐位或卧位。

【操作程序】

测脉搏：助病人手臂放舒适位置，手掌朝下→护士将食、中、无名指的指端按在病人的桡动脉表面（指端按桡动脉压力的大小以能清楚触及脉搏的搏动为宜），→计数 30s（异常脉搏测 1min，发现有脉搏短绌，应两人同时测量，一人测心率，一人测脉搏，记录为心率/脉率/分）→记录。

测呼吸：测脉搏后手仍按在病人的手腕上→观察病人胸部和腹部的起伏→一吸一呼为一次→计数 30s（异常呼吸测 1min，危重病人其呼吸微弱不易观察时，可用棉花少许置鼻孔前，观察棉花被吹动情况，并计数）→记录。

【评价】

(1) 测量脉搏及呼吸的方法、数值正确。

(2) 病人认识到测量脉搏、呼吸的目的，测量合作。

3. 血压测量法

【评估】

(1) 病人年龄、病情、意识状态，基础血压值及治疗情况。

(2) 病人自理能力及合作程度。

(3) 病人被测肢体有无皮肤损伤及功能障碍。

(4) 病人对测量血压的知识水平。

(5) 病人有无情绪紧张、激动和运动等影响血压测量值的情况。

【准备】

护士：按要求着装→检查血压计。

物品：血压计（检查完好）、听诊器、记录本、笔。

环境：安静、整洁。

病人：休息数分钟，心情平静，取舒适体位（坐位或卧位）。

【操作程序】

上肢血压测量法

携物至床旁→向病人解释→选择被测量的肢体→助病人宽松衣袖→暴露上臂使手掌向上肘部伸直（瘫痪病人应在健侧上臂测量），→置病人体位呈“二平位”（即被测肢体肱动脉及心脏处于同一水平位置，坐位时平第四肋软骨，仰卧位时平腋中线），→打开血压计开关→驱尽袖带内空气→平整无折缠袖带于上臂中部，袖带下缘距肘窝上 2～3cm，袖带松紧以能放入一指为宜→戴好听诊器→手持听诊器胸端置于肱动脉搏动处，轻加压→另一只手关闭气门向袖带内充气，打气平稳，高度以动脉搏动音消失后再升高约 2～4kPa (20～30mmHg)，→松开气门缓慢放气，放气速度以 0.5kPa (4mmHg) /S 为宜，同时听搏动音并双眼平视观察水银柱下降所指刻度→当听到第一声搏动所指的刻度数值为收缩压→继续放气当听到声音突然减弱或消失此时的刻度数值为舒张压，（如血压未听清或异常需要重测时，应先将袖带内气体驱尽，使汞柱降至“0”点后再进行测量）→测量毕取下袖带，排尽余气，整理袖带放入盒内

→将血压计盒盖右倾45°，使汞液回流入槽内→关闭汞槽开关→协助病人穿衣恢复体位→记录（记录为收缩压/舒张压 kPa 或 mmHg）

下肢血压测量法：

助病人取仰卧位或俯卧位、侧卧位→露出大腿部→将袖带缠于大腿下部（袖带比上肢袖带宽2~3cm），其下缘距腘窝3~5cm→将听诊器胸端贴放于腘动脉搏动处→听诊→其余操作同上肢测量法。

【评价】

（1）测量方法正确，数值准确。

（2）病人了解测量血压的目的，能够配合。

注意：

（1）测量血压时病人的体位要舒适，情绪平稳，环境安静。

（2）血压计袖带宽窄、松紧要符合要求。

（3）需密切观察血压者，应作到四定，即定时间、定部位、定体位、定血压计。

（4）测量时检压计不要面对病人，以免紧张而影响其准确性。

（三）帮助病人清洁身体，促进舒适技术

1. 口腔护理法

【评估】

（1）病人病情、神志是否清楚，能否合作，有无凝血功能障碍。

（2）口腔粘膜、舌有无损伤、假牙及口腔异味等。

（3）是否有传染性疾患。

（4）病人的生活方式、卫生习惯、自理能力及口腔护理的知识水平。

（5）病人的心理反应。

【准备】

护士：按要求着装→洗手并擦干→备物品→操作。

物品：无菌物品　治疗碗内盛若干个含漱口液的棉球，弯盘内盛放压舌板、弯血管钳。

一般物品　治疗盘、干毛巾、吸水管、棉签、石蜡油、小水壶、手电筒、pH 试纸（放于口腔粘膜处测试口腔酸碱度）。

必要时物品　药物如冰硼散等，开口器、舌钳等。

环境：清洁、舒适。

病人：取舒适体位，面向护士。

【操作程序】

携物至床旁→查对→向病人解释口腔护理的目的及方法→摇高床头 10°左右→必要时测试口腔的 pH 值→助病人侧卧或头偏向一侧→颌下铺干毛巾或治疗巾→弯盘置口角旁→助病人漱口→湿棉球湿润口唇、口角→观察口腔情况（有无假牙、出血、溃疡、伤口等）→有假牙者取下假牙清洁后置于凉开水中→用弯血管钳夹取棉球稍绞干（棉球湿度适度，并包裹血管钳前端夹紧）→用压舌板撑开颊部（以拇指、食指、中指平持压舌板中部，小指固定在面颊部，将压舌板平放入口内再翻转撑开颊部。）→按顺序擦洗口腔各部位（先一侧后另一侧，先外后内，每次夹持一个棉球将口腔各部位擦干净）→擦洗毕助病人漱口→假牙复位并用干毛巾擦干颌面部→需要时涂药（根据口腔病变的需要用药）→助病人取舒适卧位→整理用物及床单位→消毒、处理物品→洗手。

【评价】

（1）病人口腔清洁、舒适、无异味。

（2）病人口腔疾患的治疗措施能正确执行。

（3）病人配合操作，并能说出有关口腔护理的知识。

注意：

（1）对意识障碍病人，操作前、后数棉球，防止棉球遗留口腔。

（2）昏迷病人禁忌漱口，擦洗时棉球不可过湿，以防病人将溶液吸入呼吸道。

（3）擦洗动作要轻，防止损伤。特别是对凝血功能差或血液病的病人，擦洗时防止损伤口腔粘膜，引起出血。使用压舌板时注意病人的安全。

（4）在评估和操作中需病人张口、吸水等配合时，沟通语言要亲切、及时。操作中要随时询问病人的感受。如棉球的干湿程度；止血钳是否碰撞牙齿引起不适；体位是否舒适及有无其他要求等。

（5）对使用抗生素者，应观察口腔粘膜有无真菌感染。

(6) 传染病病人的用物按隔离消毒原则处理。

(7) 漱口溶液应根据病人口腔状况选择。

(8) 擦洗舌面及硬腭部时，勿触及咽部，以免引起恶心。

2. 床上洗头法

【评估】

(1) 病人的病情、意识状态。

(2) 病人的年龄、性别、生活卫生习惯、肢体活动程度、活动的耐受力及自理能力。

(3) 病人头发的清洁程度及合作程度。

(4) 病人的心理、社会反应，对洗头措施的接受程度。

【准备】

护士：按要求着装→携物至床旁→向病人解释并听取病人的要求。

物品：治疗车上备一只橡胶马蹄形垫或扣杯的水盆。

治疗盘内　大小橡胶单，大、中干毛巾各一条，眼罩、别针、棉球两只（不脱脂棉为宜），纸袋、洗发液、梳子、镜子、护肤霜（可病人自备）；水壶内盛 40～45℃ 热水；水桶。必要时备吹风机。

病人：根据病情取舒适体位，需要时先排便。

环境：根据气温调节病室温度→酌情关门窗。

【操作程序】

铺小橡胶单、大毛巾于枕上→松开病人衣领向内折→干毛巾围于颈部→协助病人斜角仰卧→移枕于肩下→将洗头装置放于头下，注→用干棉球堵塞病人两耳→嘱病人闭眼或遮盖双眼→松开头发，先冲少量的温水试温是否合适，再温水湿发→涂搽洗发液后揉搓（头顶、颞部、枕部头发）→温水冲洗→洗发毕擦净面部→解下颈部毛巾包住头发→撤去用物→取除耳内棉球→助病人取舒适体位→吹干并梳理头发，整理床单位→清理用物。

【评价】

(1) 病人感觉清洁、舒适。

(2) 病人和家属理解床上洗头的目的，配合操作。

注意：

(1) 洗发中随时询问病人的感受，如揉搓是否合适，水温是否适宜，体位是否舒适等，以便随时调整操作行为，最终达到病人舒适。

(2) 操作中注意观察病人的病情变化，如面色、脉搏、呼吸等，如发现有异常，应立即停止操作。

(3) 注意水温和室温，及时擦干头发，防止受凉。

(4) 防止水流入眼及耳内，避免沾湿衣服和床单。当衣服、被单被沾湿时，应及时更换。

(5) 衰弱病人不宜洗头。

注：

洗头装置根据病人头发长短和设备情况可选择：

马蹄形垫法：置马蹄形垫和橡胶单于病人颈部，使病人颈部枕于突起处，头部置于槽正中，将橡胶单作成槽形，下接污水桶。

扣杯法：面盆一只，盆底放一块毛巾，倒扣一只搪瓷杯，杯子上垫一块四折的毛巾，病人头部置于倒扣的杯底上洗头。此法适用于洗短发。

3. 床上擦浴法

【评估】

(1) 病人年龄、病情、意识状态，身上有无各种导管、伤口、石膏夹板、牵引及皮肤损伤等。

(2) 病人躯体活动程度，生活卫生习惯、自理能力及其他需要。

(3) 病人对擦浴的心理反应。

(4) 环境是否温暖、具有保护隐私的条件。

【准备】

护士：按照要求着装→携物至床旁。

物品：肥皂、热水（40～45℃）、便盆，必要时备：护理提篮内装50%酒精、1%龙胆紫、松节油、石蜡油、棉签、胶布、梳子、小剪刀、爽身粉等及屏风。

环境：关好门窗→调节室温24±2℃→屏风遮挡、放平床及支架。

病人：取舒适体位。

【操作程序】

用物放床边→向病人解释擦浴的目的和方法→测试水温→松开盖被及衣扣→擦洗脸及颈部→脱上衣（肢体有伤口或瘫痪病人脱衣时先脱健侧，穿衣时先穿患侧）→洗两上肢（每擦洗一部位时需将浴巾半铺半覆盖于暴露处防止受凉，先用湿毛巾涂肥皂擦拭→再用湿毛巾擦净肥皂→拧干毛巾再擦净→大毛巾擦干）→洗双手→擦胸腹→协助病人侧卧，背向护士→擦洗颈、腰、背、臀→必要时按摩→穿上衣→协助脱裤遮盖会阴→擦洗下肢→洗脚→协助清洗会阴→穿裤→整理床单位，根据需要更换被服→开窗通风→整理用物。

【评价】

(1) 病人清洁、舒适、安全、床单位整洁。

(2) 病人理解床上擦浴的目的、方法，配合操作。

注意：

(1) 护士操作时注意节力，态度和蔼、真诚、语言亲切。

(2) 擦浴过程中随时观察病人的病情变化，常与病人沟通，随时询问病人的感受，具体指导病人配合的方法。

(3) 擦浴中根据具体情况及时更换热水，并注意病人的安全与保暖和各种治疗措施的安置。

4. 晨间护理法

【评估】

(1) 病人的年龄、病情、意识状态、自理程度、文化背景、生活习惯及睡眠状况。

(2) 病人皮肤受压程度及各种治疗性导管、牵引、夹板固定维持的情况。

(3) 病人衣裤、被单是否清洁。

(4) 环境的清洁污染状况。

(5) 病人的心理状况。

【准备】

护士：按要求着装→携物至床旁→向病人解释。

物品：一般病人自备漱口杯、牙刷、洗脸盆、毛巾、梳子、肥皂；重症病人外加便盆、口腔护理盘、护理提篮。

护理推车上放置　清洁的床上用品数套，清洁衣服数套，脸盆内盛消毒剂，床刷及湿扫床巾。

环境：酌情关好门窗，调节室温。

病人：根据病情，身体状况取舒适体位。

【操作程序】

向病人解释→放平床支架→协助病人排便→漱口（口腔护理）→洗脸、手并梳头→翻身→检查皮肤受压情况→擦洗背部并按摩（需要时为病人叩背排痰）→清扫整理床铺（扫床顺序为先床头后床尾，先一侧后另一侧，逐层扫净，被子头端无虚边、虚角，枕头四脚充实平整，必要时按更换床单法更换床单并更换病人衣服）→整理床单位→开窗通风→整理用物。

【评价】

（1）病人清洁、舒适、安全，自我形象得到改善。

（2）病房整洁，空气清新，病床平整、清洁。

（3）病人皮肤受压部位血液循环得到改善，无并发症发生。

（4）获得了有关病人病情及对护理需求的信息。

注意：

（1）操作中注意与病人沟通，观察并询问病人感受（病情，睡眠，心理压力等）及对护理的要求。

（2）对能自理病人应指导其协助作好病室、环境的清洁工作，使得病人的自理潜能得到发挥。

（3）叩背排痰方法：手呈环杯状，由下向上叩拍背部两侧，以促进排痰。

5. 晚间护理法

【评估】

（1）病人病情、意识状态、各种治疗性措施维持的情况、皮肤受压程度。

（2）病人生活习惯，自理程度。

（3）病室环境温度及清洁程度。

（4）病人心理状态，有无焦虑等情况。

【准备】

护士：按要求着装→携物至床旁→向病人解释。

物品：漱口杯、牙刷、脸盆、毛巾、肥皂自备、必要时备口腔护理用物、护理提篮。

环境：安静→关门窗→拉好窗帘。

病人：根据病情、身体状况，取舒适体位。

【操作程序】

助病人漱口并进行口腔护理→洗脸、手→翻身，检查皮肤受压情况→擦背、臀并按摩（需要时叩背排痰）→热水泡、洗脚，需要时助女病人清洗会阴部→整理床铺，需要时加盖毛毯及棉被→睡前协助排便→通风换气后关门窗→开地灯，关大灯→巡视病人睡眠情况及病情变化。

【评价】

（1）病人舒适，情绪稳定，安静入睡。

（2）环境安静、空气清新。

注意：

（1）与病人沟通，了解病人的生活习惯，以便按照其文化习俗给予适当的帮助。

（2）操作中随时询问病人的感受，以便调整自己的护理行为，达到促进病人的舒适。

（3）对于情绪不稳定及焦虑的病人根据其具体情况运用治疗性沟通技巧给予心理疏导，以助病人能安静入睡。

6. 预防背部压疮护理法

【评估】

（1）病人的病情，是否有意识障碍，有无感觉障碍或活动功能障碍，如瘫痪、外伤、疼痛或重度心理障碍等。

（2）病人是否使用石膏、夹板、绷带等束缚活动的治疗措施。

（3）病人的年龄、体重及营养状况

（4）病人及亲属对压疮的知识水平及心理状态。

【准备】

护士：按要求着装、洗手并温暖双手→备物品。

物品：热水、海绵垫、50%酒精（间接加热至35～40℃）、滑石粉、润肤乳液。

环境：安静、整洁、关门窗。

病人：助病人取侧卧位，暴露背部受压部位。

【操作程序】

携物至病床旁→核对→向病人解释操作目的、方法→助病人侧卧、背向护士（翻身时应将病人抬起，避免拖、拉、推；翻身侧卧后应根据病人身体情况，需要时可先用枕支托于胸腹前及膝部，以保持体位稳定、舒适）→暴露受压部位（要注意保暖，以免病人受凉）→检查受压部位循环情况→用湿热毛巾擦净全背皮肤→双手掌心沾适量乳液或50%酒精涂于背部→行全背按摩3~5min（两手沾润肤乳液或50%酒精，先从病人骶尾部开始，沿脊柱两侧边缘向上按摩至肩部，行环行动作按摩，按摩后轻轻滑至臀部尾骨处，如此反复数次后，再用拇指指腹由骶尾部开始沿脊柱按摩至第七颈椎处，每次3~5min，力量要能足够地刺激肌肉组织）→对受压处局部按摩（对受压部位用手掌大小鱼际沾少许酒精后紧贴皮肤，行环行动作按摩，压力要均匀，每次3~5min，注意皮肤如已有轻度压伤者，不可在受伤处按摩，以防加重损伤。局部按摩也可采用电动按摩器，根据不同部位，选用适宜的按摩头，紧贴皮肤进行局部按摩），并随时询问和观察病人的反应→干毛巾擦净背部→观察受压处局部皮肤情况→整理衣服→助病人恢复舒适体位→根据情况采用适当的支垫方法支持体位→整理床单位→清理用物→洗手→记录（翻身，皮肤受压及护理情况）。

【评价】

（1）皮肤清洁、卫生、无损伤，体位舒适。

（2）病人能说出预防压疮的意义和方法，配合操作。

（四）帮助病人移动、维护安全技术

1. 帮助病人移动法

【评估】

（1）病人病情、意识状态、皮肤状况，身上有无各种导管、牵引、石膏夹板固定，身体有无移动障碍。

（2）病人年龄、体重，需要移动的目的，活动耐力及合作程度、自理能力。

(3) 病人的心理状态、沟通能力、对移动方法的认知水平及经验。

(4) 环境、设备状况。

【准备】

护士：按照要求着装→根据评估情况选择帮助病人移动的方法→准备用物→向病人家属解释移动目的和方法→听取病人家属对移动的要求。

物品：根据需要准备轮椅或平车、毛毯、枕头、大单、中单等。

环境：宽阔、温暖。

病人：根据需要采取适当体位，准备移动。

【操作程序】

(1) 翻身侧卧法

一人扶助

方法1：助病人仰卧→双手放于腹部→两腿屈曲→助病人双下肢移近护士一侧床边→再将病人肩部移近护士，护士一手扶肩、一手扶膝，轻推病人翻向对侧，使病人背向护士→整理病人衣服→按照侧卧位法在背部、膝下垫枕→整理床铺。

方法2：助病人仰卧→护士站在病人将要转向的床侧→病人远侧手臂放在胸前，远侧腿放在近侧腿上面→护士两手扶助病人远侧肩部、髋部→护士身体由前腿向后腿移动用其自身体重的拉力翻转病人（使重心转移，保持身体的稳定，在帮助病人翻身时，病人的翻身动作与护士身体向后移动同步进行）→翻转病人身体呈侧卧位，病人面向护士→整理病人衣服按照侧卧位法在背部、膝下垫枕→整理床铺。

二人扶助　助病人仰卧→双手放于腹部→两腿屈曲→护士两人站在病床的同一侧→一人双臂托住病人的肩、胸背部→另一人托住病人的腰、臀部→两人同时抬起病人移向自己→向对侧翻转侧卧→按照侧卧位法在背部、膝下垫枕→整理床铺。

(2) 移向床头法：

一人扶助　放平床头支架（根据病情）→枕头横于床头→病人仰卧屈膝→护士一手臂伸入病人肩下→另一手臂托住病人臀部→两

臂用力抬起移动，同时叮嘱病人双手握住床头栏杆，双脚蹬床面，挺身上移→放回枕头→支起床头支架→整理床铺。

二人扶助　放平床头支架（根据病情）→枕头横于床头→病人仰卧屈膝或平卧→护士两人分别站在床的两侧→分别托住病人一侧的肩、臀部→同时抬起病人移向床头→放回枕头→支起床头支架→整理床铺。

(3) 轮椅移动法：

检查轮椅安全可靠性能→轮椅推到床边并固定，椅背和床尾平齐面向床头→毛毯铺轮椅上（视需要而定）→扶助病人坐起→撤掉盖被至床尾→助病人穿鞋、下地→护士一手固定轮椅，一手扶病人上轮椅→叮嘱病人手扶轮椅扶手靠后坐→盖好并整理毛毯→推轮椅移动（下轮椅回床同上轮椅法）。

(4) 平车移动法：

挪动法　移开床旁桌椅→松开盖被→检查平车后推至床边，与床平齐→护士站在平车旁，抵住平车→帮助病人将上身、臀部、下肢向平车上挪动（回床时先帮助病人移动下肢，再移动上半身）→帮助病人躺好体位→盖被、整理→推车移动。

单人法　移开床旁桌椅→松开盖被→检查平车后推至床尾，平车头部和床尾成钝角（平车头端为平车的大轮端，病人头部睡在大轮一端，护士推车时把住大轮一端，以便观察病情；同时大轮行车转动摇摆较小，病人感觉舒适）→助病人穿衣→将一手臂自病人腋下伸入远侧肩部→另一手臂伸入病人股下→叮嘱病人双臂交叉于护士颈后握住→托起病人移动至平车上→盖被→推车移动。

二人法　移开床旁桌椅→松开盖被→检查平车后推至床尾→助病人穿衣→护士两人站在床边→助病人两上肢放于胸腹前→将病人移至床边→甲一手臂托住病人的头颈、肩部，一手托住腰部→乙一手臂托住病人的臀部，一手臂托住病人腘窝与小腿部→两人同时抬起病人，使病人身体向护士倾斜（以便使负荷接近护士的重心，病人身体的重量移至护士的支撑面内，利于稳定和省力）→两人同时移步将病人移至平车上→整理盖被→推车移动。

三人法　同二人法。三人手臂着力点为：甲托住病人的头颈和肩，乙托住病人的背和臀部，丙托住病人膝及腿部，三人同时抬起病人移动。抬起病人时，也应注意将其身体向护士倾斜。

四人法　移开床旁桌椅→松开盖被→检查平车后推至床边，与床平齐→将中单（帆布单）铺于病人腰、臀下→护士甲、乙站在床头和床尾→分别托住病人头、肩部和双腿→护士丙、丁分别站在病床与平车两侧→紧握中单（帆布单）四角→四人同时抬起病人移动至平车上→整理盖被→推车移动（协助病人自平车移动至病床上方法同上）。

【评价】

（1）病人被安全移动，未发生意外损伤。

（2）病人、家属理解移动的目的、方法，配合操作。

（3）移动顺利，未造成自己损伤。

注意：

（1）评估收集资料要准确，以便选择合适的帮助病人移动的方法。

（2）移动时需注意病人的安全、舒适与保暖，动作轻稳，防振动、防摔伤，操作不可触及患处，并注意观察病情。用平车搬运烦躁不安或神志不清的病人时，必须另有护士在平车旁守护，以免发生意外。

（3）多人搬运时，动作应协调一致，一人移动或翻身时不可拖拉，以免擦伤皮肤。

（4）操作时要注意保持病人身上的各种治疗措施的位置，以维持良好的状态。

2. 约束带使用法

【评估】

（1）病人病情、意识状态，是否存在意外损伤的可能。

（2）使用保护具的目的。

（3）病人及家属对应用保护具目的的理解及合作程度。

（4）保护具器械设备情况。

【准备】

护士：按照要求着装→洗手→备物→操作。

物品：根据使用的目的，选择、准备约束带、棉垫。

环境：整洁、舒适、安全、温暖。

病人：取舒适卧位。

【操作程序】

向病人及家属解释使用约束带的目的和方法并征得同意后再实施约束。

手腕及踝部约束：用棉垫包裹手腕或踝部→宽绷带打成双套结→将双套结套于手腕或踝部棉垫外→稍拉紧（使之不脱出，以不影响血液循环为宜）→将带子系于床缘上。

肩部约束：将肩部约束带袖筒套在病人两侧肩上→腋下衬棉垫→两袖筒上的细带在胸前大结固定→两条宽带系于床头（必要时枕头横立于床头）。

膝部约束：病人两膝上衬垫棉垫→将膝部约束带横放于两膝上→宽带下的两头带各自固定一侧膝关节→宽带两端系于床缘上。

【评价】

(1) 病人处于安全保护中，未发生意外损伤及并发症。

(2) 与病人及家属沟通有效并配合操作。

（五）预防交叉感染技术

1. 铺无菌盘法（半铺半盖）

【评估】

(1) 无菌技术操作的环境是否宽阔、平坦、清洁、干燥。

(2) 物品的名称、灭菌日期，是否受潮（可疑污染）。

【准备】

护士：着装整洁、戴口罩、洗手并擦干。

物品：清洁干燥的治疗盘、无菌治疗巾包、无菌持物镊钳及浸泡容器或干燥无菌持钳、无菌容器、溶液、止血钳、纱布、棉球棉垫等。

环境：清洁、干燥、宽阔、平坦。

【操作程序】

检查无菌巾包灭菌日期→打开无菌包（开包顺序为揭外、左、右、内角）→用无菌持物镊、钳夹取一块治疗巾，放于治疗盘上（放持物钳时垂直闭合，不可触及浸泡液面以上内壁，使用时钳端向下，若使用干燥无菌持物钳其方法相同）→按原折痕包好无菌包

（顺序为内、右、左、外角，并注明开包时间）→捏住治疗巾上层两角外面打开→双折铺于盘上（内面为无菌面）→扇型折叠打开→打开无菌容器，盖内面向上，放稳妥处（取出物品如未用，不可再放回，用毕立即盖严）→用无菌持物钳取出无菌物品→放无菌物品于无菌盘内→边缘盖好对整齐，边缘向上反折后备用→（无潮湿、污染的情况下，有效期不超过 4h）。

【评价】

操作顺利，无污染。

2. 取用无菌溶液法

【评估】

(1) 无菌技术操作的环境是否清洁、干燥、宽阔、平坦。

(2) 物品是否齐全，符合无菌操作原则。

【准备】

护士：着装整齐，戴口罩，洗手并擦干。

物品：无菌溶液、碘酒、酒精、无菌棉签、无菌容器。

环境：清洁、干燥、宽阔、平坦。

【操作程序】

核对标签（核对溶液的名称、浓度、有效日期）→检查溶液瓶口及溶液（检查瓶口有无松动、裂缝，无菌溶液内有无浑浊、沉淀、变色等）→擦瓶→开瓶塞（用两拇指将橡胶塞向上翻，再用拇指与食指把橡胶塞拉出）→手持溶液瓶，标签向上→倒液冲洗瓶口→从原冲洗处倒液→盖瓶塞→消毒瓶塞（盖瓶口时，手污染区用碘酊、酒精消毒，顺序是先未污染区后污染区，方法为竖起棉签消毒，用碘酊一遍、酒精两遍）→盖溶液瓶口→注明开瓶口时间。

【评价】

动作准确、熟练，操作过程无污染。

注意

(1) 检查溶液方法应注意先正面检查后倒转溶液瓶，目光呈“Z”型，分层观察药液的质量。

(2) 无菌溶液打开使用后在未污染的情况下可以保存 24h，但在再次打开瓶塞时需要消毒瓶塞。

3. 戴无菌手套法

【评估】

(1) 无菌技术操作的环境是否清洁、干燥、宽阔。

(2) 物品是否齐全，符合无菌操作原则。

【准备】

护士：着装整齐，戴口罩，洗手并擦干，备齐戴手套后需用的无菌用品。

物品：号码合适的无菌手套一副。

环境：清洁、干燥、宽阔。

【操作程序】

戴手套：检查用物→核对手套号码及灭菌日期，包布有无潮湿、破损→打开手套袋→取出滑石粉包→涂擦滑石粉于双手（将滑石粉涂擦于手掌、手背和指间，用后剩余的滑石粉包不能再放回手套袋内）→以一手掀起口袋开口处，另一只手捏住手套翻折部分（手套内面）取出手套→对准五指戴好→掀起另一只口袋，用戴着无菌手套的手指插入另一只手套的翻边内面（手套外面）对准五指戴好→手套翻折部位整理平整→可进行无菌操作。

脱手套：手捏手套腕部外面→自手套口向下翻转脱下手套→整理用物→脱下的手套浸泡于消毒液中。

【评价】

操作过程无污染。

4. 穿、脱隔离衣法

【评估】

(1) 需要隔离的环境，治疗所需物品。

(2) 隔离衣是否符合隔离要求（长短、干燥程度、有无破损等）。

(3) 病人病情、需要隔离的种类。

(4) 病人的年龄、自理能力、对隔离措施的知识水平和心理反应。

【准备】

护士：着装整齐→戴口罩→洗手并擦干→取下手表，卷袖过肘。

物品：隔离区操作用品，刷手用品（刷子、肥皂或泡手消毒剂），长短合适、干燥、完好无损、清洁的隔离衣一件。

环境：清洁区、污染区及半污染区明确的隔离单位。

【操作程序】

穿隔离衣：手持衣领取下隔离衣，清洁面向操作者（保护性隔离污染面向操作者）→右手将衣领两端向外折叠→左手伸入袖内穿袖，露出左手→换左手持衣领穿右手→扎领口（注意两袖勿触面部）→扎袖口（手已被污染）→将隔离衣一边渐向前拉，捏起隔离衣外面边缘（约在腰下5cm处）→同法捏起另一边→在背后对齐两侧衣边，手勿触及隔离衣内面→向一侧折叠→一手在背后按住衣襟→另一手将腰带拉至背后→两手在背后将腰带交叉→把腰带在腰前打结→扣好扣子。

脱隔离衣：解开腰带打活结→解开两袖口→塞好衣袖→清洁手，注→双手解开领口→右手伸入左侧衣袖里拉下袖子过手→用遮盖的左手垫隔离衣脱右手袖子→两手提衣领对齐衣边→挂在衣钩上（挂在半污染区门橱内清洁面向外，挂在污染区清洁面向内，如隔离衣已被污染或一次性使用，可将隔离衣清洁面向外包裹放污衣袋内）。

【评价】

操作顺利无污染。

注意：

(1) 穿隔离衣在隔离区工作时，应向病人解释隔离的目的，以便得到病人的理解和支持。

(2) 应尽可能利用工作时间，多与病人沟通，满足病人心理需要。

(3) 如为保护性隔离的病人进行护理操作时，隔离衣的清洁面应朝外，即隔离衣内面为污染面，隔离衣外面为清洁面。

注：

清洁手有两种方法：刷手、泡手。

刷手法（隔离技术）　刷子蘸肥皂液→刷前臂→腕部→手背→指甲→指缝（共0.5min）→同法刷对侧→流动水冲洗→再重复刷手清洗一次。刷手时避免弄湿工作服，勿使水流入衣袖内。

泡手法　用消毒液（0.2%～0.5%过氧乙酸、0.1%新洁尔灭，1%氯胺，84消毒液等）刷2min后用清水冲洗。

（六）满足病人营养需要技术

鼻饲法

【评估】

（1）病人年龄病情，意识状态、耐受及合作程度。

（2）病人鼻腔状况：有无鼻中隔偏曲、鼻腔炎症、阻塞等。

（3）病人是否有以往插管的经验知识。

（4）病人心理状态有无焦虑紧张等。

【准备】

护士：按要求着装→洗手并擦干→备物→操作。

物品：插管用物　治疗盘内盛无菌胃管、镊子、弯盘、注射器、纱布、治疗碗内放温开水、胶布、石蜡油、棉签、治疗巾、别针、听诊器、橡皮圈。

鼻饲用物　注洗器（50～100ml），纱布，止血钳，鼻饲流食（温度38～40℃，每次量≤200ml，间隔时间不少于2h）。

拔管用物　弯盘内盛纱布、止血钳，必要时备松节油、棉签等。

环境：安静。

病人：取舒适的坐位或仰卧位（抬高床头）。

【操作程序】

插胃管：携物至床旁→核对后向病人解释操作目的、方法及病人配合的方法，征得同意→颌下铺治疗巾→清洁并检查鼻腔→目测插胃管长度（成人为鼻尖至耳垂到剑突的距离约45～55cm）→查胃管是否通畅→润滑胃管前端→将弯盘置口角旁→插管，一手持纱布或戴无菌手套托胃管，一手持镊子夹住胃管前端沿一侧鼻孔缓缓插至咽喉部（14～16cm），嘱病人作吞咽动作，同时将胃管送下至45～55cm处；昏迷病人应先将病人头向后仰，插至咽喉部，需用一手托起头部，使下颌靠近胸骨柄（以增加咽喉部通道的弧度）再插至需要的长度→检查胃管置入位置（一抽　用注射器抽吸，有胃液抽出，证明胃管在胃里；二听　用注射器从胃管末端注入 10ml 空气，同时置听诊器于剑突下，能听到气过水声，证明胃管在胃里）→固定胃管。

鼻饲：先将病人床头抬高 30～50°→鼻饲前回抽胃液检查胃管位置→确认管在胃内，注入少量温开水→注入流食→再注温开水冲洗胃管→包裹胃管末端并反折后扎紧→整理用物→助病人取舒适卧位。

鼻饲后：鼻饲用物清洗后置治疗盘内（应 24h 消毒一次）→记录入量。

拔管：携物至床旁→核对后向病人解释→弯盘置病人颌下→夹紧胃管→轻起胶布→纱布包裹胃管→轻轻移动导管后指导病人深吸气→呼气时拔管，边拔边擦净胃管→胃管置弯盘中→清洁面部→整理用物并消毒。

【评价】

（1）病人能获得基本的营养和必须的药品。

（2）操作中无粘膜损伤和其他并发症。

（3）病人了解有关知识并配合操作。

注意：

（1）插胃管对意识清醒的病人是有一定痛苦的，因此要向病人解释清楚在插管入鼻腔及通过咽喉时的感觉，怎样配合可减轻不适，以便病人掌握；插管中对病人的努力配合及时给予鼓励，使病人增强信心。

（2）护士沟通语言要亲切，真诚、有耐心，操作动作轻柔、防止损伤。

（3）鼻饲药物要研细，溶解后灌入，防止胃管阻塞。

（4）每次鼻饲量不超过 200ml，间隔时间不少于 2h。

（5）长期鼻饲者应每日进行口腔护理；每周应更换胃管 1 次，换管时胃管在晚上鼻饲后拔出，翌晨再由另一侧鼻孔插入。

（七）满足病人排泄需要技术

1. 大量不保留灌肠法

【评估】

（1）病人年龄病情、意识状态、肛门部位皮肤粘膜状况（有无肛裂、痔疮）。

（2）灌肠的目的。

（3）病人自理能力，合作、耐受程度及排便习惯。

（4）病人对灌肠的心理反应。

（5）环境的隐蔽程度。

【准备】

护士：按要求着装→洗手、戴口罩→备物→向病人解释灌肠的目的、配合方法→操作。

物品：灌肠筒1套、弯盘、肛管、卫生纸、石蜡油、棉签、水温计、橡胶布、治疗巾、止血钳、大量杯、便器、输液架、灌肠液。

环境：关门窗→挡围屏。

病人：取左侧卧位→臀齐床沿→脱裤至臀下。

【操作程序】

配液：根据医嘱配液（如：1%肥皂液500ml灌肠则备大、小量杯，凉、热开水，水温计、20%肥皂液，纱布一块，先倒温水入量杯500ml→测水温为40～43℃，灌肠时为39～41℃→加20%肥皂液25ml入温水中成1%肥皂液500ml)，倒入灌肠筒。

灌肠：携物至床旁→向病人解释→灌肠筒挂架上→筒底与床的高度差为40～60cm→臀下铺橡胶布及治疗巾→弯盘置病人臀旁→连接肛管→润滑肛管前端→排除管内空气和冷溶液→夹紧橡胶管→分开臀裂暴露肛门→嘱病人肌肉放松，同时插管7～10cm→松开止血钳→固定肛管→观察液体流入直肠、结肠情况，溶液流入受阻时，左右移动肛管或挤压肛管→观察并询问病人反应→灌肠毕→夹紧肛管→卫生纸包裹肛管，拔管并擦净→分离肛管放入弯盘→擦净肛门处。

灌肠后：病人平卧，穿裤→嘱病人忍耐5～10min→给病人便器或自解→撤橡胶布等→整理床单位→移去围屏→开窗通风→清洗、浸泡肛管→用物归位→记录灌肠后排便情况，注意色、质、量（灌肠前、后排便次数记录在当天体温单的大便栏内，1/E表示灌肠后排便 1 次，0/E 表示灌肠后无排便，$1\frac{1}{E}$表示自行排便 1 次，灌肠后又排便 1 次）。

【评价】

（1）病人的不适减轻或消失，感觉舒适、安全。

（2）操作顺利，病人无不良反应，达到灌肠的目的。

（3）病人了解灌肠的目的、方法，配合操作。

注意：

环境隐蔽，以免病人心理紧张。

2. 肛管排气法

【评估】

（1）病人病情、肠胀气的程度，已采取的护理措施，肛门部位皮肤、粘膜的状况。

（2）病人的自理能力、合作程度。

（3）病人的对肛管排气方法的知识水平及心理反应。

（4）环境的隐蔽情况。

【准备】

护士：按要求着装→洗手，戴口罩→备物→操作。

物品：治疗盘内备肛管、玻璃接管、橡胶管、玻璃瓶（内盛水 3/4 满）、瓶口系带、润滑剂、棉签、胶布、橡皮圈及别针、卫生纸、弯盘。另备屏风。

环境：用床帘或屏风遮挡，调节室温。

病人：取舒适侧卧或仰卧位

【操作程序】

携物至床旁→向病人解释排气目的及方法→助病人侧卧或仰卧→将玻璃瓶系于床边→橡胶管一端插入玻璃瓶液面下，另一端与肛管相接→润滑肛管前端轻插入肛门内 15 ~ 18cm→胶布固定→用别针固定橡胶管于床单上（注意橡胶管要留出足以翻身的长度）→观察排气情况（如有气体排出，瓶中可见气泡），如排气不畅，应帮助病人更换体位及按摩腹部→保留肛管 20min（以免长时间留置肛管影响括约肌的反应，甚至导致肛门括约肌永久性松弛），必要时可隔几个小时后再重复肛管排气→排气毕拔出肛管（采用一手拔管，一手用卫生纸包裹并擦拭肛管，拔出的肛管稳妥的置于弯盘内，操作完毕进行清洁消毒处理）→擦净肛门处→整理用物→助病人穿裤后取舒适体位→洗手→记录。

【评价】

(1) 病人腹胀减轻，感觉舒适，无不良反应。

(2) 操作顺利，病人能说出肛管排气的目的，配合操作。

3. 导尿术

【评估】

(1) 病人年龄、病情、意识状态，排尿状态，膀胱充盈度（腹部触诊了解），观察尿道口解剖位置及会阴部皮肤粘膜状况。

(2) 导尿的目的。

(3) 病人的自理能力、合作程度及耐受力。

(4) 病人的心理反应及对导尿的知识水平。

(5) 环境是否隐蔽。

【准备】

护士：按要求着装→洗手，戴口罩→备物→查对→向病人解释导尿目的，操作方法及病人配合方法，了解病人心理反映，并消除其心理顾虑→指导有自理能力的病人洗外阴→对自理困难者站病人右侧→操作。

物品：无菌物品　导尿包，无菌手套，无菌持物钳，0.2%碘伏。

一般物品　治疗盘内弯盘两个盛肥皂液棉球数个、干棉球2个、纱布1块、指套（男病人，干棉球数个，纱布1块），弯止血钳、镊子各1把，温水壶、0.2%碘伏、消毒毛巾、橡胶布、治疗巾、便器、屏风、大浴巾。

环境：关门窗→挡屏风。

病人：女　取仰卧位→脱对侧裤腿→两腿屈膝、分开→大浴巾、盖被分别遮盖两侧腿→显露会阴部。

男　双腿平放，略分开→脱裤至股部露出外阴。

【操作程序】

持物至床边向病人解释后操作

清洁会阴：

女：松被尾→铺橡胶布及治疗巾于臀下→臀下放便盆→打开弯盘→镊子夹肥皂水棉球擦洗一个棉球只用一次，从上到下，由外向内擦洗，污棉球放于另一弯盘内，再夹干棉球与温水冲净肥皂液）→干纱布擦干会阴、阴阜、大小阴唇→右手换钳夹棉球分开阴唇→左手持0.2%碘伏液小壶冲洗尿道口及周围，由上到下初步消毒，也可将消毒液倒入治疗碗内润湿棉球，将治疗碗和弯盘置病人两腿间，左手食指、拇指戴指套（或左手手套）分开阴唇，右手持镊夹取消毒液棉球，初步消毒外阴（阴阜→大阴唇→小阴唇→尿道口）→撤去便盆、治疗巾→更换臀下棉垫或消毒巾→整理→消毒毛巾擦手。

男：臀下铺橡胶布及治疗巾→打开弯盘→碘伏浸棉球→用纱布将阴茎抬起，用消毒剂棉球消毒阴囊及阴茎（自阴茎根部向尿道口擦拭）→用无菌纱布裹住阴茎将包皮向后推露出龟头→用0.2%碘伏浸棉球擦拭尿道口再由尿道口向外旋转至冠状沟擦拭三次→然后用一纱布垫于阴茎下方。

导尿：

女：在治疗车上打开导尿包外层包布→导尿包置病人两腿间→打开包→无菌持物钳夹消毒杯、镊→置无菌区右下角，夹四棉球放杯内→倒0.2%碘伏入杯内浸棉球→戴无菌手套→铺孔巾（嘱病人勿移动体位，以免污染无菌区）→整理无菌物→二弯盘放会阴前→选择导管润滑导管前端→纱布交叉包裹左手拇指与食指并分开阴唇固定→碘伏棉球置弯盘一角→右手持镊消毒尿道口及周围（从内向外擦拭，擦拭的顺序为尿道口→左右小阴唇→尿道口）→污棉球放杯内（消毒毕，将用过物品移出无菌区）→右手换钳夹导尿管，轻插导管入尿道4~6cm→尿液流出再插入1cm将尿液引流至弯盘内→必要时留取尿标本（需留尿培养标本时，用无菌标本容器接取尿液约5ml）→导尿毕拔管→撤去孔巾擦净外阴→脱手套→整理用物→帮助病人穿裤，整理床单位→洗手后记录（记录导尿的时间，引流尿量，尿液性状及病人的反应）。

男：在治疗车上打开导尿包外层包布后将导尿包置病人双腿间→打开内层包→无菌持物钳夹消毒杯、镊→置无菌区右下脚夹四棉球放杯内→倒0.2%碘伏入杯内浸棉球→戴无菌手套→铺孔巾→整理无菌物→选择导管→润滑导管→左手持纱布包裹阴茎并将包皮向后推暴露尿道口→右手消毒尿道口→左手提起阴茎与腹壁成60°角→右手换钳夹管缓慢插入尿道20～22cm（插管中如因膀胱颈部肌肉收缩而产生阻力，可少停片刻，嘱病人张口缓慢呼吸，再徐徐插入导尿管，切忌暴力）→见尿后再插入1～2cm→左手用弯盘接取尿液，必要时留尿标本→导尿毕拔管→撤去孔巾擦净外阴→脱手套→整理用物→帮助病人穿裤，整理床单位→洗手后记录。

留置导尿管：

尿管进膀胱后→止血钳夹住尿管末端→脱手套→胶布固定尿管，注→连接储尿瓶、袋（引流管应留出足以翻身的长度，用橡皮圈和安全别针固定在床单上，以防翻身牵拉使导尿管滑脱）→别针固定导管于床单上→协助病人取舒适卧位。

【评价】

（1）病人的痛苦减轻，感觉舒适、安全，无不良反应。

（2）操作顺利，未发生泌尿系统感染或损伤。

（3）护患沟通有效，满足了病人的生理、心理需要，病人配合操作。

注意：

（1）接受导尿术的病人，多数有心理紧张、焦虑等心理反应，护士在操作中应体谅理解病人，以熟练的技术，亲切的言语、真诚的态度给病人以心理支持。

（2）操作中护士应随时询问、观察病人的感受及反应。

注：

留置导尿管固定方法：

导尿前需先剃去阴毛，以便于粘贴胶布。

带气囊导尿管固定法：将导尿管插入膀胱后，向气囊内注入无菌生理盐水10～15ml，立即夹紧气囊末端，轻拉导管以证实导管已固定牢。

胶布固定法：

女性　用宽4cm、长12cm胶布一块，上1/3贴于阴阜上，下2/3剪成三条分别贴于导尿管及两侧大阴唇上。亦可用2～3条胶布分别将导尿管固定在一侧大阴唇和大腿内侧。

男性　用蝶形胶布粘贴于阴茎两侧，再用细长胶布做环行（开口处向上）固定蝶型胶布，在距离尿道口 1cm 处用细绳将导尿管与蝶形胶布的折叠处扎住，将导尿管固定于大腿内侧或腹壁上。

（八）给药治疗技术

1. 口服给药法

【评估】

（1）病人病情、年龄、意识状态、吞咽能力。

（2）口服给药的目的，所给药物的特性。

（3）病人的自理能力、合作程度、对所用药物的知识水平（作用、服用的方法）及有无饮茶的嗜好。

（4）病人及家属对药疗的信心及心理反应。

【准备】

护士：按要求着装→洗手并擦干。

物品：服药本、小药卡、药盘、药杯、药勺、乳钵、水壶（备温开水）。

环境：清洁、光线充足。

【操作程序】

配药：查对服药本、小药卡→按床号顺序→先取配固体药（用药勺取药）→取配水剂（药量应准确，同时几种水剂应分别放置，更换药液品种时应洗净量杯，药液不足 1ml，须用滴管取药，1ml 为 15 滴）→再次查对服药本，注→发药前再次核对（由另一人核对）。

发药：核对（带服药本送药到病人床前，查对病人姓名）→发药→助病人服下（危重病人应协助喂药，鼻饲病人将药研碎溶解后灌入，一般病人护士应指导其按药物性质正确服药）→收回药杯清洗消毒药杯、药盘。

【评价】

（1）顺利完成给药操作，达到给药目的，未发生差错。

（2）病人了解给药目的，并能按要求正确服药。

注意：

（1）发药时遇病人询问时应耐心解释，以满足其安全的需要。

（2）操作中应熟悉各种药物的服用方法，给病人以正确指导。

注：

给药过程中，须做到三查七对一注意

三查：操作前、操作中、操作后。

七对：对床号、姓名、药名、浓度、剂量、用法、时间。

一注意：注意用药后反应。

2. 超声雾化吸入给药法

【评估】

（1）病人的年龄、病情、意识状态、体位、呼吸状况（有无呼吸困难、咳嗽、咳痰及痰液粘稠情况）及治疗的目的。

（2）病人自理能力、合作程度及有无吸烟嗜好。

（3）病人对超声雾化吸入治疗的知识水平。

（4）病人的心理反应。

【准备】

护士：按要求着装→洗手并擦干→备物→检查超声雾化器性能→水槽内加水，雾化罐内加药（水槽内加蒸馏水250ml，液面高度约3cm，要浸没雾化罐底的透声膜，雾化罐内放入药液加水至30～50ml，将罐盖旋紧）→把雾化罐放入水槽内，将水槽盖盖紧。在使用中，如水槽内水温超过60℃可调换冷蒸馏水。换水时要关机器进行。

物品：治疗车上置超声雾化器一套，药液罐内加药液、蒸馏水、水温计。

环境：安静、空气新鲜。

病人：根据病情可坐位或侧卧位。

【操作程序】

携物至床旁→核对后向病人解释操作的目的，方法→接通电源→先开灯丝开关（红色指示灯亮）→预热3～5min，再开雾化开关（白色指示灯亮）→药液成雾状喷出→将口罩放于病人口上或将

“口含嘴”放入其口中→根据需要调节雾量（开关自左向右旋，分三档，大档雾量每分钟雾化液量3ml，中档每分钟雾化液量2ml，小档每分钟雾化液量1ml，一般用中档）→指导病人用口深吸气→吸入15～20min→治疗毕，先关雾化开关→再关电源开关→协助病人擦干面部→整理用物，口含嘴及螺纹管浸泡消毒后清洗→再消毒备用→观察病人反应。

【评价】

（1）病人感觉舒适、安全、无不良反应。

（2）机器性能良好，操作顺利，达到医嘱治疗的要求。

（3）病人了解雾化吸入的方法、目的，配合操作。

注意：

（1）雾化罐底的透声膜薄而质脆易破，应轻按，不得用力过猛。

（2）水槽和雾化罐切忌加温水或热水。

（3）若连续使用，中间须间歇半小时。

（4）每次用毕，将雾化罐、口罩消毒以备再用。

3．皮内注射法（药物过敏试验）

【评估】

（1）病人病情、年龄、意识状态及有无药物过敏史。

（2）皮内注射的目的。

（3）注射部位组织状态（皮肤颜色，有无皮疹、感染及皮肤划痕阳性）。

（4）病人的自理能力、合作程度、表达能力，对皮内注射目的的知识水平。

（5）病人的心理反应。

【准备】

护士：按要求着装→洗手并擦干→戴口罩→查对药液、医嘱→配制药液。

物品：注射盘、无菌1ml注射器、4～5号针头，药液，0.1%肾上腺素1支与2ml注射器、针头各一。

环境：清洁、舒适。

病人：坐位或卧位，暴露注射部位（前臂掌侧下1/3）。

【操作程序】

携物至床旁→核对后向病人解释操作的目的、方法→询问过敏史→选择部位（以选用前臂掌侧下 1/3 处为最佳）→75%酒精消毒皮肤→抽取药液并排气→绷紧皮肤→进针（针尖斜面向上与皮肤呈 5°角进针，待斜面刺入皮肤即可）→固定针栓并注入 0.1ml 药液，使局部形成一个圆形隆起的皮丘（皮肤变白，毛孔变大）→拔针→勿按揉和压针眼处→再次核对→20min 内观察结果（告知病人不可远离现场，如有不适及时告知）→记录（20min 观察判断皮肤试验结果，将结果告知病人和家属并记录在医疗文件上）→整理用物。

【评价】

(1) 操作顺利，达到注射目的。

(2) 对病人药敏试验结果判断准确，注药后病人无不良反应。

(3) 病人了解注射的方法、目的，配合操作。

注意：

(1) 作药物过敏试验时，病人体位要舒适，不可采取直立位。

(2) 皮肤试验时皮肤不可用碘酊消毒。

(3) 如需作对照实验，应用另一注射器和针头，抽吸无菌生理盐水，在另一前臂相同部位皮内注射 0.1ml，观察 20min 进行对照。

4. 皮下注射法

【评估】

(1) 病人病情、年龄、意识状态及治疗的目的。

(2) 注射部位组织状况（有无疤痕、炎症、硬结等）。

(3) 药物的性质。

(4) 病人的自理能力、合作程度、表达能力，对皮下注射目的、方法的知识水平。

(5) 病人的心理反应。

【准备】

护士：按要求着装→洗手并擦干→戴口罩→检查并核对药物、医嘱→按医嘱备药，抽吸药液。

物品：注射盘、无菌 2～5ml 注射器、$5\frac{1}{2}$～6 号针头、药液。

环境：清洁、舒适。

病人：取舒适的坐位或卧位。

【操作程序】

携物至床旁→核对后向病人解释操作的目的、方法、注射的药物及其作用→助病人松开衣或裤→选择部位（上臂三角肌下缘外侧或股外侧）→消毒皮肤（2%碘酊消毒，以注射点为中心用螺旋式动作从中心向外旋转涂擦，直径应5cm以上，待碘酊干后，用75%酒精脱碘）→排气→左手绷紧皮肤右手持注射器进针（针尖斜面向上与皮肤呈30°~40°角，深度为针梗的2/3~3/4）→右食指固定针栓，小指固定皮肤以保持角度→左手抽回血→确认无误后缓慢而均匀注药并观察病人反应→注药毕拔针→干棉签按压针眼→再次查对→整理用物洗手→助病人取舒适位。

【评价】

（1）操作顺利、注射中病人无不良反应，达到治疗目的。

（2）病人了解皮下注射的目的、方法，配合操作。

注意：

（1）注射中与病人沟通注射以外的事，以分散其注意力，减轻疼痛。

（2）拔针时，按压动作轻柔。

（3）长期注射者注意更换部位。

5．肌内注射法

【评估】

（1）病人病情、年龄、意识状态及治疗的目的。

（2）注射部位局部组织状况（有无炎症、疤痕、硬结等）。

（3）药物的量及性质。

（4）病人的自理能力、合作程度、表达能力，对肌内注射的方法及药物治疗的知识水平。

（5）病人的心理反应。

【准备】

护士：按要求着装→洗手并擦干→戴口罩→检查并核对药物、医嘱→按医嘱备药、抽吸药液→核对。

物品：注射盘内置无菌2、5、10ml注射器、6~7号针头（按药量或以药液粘稠度而定）。

环境：清洁、安静并遮挡病人。

病人：取舒适卧位（坐位、侧卧位、仰卧位、俯卧位）。

【操作程序】

携物至床旁→核对后向病人解释操作的目的、方法、所注射药物及作用→助病人松解衣裤→选部位（臀大肌可用十字法或联线法定位，臀中肌、臀小肌可用三角形法或三横指法定位）→暴露注射部位→常规消毒皮肤→排尽空气→左手夹棉签并绷紧皮肤→右手持针快速进针（针尖与皮肤垂直进针，深度为针梗的3/4～4/5）→回抽无回血→缓慢注药→注药毕拔针→干棉签按压针眼→再次查对→整理用物洗手→助病人取舒适位。

【评价】

（1）操作顺利、达到治疗要求。

（2）病人体位舒适，注射中未发生不良反应。

（3）与病人沟通有效，能配合操作。

注意：

（1）臀部注射时体位：侧卧位时上腿稍直，下腿稍弯曲；俯卧位时，两足尖相对。上臂三角肌注射时体位：病人手插于腰间，在上臂外侧自肩峰下2～3指处。

（2）长期作肌内注射的病人，注射部位应交替更换，以减少硬结产生。

（3）选择注射部位时，须征求病人意见，与病人共同商量选择合适部位。

（4）注射中随时与病人沟通，分散其注意力，减轻不适。

（5）拔针时按压针眼不可过重，以免增加针梗与组织间的摩擦力而引起组织损伤。

6. 静脉注射法

【评估】

（1）病人病情、年龄、意识状态及治疗的目的。

（2）病人局部皮肤组织及血管的情况。

（3）所注射的药物性质、作用及不良反应。

（4）病人对静脉注射的方法及所注射药物的知识水平。

（5）病人的自理能力及合作程度。

（6）病人的心理反应。

【准备】

护士：按要求着装→洗手并擦干→戴口罩→检查并核对药物、医嘱→按医嘱备药，抽取药液。

物品：注射盘，注射器（根据药量准备）、7～9号针头或头皮针、药液、止血带、治疗巾、棉垫等。

环境：清洁、舒适。

病人：坐位或卧位。

【操作程序】

治疗室：核对医嘱与治疗卡→核对药液并检查药物质量→检查无菌物品→消毒药瓶→打开药瓶→取出注射器、针头→抽吸药液（剂量准确）套上药瓶或无菌套备用。

病　房：携物至床旁→核对后向病人解释操作的目的，方法及所注药物和作用→暴露肢体扎止血带选血管后松开，在预穿刺血管的肢体下面放治疗巾、棉垫→碘酊消毒皮肤待干→用酒精脱碘一次→再扎止血带（在穿刺部位上方约6cm处扎紧，止血带末端向上），嘱病人握拳使静脉充盈→局部再用酒精消毒1次→排尽注射器内空气→再次核对→左手绷紧皮肤→右手持注射器，针头斜面向上进针（与皮肤呈20°～30°角）→见回血沿血管进针少许→松止血带并嘱病人松拳→固定针栓缓慢注入药液→同时观察病人（注射过程中，可稍抽回血以观察针头有无脱出血管，同时，观察病人有无不良反应）→注射毕拔针→按压注射部位与进血管点→再次查对→助病人取舒适位→整理用物洗手→观察病人反应。

【评价】

（1）注射顺利，病人感觉良好，无不良反应，达到治疗要求。

（2）病人能说出本次静脉注射目的、方法并配合操作。

注意：

（1）注射时，应选择粗直、弹性好、不易滑动而易于固定的静脉，避开关节和静脉瓣。

（2）须长期静脉给药者，注意保护血管。

（3）根据病情、药物性质，掌握注药速度，注药中随时询问和观察病人的反应。

（4）静脉注射须证实确在血管内方可注药，并随时观察。

7. 股静脉注射法

【评估】

(1) 病人病情、年龄、意识状态及实施股静脉穿刺的目的（采血、输液、输血）。

(2) 腹股沟局部组织状况及血管情况。

(3) 所注药物的性质、作用及不良反应。

(4) 病人及家属对股静脉穿刺操作方法的知识水平。

(5) 病人的合作程度、心理反应。

【准备】

护士：按要求着装→洗手并擦干→戴口罩→备物→操作。

物品：注射盘内置无菌注射器 10 或 20ml 1 支、纱布 1 块，试管（标本容器）。如实施输液或静脉注射给药、输血，则按医嘱和操作需要准备用物。

环境：清洁、舒适、温暖、隐蔽，关门窗或围屏风。

病人：排便、排尿后取仰卧位。

【操作程序】

携物至床旁→核对后向病人解释操作的目的，方法→操作者站立于穿刺侧→助病人仰卧，下肢伸直、略外展，膝关节微屈（小儿须助手托持）→腹股沟区局部皮肤常规消毒、待干→操作者用 2%碘酊和 70%酒精消毒左手食、中指→食、中指触及股动脉搏动处定位（在髂前上棘和耻骨结节连线中点处作股动脉定位，股静脉在股动脉内侧 0.5cm 处）→再次消毒穿刺部位及术者手指→术者左手食、中指固定局部→右手持注射器、针头在股动脉内侧 0.5cm 处刺入局部组织（针头与皮肤呈 90°或 45°角刺入）→左手抽回血（回血为暗红色表示已达静脉）→右手固定针头→根据需要抽血或注入药物→抽血或注射毕拔针→局部用无菌纱布加压止血 3～5min→确认无出血方可放松止血→助病人取舒适卧位→整理用物后洗手。

【评价】

(1) 操作后局部无出血，病人无不良反应。

(2) 与病人及家属沟通有效，能配合操作。

注意：

（1）操作中严格执行无菌操作，防止感染。

（2）如抽出为鲜红血液，提示误入股动脉，应立即拔出针头，用无菌纱布紧压穿刺处 5～10min，直至无出血为止。

8. 密闭式静脉注射法

【评估】

（1）病人病情、年龄、意识状态、出入液量、心肺功能。

（2）病人局部皮肤组织及血管的情况。

（3）输液的目的、病人有无药物过敏史，本次所注入静脉的药物性质、剂量及医嘱要求。

（4）病人对输液治疗的知识水平和有无其他特殊需要（排尿、便等）。

（5）病人的自理能力及合作程度。

（6）病人的心理反应。

（7）输液所用设备、器械是否齐全、合格。

【准备】

护士：按要求着装→洗手并擦干，戴好口罩→备物→操作。

物品：无菌物品　输液器一套、头皮针、药液、消毒棉片、棉签，2%碘酊、75%酒精，注射器、针头。

一般物品　止血带、治疗巾、网套、止血钳、胶布、开瓶器、输液架等。

环境：安静、清洁、舒适、和谐。

病人：按需要排尿、排便→取舒适体位（仰卧或侧卧、坐位）。

【操作程序】

治疗室：备用物→按医嘱查对输液卡（核对病人床号、姓名、药名、剂量、浓度、用法、时间、准确无误方可操作，同时还应查对医嘱中联合用药有无配伍禁忌）→查对药物及质量（查对药瓶标签、药名、剂量、浓度、有效期，药瓶口有无松动、裂痕，药物有无变色、沉淀、絮状物等）→查对无菌物品是否合格→药瓶上套上网套→启开瓶盖→碘酊、酒精消毒瓶塞→需加药者注射器内抽吸药液，加药入药液瓶内→再次核对→检查输液器是否合格→确认输液器合格后拆启输液器包→将输液器与药瓶连接（输液管、通气管插入药瓶塞至针头根部）→药瓶上贴输液卡。

病房：携物至床旁→查对→向病人解释（输液目的及配合方法，以取得病人合作，并询问病人哪侧为习惯用手及有无其他需要帮助的问题，如排便、体位等，并给予及时解决，一般情况尽量避免在习惯用手进行输液，以防使病人独立性受限）→输液装置挂输液架上→选择注射部位，下铺治疗巾→肢体上扎止血带→选择血管(应由下而上，由远而近选择静脉，避开邻近关节或关节处的静脉，尽量避免在同一静脉上反复穿刺，如果别无选择，应作好静脉穿刺使用计划）→松开止血带→一次排气→2%碘酊以注射进针部位为中心呈螺旋式消毒皮肤待干→撕胶布→备针头→用75%酒精擦拭局部皮肤脱碘→再扎上止血带（在穿刺点上约6cm处扎止血带，松紧度以能阻断静脉血流为宜）→查输液管内有无气泡→嘱病人握拳→再次常规消毒局部→带头皮针排尽空气→再次核对后绷紧皮肤穿刺→见血后三松（松拳、松止血带、松止血钳或调节器）→确认点滴通畅后用胶布固定针柄→无菌棉片覆盖穿刺部位并胶布固定棉片和输液管→根据医嘱、病人的病情、年龄、药物性质调节滴速→观察滴流情况→向病人再次核对后交代注意事项→助病人整理床铺及用物→洗手。

【评价】

（1）静脉点滴通畅，病人无不良反应并表示满意。

（2）病人能说出输液治疗的目的和输液故障观察的内容及呼叫护士的方法。

（3）执行医嘱正确，符合治疗需要。

注意：

(1) 操作后根据病人知识水平讲解输入药物的作用及输液故障的观察内容，如滴流的速度、局部有无疼痛、全身不适等反应，并指导病人学会呼叫器的使用，以帮助病人参与自己的健康活动。

(2) 输液中加强巡视，以便及时解决输液中出现的各种问题，长期输液者注意保护血管。

9．开放式静脉输液法

【评估】

同密闭式静脉输液法。

【准备】

护士：按要求着装→洗手并擦干，戴口罩→备物→操作。

物品：无菌物品　开放式输液器一套、头皮针、药液、棉片、消毒用碘酊、酒精、棉签等物品。

一般物品　止血带、治疗巾、止血钳、胶布、调节器、开瓶器、输液架。

环境：安静、清洁、舒适、和谐。

病人：按需要排便→取舒适体位（需要时护士协助）。

【操作程序】

治疗室：备用物→按医嘱查对输液卡（核对病人床号、姓名、药名、剂量、浓度、用法、时间，准确无误方可操作，同时还应查对医嘱中联合用药有无配伍禁忌）→查对药物及质量（查对药瓶标签、药名、剂量、浓度、有效期，药瓶口有无松动、裂痕，药物有无变色、沉淀、絮状物等）→查对无菌包是否合格→打开无菌输液包→检查输液器→打开溶液瓶（按无菌溶液取用法操作）→将输液瓶底部橡胶管夹住→倒入无菌溶液 30 ~ 50ml（倒液时溶液瓶与输液瓶口相距 > 1cm）→冲洗输液瓶及橡胶管→冲洗液排入弯盘→夹紧输液管→按量倒液入瓶→输液卡挂输液瓶上。

病　房：携物至床旁→查对→向病人解释→挂输液瓶→注射部位下铺治疗巾→肢体上扎止血带→选择血管→松止血带→一次排气→2%碘酊消毒皮肤→撕胶布→75%酒精脱碘→再扎上止血带→查气泡→嘱握拳→酒精再消毒带头皮针排气后穿刺→见回血后三松→观察点滴通畅用胶布固定→无菌棉片盖穿刺部位并固定→调节滴速→观察滴流情况→按需要加药（将注射器针头取下，加药后轻摇输液瓶，使药液混匀；需小壶加药时，将药液抽吸入注射器后，先夹紧茂菲壶上段胶管，打开小壶开口，再将注射器针头伸入壶内，注入药液，当液平面下降到合适高度，关闭小壶开口，松开上段胶管，调节好滴速）→向病人说明注意事项→整理用物洗手。

【评价】

同密闭式静脉输液法。

10. 颈外静脉输液法

【评估】

（1）病人病情、意识状态、出入液量、心肺功能。

（2）穿刺部位皮肤完整性（有无破损、皮疹、感染等），局部静脉状况（解剖位置、充盈度、弹性及滑动度）。

（3）所输液药物的性质及输液的目的。

（4）病人对颈外输液的知识水平、心理反应及合作程度。

（5）环境温度。

【准备】

护士：按要求着装→洗手并擦干→戴口罩→备物→操作。

物品：无菌穿刺包：内装穿刺针 2 只（长约 6.5mm、内径 2mm、外径 2.6mm）硅胶管 2 条（长约 25～30cm、内径 1.2mm、外径 1.6mm）、5ml 注射器 2 副、6 号针头、镊子、尖头刀片、纱布、孔巾。另备 1% 普鲁卡因注射液、胶布（2×3cm）、火柴、弯盘、酒精灯。余物同周围静脉输液法。

环境：清洁、宽敞、温暖。

病人：取仰卧位。

【操作程序】

输　液：携物至床旁→核对后向病人解释操作的目的和方法→准备好的药液同输液器挂输液架上→协助病人去枕仰卧，头偏向对侧→助病人头尽量后仰（必要时肩下垫小枕），使颈部伸展平直，便于穿刺→操作者站穿刺部位对侧头顶端→选择穿刺点（在下颌角和锁骨上缘中点连线之上 1/3 处，颈外静脉外缘）→常规消毒局部皮肤→打开无菌穿刺包→戴无菌手套→注射器抽取 1% 普鲁卡因溶液→铺孔巾于穿刺部位→助手以指按压颈静脉三角处，使颈外静脉充盈→用 1% 普鲁卡因在预定穿刺点旁 2mm 处行局部麻醉→用刀片尖部在穿刺点上刺破皮肤作引导，以减少进针时皮肤阻力→手持穿刺针呈 45°角进针→针头入皮下后呈 25°角沿颈外静脉方向穿刺→见回血即用一手拇指按住针栓孔→另一手持硅胶管快速从针栓孔插入 10～11cm，同时放开按住的针孔→见硅胶管有回血再进入少许→退出穿刺针→连接输液器→取胶布经酒精灯烘烤后在距穿刺点 0.5cm 处固定硅胶管→再次消毒穿刺部位→无菌纱布覆盖穿刺部位或用无菌薄膜敷贴固定→胶布固定纱布→调节并观察点滴情况→整理用物→向病人交代注意事项→洗手。

输液管留置：注射器内抽吸肝素溶液并稀释（用无菌等渗盐水稀释成每毫升含肝素 10 ~ 100u）→将稀释肝素溶液 2 ~ 5ml 注入硅胶管内→取无菌静脉帽与针栓部连接并旋紧→固定、待用。

【评价】

(1) 操作顺利、局部无肿胀疼痛及其他不良反应。

(2) 与病人沟通有效，病人配合操作。

注意：

(1) 操作中严格执行无菌操作和查对制度。

(2) 每天需用消毒剂棉球擦拭消毒穿刺点周围皮肤，并更换敷料。

(3) 需再次输液时，应认真常规消毒静脉帽后再连接输液装置。

(4) 停止输液时，拔管动作轻柔，防止硅胶管被折断；对长期置管者，拔管时应接注射器边吸边拔，防止残留小血块进入血液造成栓塞；拔管后在穿刺点加压数分钟，防止空气进入静脉，并消毒穿刺点皮肤，覆盖无菌敷料用胶布固定。

(5) 留置管过程中，如发生硅胶管内有回血，须及时用稀释肝素溶液冲注，以免硅胶管被血块堵塞，如遇输液不畅，须注意是否存在硅胶管弯曲或滑出血管外等情况。

11. 间接静脉输血法

【评估】

(1) 病人病情、年龄、意识状态、心肺功能。

(2) 病人的血型、交叉配血的结果及血液的质量。

(3) 病人局部皮肤组织及血管的情况。

(4) 病人对输血治疗的知识水平和心理反应。

(5) 病人的自理能力及合作程度

(6) 输液设备是否符合要求，环境是否舒适、和谐。

【准备】

护士：按要求着装→洗手并擦干，戴好口罩→备物→操作。

物品：配血　静脉采血物品、试管、输血申请单。

输血　闭式输血器、血液、无菌等渗盐水、止血带、治疗巾、血管钳或调节器、胶布、开瓶器、注射盘内盛碘酊、酒精、无菌棉签与棉片。

环境：安静、清洁、舒适、和谐。

病人：取舒适体位→必要时排尿。

【操作程序】

配　血：携物至床旁（一次配一个病人的血，避免同时给两个病人配血，以防差错，配血前先做血型鉴定）→查对病人姓名、床号、住院号，血型与输血申请单一致→向病人解释采血目的、方法→静脉采血样→再查对→送血库作交叉配血。

取　血：两人查对，注①→检查血液质量，注②→签字取回血→血瓶（袋）在室温下放置 15～20min。

输　血：携物至床旁→查对→向病人解释输血目的、方法→建立静脉通道→先输无菌等渗盐水 30～50ml→再次核对（两位护士或医生再次进行“三查”、“八对”、确定无误方可输入）→一手腕旋转动作轻轻将血液摇匀→消毒血袋导管（血瓶塞）→将输血导管针头从生理盐水瓶塞上拔下→插入消好毒的导管部位→开始输血→调节滴速（开始输入速度宜慢，观察 10min 无不良反应时，再根据病情调节滴速，成人一般 40～60 滴/min，儿童酌减）→观察反应→整理用物→洗手。

输血毕：输无菌等渗盐水 30ml→导管内血液流入体内后→拔针→整理用物→洗手。

【评价】

（1）正确执行医嘱，输血点滴通畅，速度适宜，局部无肿胀疼痛等不良反应。

（2）与病人沟通有效，病人理解输血目的，能说出输血故障观察的内容及呼叫护士的方法并配合操作。

注意：

（1）输入两瓶以上血液时，两瓶血之间输少量等渗盐水。

(2) 输血时，血液内不得加入其他药品。

(3) 输血过程中，注意观察有无输血反应及输血故障。

(4) 根据病人的知识水平，在与病人沟通中告知病人配的血型及输血故障观察的内容，以便病人参与自己的健康活动。

注：

①取血者与血库人员两人查，共同做好“三查”、“八对”；“三查”即查血的有效期、血液的质量和输血装置是否完好；“八对”即对姓名、床号、住院号、血瓶（袋）号、血型交叉配血实验结果、血液种类和剂量，核对完毕在交叉配血单上签名。

②查血液质量（全血）

正常：分两层，血浆淡黄色、血细胞呈暗红色，两者之间界限清楚，无凝块。

质量差：血浆变红或混浊有泡沫，血球呈暗紫色，界线不清，提示可能有溶血或者有凝块，或血浆与血细胞交接面有绒毛状改变，都不可拿回。

（九）冷与热应用技术

1. 热水袋使用法

【评估】

(1) 病人年龄、病情、意识状态。

(2) 病人有无局部或肢体末梢循环不良，感觉迟钝，对温热刺激的敏感性。

(3) 热疗的目的。

(4) 病人自理能力、表达能力及合作程度。

(5) 病人对热疗的知识水平及心理反应。

【准备】

护士：按要求着装→备物→向病人解释操作的方法及目的。

物品：热水袋及套、水罐内盛热水、水温计。

环境：安静、清洁、舒适、和谐。

病人：取舒适体位。

【操作程序】

使用时：测量水温（一般病人水温为60～70℃；昏迷、局部知觉麻痹、麻醉未醒、小儿、老年人水温应调节至50℃左右）→手持热水袋口边缘→灌入热水1/2或2/3满→放平热水袋排尽袋内空气→拧紧袋口塞子→擦干→倒提热水袋检查是否漏水→装布套→向病人解释→将热水袋放于所需部位（常放在病人足下或身旁，但不可直接接触皮肤，使用中要勤观察局部皮肤变化，保持适当水温，并认真交接班，防烫伤）。

使用后：倒净水→开口倒挂凉干→吹气入袋→旋紧塞子→放阴凉处保存→布套清洗消毒后备用（如传染病人使用后，热水袋需先消毒后再清洗处理）。

【评价】

(1) 病人舒适，无不良反应。

(2) 操作顺利，未造成护士损伤。

2. 热水坐浴法

【评估】

(1) 病人病情、年龄、会阴和肛门有无损伤，皮肤粘膜情况。

(2) 热水坐浴的目的。

(3) 病人的自理能力、合作程度，对坐浴的知识水平及心理反应。

(4) 环境的隐蔽、保暖情况。

【准备】

护士：按要求着装→洗手，戴好口罩→备物→操作。

物品：坐浴椅上置消毒坐浴盆，盆内盛温开水（水温40～45℃）或药液（遵医嘱），水温计、无菌纱布、浴巾、屏风，必要时备换药物品。

环境：围屏风遮挡，或关门窗、窗帘。

病人：助病人排尿、排便。

【操作程序】

携物至床旁→向病人解释坐浴的目的和方法→协助病人

排便→洗手→将药液和温水倒入盆内至1/2满（水温40～45℃）→助病人退裤至膝部→用纱布蘸拭，使病人臀部皮肤适应水的温度后再坐浴→助病人坐浴，坐浴中随时询问病人水的温度，以便随时调节，若添加热水时嘱病人偏离浴盆，以免烫伤，冬天应避免病人受凉→坐浴时间15～20min→坐浴结束浴巾擦干臀部→清理用物→助病人穿裤取舒适卧位→洗手→记录。

【评价】

（1）病人能说出热水坐浴的目的，配合操作。

（2）操作顺利，病人舒适、安全，无不良反应。

注意：

（1）在坐浴的过程中，注意病人安全，随时观察病人面色和脉搏，如有不适，应停止坐浴，助病人卧床休息。

（2）如会阴和肛门部位有伤口，应备无菌浴盆和溶液，坐浴后需按换药法处理伤口。

（3）女病人在月经期、妊娠后期、产后两周内、阴道出血和盆腔急性炎症时均不宜坐浴。

3. 热湿敷法

【评估】

（1）病人病情、年龄、意识状态、对热疗的敏感程度。

（2）热湿敷的目的。

（3）病人的自理能力、合作程度，对热湿敷的知识水平及心理反应。

【准备】

护士：按要求着装→洗手，戴好口罩→备物→操作。

物品：治疗盘内盛小盆热水、敷布2块（大小以热敷面积为准）、敷钳2把、凡士林、棉签、纱布、棉垫、塑料纸、小橡胶单、治疗巾、大毛巾、热水袋、水温计，必要时备热源。

环境：安静、温暖。

病人：取舒适卧位。

【操作程序】

携物至床旁→向病人解释热湿敷的目的和方法→敷布放于热水盆中，水温 50 ~ 60℃左右→助病人暴露治疗部位→橡胶单、治疗巾垫在热敷部位下面→热敷部位涂凡士林，其范围应大于热敷的面积→单层纱布盖热敷部位→用两敷料钳拧干敷布，以不滴水为度→抖开敷布以手腕掌侧试温度→将敷布敷于局部→上盖塑料薄膜及棉垫→观察询问病人温热程度（如病人感觉过热时，可揭开敷布一角散热，敷布加热可用热源维持水温或及时更换盆内热水，也可酌情在敷布上放置热水袋以保温）→3 ~ 5min 更换一次敷布→热敷时间为 15 ~ 20min→热敷结束揭下纱布、擦去凡士林→清理用物→助病人穿衣取舒适体位→洗手→记录。

【评价】

（1）病人能说出热湿敷的目的，配合操作。

（2）操作顺利，病人舒适、安全，无不良反应。

注意：

（1）注意观察局部皮肤的颜色，防止烫伤，在伤口部位作热湿敷，应按无菌操作进行。

（2）面部热湿敷者，敷后休息 15min 再外出，以防受凉。

（3）操作中与病人随时沟通，了解其感受及需要并给予适当处理。

4. 局部红外线灯照射法

【评估】

（1）病人病情、是否为热疗的适应证。

（2）用热疗的目的、部位、时间及面积。

（3）病人对温度的敏感性，有无局部循环不良，瘫痪等情况。

（4）病人的自理能力、合作程度，对热疗的知识水平及心理反应。

（5）环境的温度、隐蔽程度。

【准备】

护士：按要求着装→洗手，戴好口罩→备物→检查红外线灯装置是否完好无损→确认完好→操作。

物品：红外线灯（鹅颈灯）根据需要选择不同功率的灯泡（手

足等小部位以 250W 为宜；胸腹腰背等部位可用 500～1 000W灯泡）。

环境：清洁、温暖、无对流风、必要时用屏风遮挡。

病人：取舒适卧位。

【操作程序】

携物至床旁→查对→向病人解释治疗的目的和方法，以取得合作→助病人取舒适体位→暴露需治疗的部位→将红外线灯头移至治疗部位斜上方或侧方（有保护罩的灯头可垂直照射）→调整灯距（一般灯头与治疗部位距 30～50cm）→打开电源开关开始照射，时间一般为 20～30min→询问病人温度是否温热舒适及有无其他不适（如感觉过热重新调节，有心慌头晕等情况应停止照射）→随时观察局部皮肤反应（粉红色的均匀红斑为合适剂量）→照射毕关闭移取灯头→助病人穿好衣服，休息 15～20min 后离开治疗室。

【评价】

（1）操作中病人了解治疗的方法、目的，配合操作。

（2）照射距离、温度适宜，病人无不良反应。

注意：

（1）照射头、面颊、颈、前胸部时，嘱病人闭眼或戴有色眼镜，以保护眼睛。

（2）照射过程随时询问病人感受及观察局部皮肤反应，如为皮肤呈紫红色，应停止照射，局部涂凡士林，以保护皮肤。

5. 冰袋（冰囊）使用法

【评估】

（1）病人年龄、病情、意识状态。

（2）病人局部组织状态，有无破损、慢性炎症、血液循环不良、疼痛、肌肉痉挛等情况。

（3）用冷的目的，需施冷疗的部位。

（4）病人的自理、表达能力，合作程度。

（5）病人对冷疗的知识水平及心理反应。

（6）环境的温度。

【准备】

护士：按要求着装→备物→向病人解释。

物品：小冰块、冰袋、冰囊及套。

病人：取舒适卧位。

环境：安静、清洁。

【操作程序】

用时：取小冰块→用水冲去冰棱角→装冰入冰袋，使冰袋1/2满→将冰袋排气→夹好袋口→擦干冰袋（冰囊）倒持冰袋（冰囊）查有无漏水→确认无漏水后装入布袋→携冰袋至床边，向病人解释→放置于所需部位（高热病人可放置前额、头顶或体表大血管处，如颈部、腋下、腹股沟等处；枕后、耳廓、腹部、足部忌放冰袋；局部血液循环不良、慢性炎症或深部有化脓灶时不宜用冷敷）→观察用冷情况（注意观察病情、体温变化及冰块是否融化，需要时重新更换）。

用后：将冰袋水倒净→开口倒挂凉干→吹气入袋→夹紧塞子→放阴凉处保存→布套清洗后消毒备用（如传染病人使用后，冰袋需先消毒后再清洗处理）。

【评价】

病人舒适，感觉良好，无不良反应。

6. 酒精拭浴降温法

【评估】

(1) 病人年龄、病情、意识状态、体温数值（39.5℃以上）。

(2) 病人对冷刺激的耐受程度及能否合作。

(3) 病人对拭浴的心理反应及环境隐蔽程度。

【准备】

护士：按要求着装→洗手→备物→操作。

物品：治疗碗中盛25%～35%酒精100～200ml，温度27～37℃左右，小毛巾或毛巾两条，大毛巾或浴巾，冰袋及套，热水袋及套，屏风，便器、衣裤一套。

环境：安静→关门窗→挡围屏→调节室温至22～24℃。

病人：取舒适体位。

【操作程序】

用物携至床前→核对后向病人解释拭浴的目的和方法→松开盖被→按需要给便器→冰袋放头部→热水袋放足底→脱上衣→松裤带→露出一上肢，下垫大毛巾→小毛巾浸酒精拧半干→拍、拭颈部侧面→拭上臂外侧→手背→侧胸→腋窝→上臂内侧→手掌→大毛巾擦干（每侧上肢与下肢各拭 3min；拭浴过程应注意观察病人情况，如面色苍白、寒战，脉搏或呼吸异常时停止拭浴）→同法拭另一侧。

翻身侧卧→露出背部，下垫大毛巾→拍拭全背→大毛巾擦干背部→更换上衣。

助病人脱裤平卧露出一下肢，垫大毛巾→拭髋部→大腿外侧→足背→腹股沟→大腿内侧→小腿内侧→内踝及足→再从腰部→腘窝→足跟→拍拭毕大毛巾擦干皮肤，同法拍拭另一下肢→更换裤子→移去热水袋→整理床单位→30min 后测体温，将拭浴后的体温记录于体温单上。

【评价】

（1）病人能说出酒精拭浴的目的，并配合操作。

（2）操作顺利，病人舒适，未发生不良反应。

注意：

（1）拭浴需暴露部分身体，所以要注意环境的隐蔽，以满足病人心理需要。

（2）操作中随时询问病人的感受，以便评估病人的反应并及时给予处理。

（3）禁忌拍拭颈后、胸前区、腹部和足底等处，以免引起不良反应。

（4）拭浴后 30min，如体温已降至 39℃以下，应取下头部冰袋。

（5）拭浴时以拍拭方法进行，不用擦拭方式，以免摩擦使产热增加，在拭腋窝、掌心、腹股沟、腘窝等血管丰富部位时，时间适当延长，以便更好散热。

（6）酒精温度应接近体温，以免过冷的刺激引起不适和使大脑皮层兴奋致体温继续上升。

7. 温水擦浴降温法

【评估】

同酒精拭浴降温法。

【准备】

护士：按要求着装→洗手→备物→操作。

物品：脸盆内盛温水 2/3 满，温度 27～37℃左右，小毛巾及大毛巾或浴巾各一，冰袋及套，热水袋及套，衣裤 1 套，便器。

环境：安静→关门窗→挡围屏→调节室温至 22～24℃。

病人：取舒适体位。

【操作程序】

同酒精拭浴降温法。

【评价】

同酒精拭浴降温法。

（十）标本采集技术

1. 静脉采集血标本法

【评估】

(1) 病人年龄、诊断、病情、意识状态。

(2) 病人局部皮肤组织状况及血管情况。

(3) 血标本检验的目的。

(4) 病人的自理能力、合作程度及是否进食。

(5) 病人对静脉采血的知识水平。

(6) 病人的心理反应。

【准备】

护士：按要求着装→洗手并擦干，戴好口罩→查对医嘱、检验单→备物→将标签贴容器外。

物品：注射盘内置根据采血量选择的无菌注射器、6～7 号针头、止血带、治疗巾、检验单，根据检验目的准备标本容器（干燥试管、抗凝试管、血培养瓶）。

环境：清洁、舒适。

病人：坐位或卧位。

【操作程序】

携物至床旁→查对（化验单与病人、标本容器上的姓名、编号应一致；化验单检验项目与所用标本容器符合）→向病人解释采血目的、量及对机体影响→助病人暴露肢体扎止血带→选血管→松止血带→碘酊消毒→再扎止血带嘱握拳→酒精脱碘二次→左手绷紧皮肤右手持针进针→见回血后固定针栓，抽血→抽毕，嘱病人松拳，松止血带→按压进针点→拔针（拔针后嘱病人屈肘按压好进针部位与血管穿刺点，以防淤血）→向病人交代注意事项→持注射器将针头拔掉，沿试管壁缓缓将血注入标本容器内（如为全血标本，血标本注入抗凝容器内，需轻轻摇动，使血液与抗凝剂混均匀、防止凝固；血清标本切勿将泡沫注入，避免震荡，以防溶血；血培养标本注意无菌操作，血液注入瓶内需轻轻与培养液摇匀）→再次核对→助病人取舒适卧位→整理用物、洗手→将标本连同检验单送检。

【评价】

（1）采血过程顺利。

（2）采集血标本合格，符合检验要求。

（3）病人了解采血目的，能配合操作。

注意：

（1）操作前应熟悉检验目的，以便向病人做好解释，减轻病人因信息缺乏而造成心理压力。

（2）操作中要防止血标本凝固或溶血，采集血培养标本要防污染。

（3）禁止在输液输血的针头处抽取血标本。

2. 动脉血液气体分析标本采集法

【评估】

（1）病人病情、意识状态、前臂掌侧皮肤完整性及动脉搏动情况。

（2）采集动脉血标本的目的。

（3）病人的自理能力、合作程度及心理反应。

（4）环境清洁情况。

【准备】

护士：按要求着装→洗手并擦干，戴好口罩→备物→操作。

物品：注射盘内置无菌干燥的 2ml 或 5ml 注射器、7 号针头、肝素、无菌纱布、无菌软木塞，必要时备无菌手套。

环境：清洁、舒适。

病人：取舒适卧位。

【操作程序】

携物至床旁→核对→向病人解释动脉采血目的和方法→助病人取舒适体位→显露前臂掌侧穿刺部位（腕关节上 2cm，动脉搏动明显处）→2.5%碘酊与 75%酒精常规消毒皮肤（直径 5~7cm）→注射器抽吸肝素 0.5ml 湿润注射器内壁（余液全部弃去）→护士戴无菌手套或常规消毒左手食指、中指固定欲穿刺的动脉→右手持注射器在两指间垂直或与动脉呈 40°刺入动脉→见有鲜红色回血→右手固定穿刺针的方向及深度→左手以最快速度抽取血液→抽血毕迅速拔针，同时用无菌纱布加压止血 5~10min→将注射器针头斜面刺入软木塞内（隔绝空气）→助病人取舒适卧位→整理用物、洗手→将标本连同化验单送检。

【评价】

（1）标本质量符合检验要求。

（2）病人了解采动脉血标本的目的，能配合操作。

注意：

（1）操作中严格执行无菌技术操作规程，以防感染。

（2）有出血倾向的病人，谨慎应用。

3. 尿标本采集法

【评估】

（1）病人病情、年龄、意识状态、排尿方式及会阴部清洁程度。

（2）采集尿标本的目的。

（3）病人的自理能力、合作程度、知识水平、心理反应。

（4）采集不同尿标本的设备及环境。

【准备】

护士：按要求着装→洗手并擦干，戴好口罩→备物→操作。

物品：根据采集标本的目的备下列物品

常规标本：容量100ml以上的清洁玻璃瓶。

12h或24h尿标本：清洁带盖大口容器，容量为3 000ml左右。

防腐剂 甲 醛 做爱迪氏记数，24h尿液中加40%甲醛1~2ml

浓盐酸 做17-酮类固醇、17-羟类固醇，24h尿液中加5~10ml

甲 苯 做尿蛋白定量，尿糖定量，钠、钾、氯、肌酐、肌酸的定量检查，每100ml尿液加0.5%~1%甲苯2ml(甲苯应在第一次尿液倒入后再加入)。

尿培养标本：消毒外阴用物，试管夹、无菌试管、酒精灯、火柴。

环境：清洁、隐蔽、有利保护隐私。

病人：会阴部清洁，女病人避开月经期。

【操作程序】

常规标本：标本瓶上贴检验单标签→携物至床边→核对→向病人解释留尿目的、方法→嘱病人留取晨第一次尿约100ml于清洁瓶内（注意不可将粪便混入尿液中；昏迷或尿潴留病人可通过导尿术留取标本；女病人在月经期不宜留取尿标本）→收取尿标本并查对标签→与检验单同时送检。

12h或24h标本：容器外贴标签，注明起止时间→携物至床边→核对→向病人解释留尿目的、嘱病人于晨7时排空膀胱（弃去尿液）后开始留尿于容器内→至次日晨7时留完最后一次尿（如留12h尿标本，则指导病人自晚7时至次日晨7时止留尿）→将全部尿液连同容器与化验单一起送检。

尿培养标本：留取中段尿法

携物至床边→核对→向病人解释留尿培养目的、方法→询问病人有无尿急、确认膀胱充盈→按导尿术清洁消毒外阴→嘱病人自行排尿、弃去前段尿→用试管夹夹住无菌试管→接取中段尿约5ml→盖紧试管塞→将标本放置稳妥处→助病人穿裤→整理床单位、清理用物→洗手→标本容器上贴标签→将标本连同检验单及时送检。

【评价】

(1) 标本质量符合检验要求。

(2) 病人了解留取标本的目的，能配合操作。

4. 粪便标本采集法

【评估】

(1) 病人病情、年龄、意识状态、粪便性状。

(2) 采集粪便标本的目的。

(3) 病人的自理能力、合作程度、知识水平、心理反应。

(4) 采集不同粪便标本的设备及环境。

【准备】

护士：按要求着装→洗手并擦干，戴好口罩→备物→操作。

物品：根据采集标本的目的备下列物品

常规标本为蜡纸盒或容器（小瓶或塑料盒）、竹签。

寄生虫及虫卵标本为带盖容器或便器、竹签。

培养标本为粪便培养管或无菌蜡纸盒、无菌竹签或长棉签。

环境：清洁、隐蔽、有利保护隐私。

病人：作排便准备

【操作程序】

常规标本（隐血标本）：

标本盒外贴标签→携物至床边→核对→向病人解释留便目的、方法→病人排便→用竹签取少量（约蚕豆大小）异常粪便放入蜡纸盒内，腹泻者应取黏液部分，水样便应盛于容器中→标本与检验单同时送检。

寄生虫及虫卵标本：标本盒外贴标签→携物至床边→核对→向病人解释留取标本的目的→病人排便后根据检验目的选择不同方法采集→

- 检查寄生虫卵时在粪便不同部位，取粪便 5～10g 送检。
- 检查成虫或血吸虫孵化情况，留取全部粪便及时送检。
- 检查阿米巴原虫，用热水将便盆加温，待病人排便后，连同便盆立即送检。

培养标本：标本容器外贴标签→携物至床边→核对→向病人解释留取标本的目的→嘱病人排便于便盆中→用无菌竹签取带脓血或黏液的粪便少许→置培养管或培养盒中；如病人无便意，可用无菌棉签蘸无菌等渗盐水后，由肛门插入6~7cm，顺一方向轻轻旋转后退出棉签，置于无菌便培养管内，塞紧管口→立即连同检验单及时送检→洗手。

【评价】

(1) 标本质量符合检验要求。

(2) 病人理解操作的目的，能配合操作。

5. 痰标本采集法

【评估】

(1) 病人病情、诊断、年龄、意识状态、呼吸状况，能否用力咳嗽，痰液粘稠度。

(2) 采集痰标本的目的。

(3) 病人的自理能力、合作程度、知识水平及心理反应。

(4) 采集不同痰标本的设备及环境。

【准备】

护士：按要求着装→洗手并擦干，戴好口罩→备物→操作。

物品：根据采集标本的目的备下列物品

常规标本为蜡纸盒或大口小瓶。

24h标本为痰杯或大口玻璃瓶。

培养标本为漱口溶液、大口无菌培养盒或瓶。

环境：清洁、舒适。

病人：取舒适体位。

【操作程序】

常规标本：标本容器外贴标签→携物至床边→核对→向病人解释目的、方法→嘱病人晨起后漱口→用力咳出气管深处的痰液→盛于容器内送检（如查癌细胞可用95%酒精或10%甲醛固定立即送检）。

24h标本：标本容器外贴标签→携物至床边→核对→向病人解释留痰目的和方法→将24h（晨7时至次日晨7时）的痰液全部吐

入容器内或标本瓶内，不可混入唾液、漱口水、鼻涕等→及时送检。

培养标本：标本容器外贴标签→携物至床边→核对→向病人解释目的、方法→嘱病人用朵贝尔氏液漱口→再用清水漱口→深吸气后用力咳嗽→将痰吐入培养盒内；昏迷病人留取痰培养标本时，可用吸痰管、外接大号注射器抽吸。也可用吸引器吸取，在吸引器吸管中段接一两侧各有一开口小管的无菌瓶，两侧开口小管分别连接吸引器和吸痰管，开动吸引器吸痰，痰液即被吸进瓶内→加盖即可送检。

【评价】

(1) 标本质量符合检验要求。

(2) 病人理解操作的目的，能配合操作。

6. 咽拭子培养标本采集法

【评估】

(1) 病人病情、年龄、意识状态及口腔组织状况。

(2) 咽拭子培养的目的。

(3) 病人的合作程度、知识水平及心理反应。

【准备】

护士：按要求着装→洗手并擦干，戴好口罩→备物→操作。

物品：无菌咽拭子培养管、酒精灯、火柴、压舌板、无菌等渗盐水。

环境：清洁、舒适、安全。

病人：取舒适卧位。

【操作程序】

培养管外贴标签→携物至床边→核对→向病人解释采集标本的目的、方法→点燃酒精灯→嘱病人张口、发“啊”的声音，必要时用压舌板协助→用长无菌棉签蘸无菌等渗盐水→擦拭口腔两侧腭弓、咽、扁桃体上分泌物；作真菌培养时，擦拭口腔溃疡面，采集分泌物→拿出棉签→试管口在酒精灯火焰上消毒后→棉签插入试管中→塞紧试管口→连同检验单送检。

【评价】

(1) 标本质量符合检验要求。

(2) 病人理解检验的目的，能配合操作。

（十一）急救技术

1. 鼻导管给氧法

【评估】

(1) 病人的病情、年龄、意识状态、呼吸状况、缺氧程度。

(2) 病人鼻腔状况，有无鼻息肉、鼻中隔偏曲或分泌物阻塞。

(3) 用氧的目的。

(4) 自理能力、合作程度。

(5) 病人对给氧的知识水平和心理反应。

(6) 器械、设备情况。

【准备】

护士：按要求着装→洗手并擦干，戴好口罩→备物，将湿化瓶内装冷开水$\frac{1}{2}$或$\frac{1}{3}$→操作。

物品：氧气装置一套，布口袋内置鼻导管 1～2 根，小药杯内盛温开水，纱布、棉签、胶布、玻璃接管、橡胶管、安全别针、弯盘、扳手、氧气使用记录单。

环境：清洁、舒适。

病人：平卧、侧卧或半卧位。

【操作程序】

给氧：携物至床边→核对→向病人解释吸氧的目的、方法→开氧气总开关→开流量表→检查导管是否通畅（导管末端插入盛有温开水的小药杯内，有气泡逸出即畅，反之不畅）→若导管通畅则关流量表→棉签蘸温水→清洁一侧鼻孔→连接鼻导管→调氧气流量，注→再次检查氧气导管是否通畅→蘸水润滑导管前端→自清洁的鼻孔轻插入鼻咽部约为鼻尖至耳垂的 2/3 长度→无呛咳可固定鼻导管（胶布固定在左右鼻翼及面颊部）→整理用物→洗手→记录用氧时间及流量。

停氧：取下鼻导管→关流量表→再关总开关→重开流量表→放余气后再关好→清洁病人面颊部→洗手→记录用氧停止时间。

【评价】

(1) 病人缺氧症状改善，感觉舒适。

(2) 操作顺利、病人了解给氧的目的，能配合操作。

注意：

(1) 给氧中定时检查导管是否通畅。持续鼻导管用氧者，每日更换鼻导管2次以上，双侧鼻孔交替插管，并及时清除鼻腔分泌物，防止鼻导管堵塞。

(2) 观察有无用氧故障随时询问病人的感受，关心病人、及时满足病人的需要。

(3) 在用氧过程中可根据病人脉搏、血压、呼吸方式、精神状态、皮肤颜色及温度等有无改善来衡量氧疗效果，同时还可测定动脉血气分析判断疗效，从而选择适当的用氧浓度。

注：

依病人缺氧程度，调节给氧流量。

轻度缺氧：2L/min；浓度为 $21 + 4 \times 2 = 29$（%）

中　　度：2～4L/min；浓度为 $21 + 4 \times 3 = 33$（%）

重　　度：4～6L/min；浓度为 $21 + 4 \times 5 = 41$（%）

(4) 停止用氧后，所用导管、湿化瓶等经清洗、消毒后干燥保存。

2. 鼻塞给氧法

【评估】

(1) 病人的病情、年龄、意识状态、呼吸状况、缺氧程度。

(2) 病人鼻腔状况，有无鼻息肉、鼻中隔偏曲或分泌物阻塞。

(3) 用氧的目的。

(4) 病人自理能力、合作程度，对用氧的知识水平和心理反应。

(5) 器械、设备情况。

【准备】

护士：同单侧鼻导管给氧法。

物品：氧气装置一套，弯盘，鼻塞和橡胶或塑料导管，胶布、棉签、扳手、氧气记录单。

环境：安静、舒适。

病人：仰卧、侧卧或半卧位。

【操作程序】

给氧：携物至床边→向病人解释给氧的目的、方法→开氧气总开关→开流量表→检查导管是否通畅→若导管通畅则关流量表→棉签蘸温水→清洁鼻腔→鼻塞连接橡胶导管→调氧气流量，注→检查氧气是否通畅（导管末端鼻塞插入盛有温开水的小药杯内，有气泡逸出即畅，反之不畅）→如氧气通畅将鼻塞（深浅度以塞入鼻前庭为宜）放入鼻孔内→吸氧→固定导管→观察用氧效果及有无用氧故障→洗手→记录用氧时间及流量。

停氧：取下鼻塞→关流量表→再关总开关→重开流量表→放余气后再关好→清洁病人局部→洗手→记录用氧停止时间。

【评价】

(1) 缺氧症状改善，病人感觉舒适。

(2) 操作顺利、病人能说出给氧的目的，并配合操作。

注意：同鼻导管给氧法。

3. 电动吸引器吸痰法

【评估】

(1) 病人的病情、年龄、意识状态、呼吸状态（频率、节律、深浅度、有无痰鸣音及缺氧症状），口腔及鼻腔有无损伤，痰液的性状（颜色、粘稠度及量）。

(2) 病人自理能力、合作程度，对吸痰的知识水平和心理反应。

(3) 环境的温、湿度。

(4) 器械设备的完好状态。

【准备】

护士：按要求着装→洗手、戴口罩→备物→操作。

物品：电动吸引器一台、多头电插板一只，治疗盘内置有盖罐2只，1只盛无菌等渗盐水，1只盛12～14号消毒吸痰管数根（气管插管用6号吸管），无菌纱布、无菌血管钳置于盛消毒液的容器内，弯盘，必要时备压舌板、开口器、舌钳，床栏上系一盛消毒液的试管瓶。

环境：安静、舒适。

病人：仰卧、头偏向一侧位。

【操作程序】

吸痰前：携物至床边→向病人解释吸痰的目的、方法→吸引器接电源→打开开关→检查吸引器性能是否良好，电源的电压及吸引器的电压是否相等，各导管连接是否正确→根据病人情况及痰液粘稠度调节负压（压力为40.0～53.3kPa）后→用等渗盐水试吸（试吸时打开开关，吸痰管末端插入无菌等渗盐水的治疗碗内，若畅通，则吸力强大，反之，不畅无吸力），试吸通畅可使用。

吸　痰：压舌板助病人张口→一手将导管末端折叠（连接玻璃接管处）→一手持血管钳夹吸痰管插入口腔、咽部→放松导管末端折叠部位→吸引口腔颊、咽部痰液→再吸引气管或经鼻至气管的分泌物（手控吸引方向，动作为左右旋转，向上提出）→吸尽痰液，每次时间不超过15s→退出导管后抽吸等渗盐水冲洗，吸一次痰吸一次等渗盐水冲净管腔。

对痰液粘稠者需拍胸叩背（将手固定呈背隆掌空的环杯状，置病人分泌物滞留的胸壁上有节律的叩击，使肺内分泌物震脱后排出，注意不可在乳房、脊柱或有手术伤口处叩击）或协同超声雾化吸入，以助痰液吸出。

吸痰后：关闭吸引器→擦净面颊→吸痰导管分离并丢弃处理或重新清洁消毒备用→其他用物归还原处→吸痰玻璃接管插入消毒液试管中备用→贮液瓶内液体及时倒掉→洗手→记录。

【评价】

（1）操作顺利、病人了解吸痰的目的，并配合操作。

（2）病人呼吸道分泌物被有效的吸出，呼吸道通畅，感觉舒适。

注意：

（1）吸引动作要轻柔，防止组织损伤。

（2）小儿吸痰时，导管宜细，吸力要小。

（3）吸痰过程中要随时擦净喷出的分泌物，观察病人的呼吸情况和吸出物的性状、量及颜色，作好记录。

（4）吸痰用物要每日更换1～2次，导管需每次更换。

4. 洗胃法（电动吸引器洗胃法）

【评估】

(1) 病人的病情、年龄、医疗诊断、意识状态、生命体征、口鼻粘膜有无损伤，有无活动假牙。

(2) 洗胃的目的、中毒情况（时间、途径及毒物性质）。

(3) 病人的耐受能力及合作程度。

(4) 病人及家属对洗胃的知识和经验。

(5) 社会心理方面情况：病人有无恐惧、焦虑、悲哀及负罪感，服毒者家属的态度。

【准备】

护士：按要求着装→洗手、戴口罩→备物→操作。

物品：电动吸引器及贮液瓶；治疗盘内置弯盘、洗胃管、镊子、纱布、输液瓶一套、三通管、夹子、液体石蜡、棉签、胶布、塑料围裙、灌洗溶液，必要时备压舌板、开口器、输液架。

环境：安静、整洁，必要时可用屏风遮挡。

病人：取坐位或半坐卧位，危重或昏迷者取去枕左侧卧位。

【操作程序】

配　液：按医嘱配制溶液，温度 25～38℃，量约 3 000～10 000ml。

洗　胃：携物至床边→核对后向病人和家属解释洗胃的目的、操作及配合的方法，以便得到病人和家属配合→助病人取舒适卧位→围裙围于病人胸前→弯盘置病人口角旁，病人如有活动假牙应先取下→将灌洗溶液倒入输液瓶内→夹子夹住输液管→输液瓶挂输液架上→将三通管与输液瓶、吸引器相连接待用→查洗胃管是否通畅→润滑胃管→持胃管插入 45～55cm→检查胃管是否在胃里→确认胃管在胃内后固定→将三通管另一端与胃管相连接→开动吸引器抽吸胃内容物，如中毒物质不明时，应将洗出物化验→吸尽胃内容物后关闭吸引器及引流管→开放输液管灌液 300～500ml 入胃内→关闭输液管→开放吸引器引流管再抽吸，反复灌洗至灌洗出的液澄清、无味→观察洗出液及生命体征的变化（洗胃中观察洗出液的色、质、量、气味及病人病情变化，如洗出液为血性或出现休克现象，应立即停止洗胃，并采取相应急救措施）→洗胃结束反折胃管迅速拔出→助病人漱口、擦面部→整理床单位→助病人取舒适体位→整理用物并消毒→洗手→记录病人病情，灌洗液的名称、液量，洗出液的性质、颜色、气味及量。

【评价】

(1) 病人的胃内毒物被洗出，中毒症状改善。

(2) 病人胃内清洁，达到手术或检查的要求。

(3) 病人或家属理解洗胃的目的，能配合操作。

(4) 操作中病人无粘膜损伤和其他并发症。

5. 简易人工呼吸器使用法

【评估】

(1) 病人的病情、年龄、体重、体位、意识状态、呼吸状况(频率、节律、深浅度)，呼吸道是否通畅，皮肤粘膜颜色。

(2) 环境温、湿度，空气是否流通，是否整洁、安全。

【准备】

护士：按要求着装→备物→操作。

物品：简易呼吸器装置（呼吸囊、呼吸活瓣、面罩及衔接管等)。

环境：空气清洁，温、湿度适宜。

病人：仰卧位，头后仰。

【操作程序】

简易呼吸器拿至床旁→快速清洁病人上呼吸道分泌物→解开衣领、腰带→助病人仰卧位头向后仰→托起病人下颌→面罩紧扣口鼻处→用手挤压呼吸囊→使空气自气囊进入肺部→放松气囊，肺内气体经活瓣排出→反复有规律地挤压与放松，速度以 16～20 次/min 为宜。

【评价】

通气有效，缺氧症状改善。

6. 呼吸机使用法

【评估】

(1) 病人的病情、年龄、体位、意识状态、呼吸状况（停止或衰竭），皮肤粘膜颜色。

(2) 应用呼吸机的目的。

(3) 环境温、湿度，空气是否流通，是否整洁、安全。

【准备】

护士：按要求着装→备物→操作。

物品：呼吸器、氧气、听诊器、蒸馏水。

环境：空气清洁，温、湿度适宜。

病人：置仰卧位。

【操作程序】

将功能正常的呼吸机推至床旁→呼吸机接电源及气体系统→湿化瓶内加无菌蒸馏水→根据病情和医嘱选择通气方式→调节各预置参数（呼吸频率、每分钟通气量、潮气量、吸呼时比、呼气压力、呼气末正压、供氧浓度等）→检查呼吸机性能及运转情况→呼吸机与病人气道紧密相连→观察呼吸机运转情况，若病人两侧胸壁运动对称，呼吸音一致，且机器与病人的呼吸同步，则提示呼吸机已进入正常工作→根据病情需要不断调节各参数→整理用物→洗手→记录。

【评价】

(1) 各参数调整适宜、通气有效、病人呼吸及缺氧症状改善。

(2) 与病人家属沟通有效，病人配合操作。

7. 打开气道畅通呼吸道法

【评估】

(1) 病人意识是否存在，颈动脉有无搏动，若无意识，无颈动脉搏动，应立即急救。

(2) 病人有无颈椎外伤。

(3) 病人衣领、腰带是否松解，有无假牙。

【准备】

护士：立即进行抢救。

病人：仰卧位。

【操作程序】

确认病人有心肺功能暂停现象（意识不清，对呼唤无反应，脉搏消失，颈动脉、股动脉摸不到搏动，呼吸停止，看不到胸腹起伏，听不到呼吸音，瞳孔散大）→当病人心肺功能暂停，应立即放下床头助病人仰卧→清除呼吸道分泌物→松开衣领腰带→取下假牙→肩下垫枕→打开气道→根据病人情况、选用以下方法操作：

仰头举颏法　抢救者左手掌根放病人前额处→用力下压使头部后仰→右手食指与中指并拢→放病人下颏骨处→向上抬起下颌，手指不要压迫病人颈前颌下软组织，以免压迫气道，可疑颈椎骨折者不用此法。

仰头抬颈法　抢救者一手放病人前额→向后下压使头部后仰→另一手托住病人颈部向上抬颈（抬颈时动作轻柔，用力过猛可能损伤颈椎），可疑颈椎骨折者不用此法。

仰头拉颌法　抢救者在病人头侧→两肘与病人背部在同一水平上→双手抓住病人两侧下颌角→向上牵拉使下颌向前，同时使头部后仰（头部后仰程度，要求下颌角与耳垂尖连线和地面垂直；颈部外伤者，头部不宜过度后仰，操作中保持病人头不移动；儿童也不要抬颈牵引过度）→两手拇指将下唇下推→使口腔打开。

【评价】

动作正确、病人呼吸道通畅。

注意：

打开气道后，先要判断呼吸是否存在，有呼吸者维持气道通畅，无呼吸者立即人工吹气。

8. 口对口（鼻）吹气法

【评估】

（1）病人有无呼吸及心跳，若无呼吸心跳应立即抢救。

（2）病人呼吸道是否通畅。

【准备】

护士：立即进行抢救。

病人：仰卧位。

【操作程序】

口对口吹气：打开气道→清除口、鼻腔分泌物→使病人张口→左手掌压住病人前额→拇指和食指捏紧病人鼻孔→深吸一口气→张口紧贴病人嘴，把病人的口部完全封住，同时捏紧病人的鼻孔，以防漏气→向病人口内连续吹气，每次吹气时间为1～1.5s，每次吹气量约1 000ml左右→直至胸部升起→停止吹气，放松捏鼻，呼出气体→同时术者抬头转向胸侧观察（吹气后，抢救者立即挪开嘴，抬头转向胸部，观察胸部是否上扩，然后再深吸气，作第二次吹气）→再深吸气→再吹气→反复进行，吹气频率为成人12次/min，儿童15次/min，婴儿20次/min。

口对鼻吹气：打开气道→清除口、鼻腔分泌物→用手上托颌部使病人闭口→深吸气→用力向病人鼻孔吹气→吹气后将病人口张开，以利气体排出→反复进行。

【评价】

动作准确、吹气有效。

注意：

（1）吹气量要合适，如吹气量≤800ml，通气量不足；吹气用力也不可过大，时间不可过快，以免咽部压力过大，使气体进入食道和胃而致胃胀气，若胃严重胀气时，可使横膈抬高，影响肺通气并可在心脏按压后放松时发生呕吐，引起误吸。

（2）吹气时不可按压胸部。

（3）吹气法有效标志为病人胸部起伏，可听到或感到病人呼吸时呼出气流。

（4）人工呼吸时根据病人具体情况选择口对口吹气或口对鼻吹气。

9. 仰卧压胸人工呼吸法

【评估】

（1）病人有无呼吸及心跳，若无心跳应立即抢救。

（2）病人呼吸道是否通畅。

（3）病人衣领腰带是否松解。

【准备】

护士：立即进行抢救（凡遇中毒、电击溺水、中暑和休克等重危病人呼吸停止或呼吸极度浅表时，护士应立即进行抢救，进行人工呼吸）→骑跪病人大腿两侧。

环境：空气流通而新鲜。

病人：仰卧位、头偏一侧。

【操作程序】

人工呼吸前：解开病人领口、腰带，使呼吸不受阻→除去口、鼻内异物和分泌物→取下假牙→将舌拉出。

人工呼吸：两手平放病人胸肋部→拇指向内靠胸骨→身体向前倾→挤压胸部→推送膈肌上移→再放松压力，膈肌复位，推压时不可用力过猛，防肋骨骨折→病人胸廓自然复位→反复进行挤压，频率16～20次/min→观察效果。

【评价】

动作准确、用力适当，人工呼吸有效。

10. 胸外心脏按压法

【评估】

（1）病人是否无呼吸、心跳，若无心跳应立即抢救。

（2）病人的年龄、体型。

（3）抢救条件。

【准备】

护士：紧靠病人胸部右侧→采用跪式或站立在凳上等体位→实施急救。

病人：仰卧于硬板床或地上，软床需背部垫木板。

【操作程序】

定位：护士右手中指与食指并拢→指尖沿右侧肋弓下缘上移→至胸骨下切迹（在两侧肋弓交点处寻找）→中指定位于胸骨下切迹（不含剑突）处→食指紧靠中指→左手掌根紧靠右手食指放病人胸骨上（胸骨体中1/3与下1/3交界处）手掌根部的长轴应与胸骨的长轴平行，不要偏向一侧→右手拿开。

1岁以内的婴儿，其定位为食、中、无名指并拢，放于胸骨上乳头连线下缘处，按压部位在中指与无名指所在部位。

按压：对成人，护士右手掌根重叠放左手背上→双手手指交叉翘起，使手指离开胸壁，避免接触和按压肋骨或肋软骨，而造成肋骨骨折，也不要按压剑突，以免冲击肝脏而引起肝破裂或顶住胃部引起呕吐、误吸等并发症→双肘关节伸直→肩、手臂垂直于病人胸部并用力下压（护士双臂应绷直，双肩在病人胸骨上方正中，垂直向下按压，两肘关节不得打弯和左右摇摆，用臂力和上身重量下压）→下压深度 4～5cm→松手，病人胸骨复位；按压应平稳、有规律、不间断；按压与放松时间大致相等，但放松应充分，放松时掌根不可离开按压部位→反复进行，按压频率为 80～100 次/min，按压与吹气的比例双人为 5:1，单人为 15:2→观察按压效果。

对儿童，护士用一只手掌根定位按压，按压深度 3cm，按压频率同上，按压与吹气比例为 5:1。

对 1 岁以内的婴儿，护士食指翘起，用中指、无名指按压，按压深度 2cm，按压频率至少为 100 次/min，按压与吹气的比例为5:1

【评价】

胸外心脏按压的方法符合要求。

（十二）尸体护理技术

尸体护理法

【评估】

（1）了解诊断（人是否传染病）及死亡原因。

（2）死者面容、体表有无伤口及导管。

（3）死者的民族及宗教信仰。

（4）主要家属的心理状态及合作程度。

【准备】

护士：按要求着装→穿隔离衣、戴好口罩→备物→操作。

物品：治疗盘内备衣裤，尸单、尸体识别卡三张、血管钳、不脱脂棉花适量、剪刀、绷带；有伤口者需备换药敷料、擦洗用物，必要时备隔离衣和手套。

环境：单独病室或屏风遮挡，亲属暂离开病室。

【操作程序】

医生开具死亡诊断书后，填写尸体识别卡三张→将用物携至床旁→劝慰家属暂离病房，家属不在者应尽快通知→撤去治疗用物→将床放平→使尸体仰卧，头下垫一软枕→将死者双臂放于身体两侧→用大单遮盖尸体→处理伤口（有伤口者重新更换清洁敷料，如有引流管应将其拔除后缝合伤口或用蝶形胶布封闭，再用棉垫盖好包扎）→为死者洗脸，闭合双眼→闭合口腔（闭合口腔前如有义齿，应先给予装上，口不能闭紧者，可轻揉下颌或用绷带托住向上在头顶打结固定）→梳理头发→脱去衣裤→依次擦洗上肢、胸、腹、背、臀及下肢，胶布痕迹用松节油擦净→不脱脂棉花填塞口、鼻、耳、阴道、肛门等孔道，棉花勿外露→穿上衣裤→一张尸体识别卡系死者手腕部→撤去大单→尸单斜放平车上→移尸体于平车尸单上→用尸单遮盖尸体头部和脚→两边尸单整齐包好→胸、腰及踝部用绷带固定→第二张尸体识别卡系腰部尸单上→盖大单→平车推送尸体至太平间停尸抽屉内→第三张尸体识别卡放在停尸抽屉上→死者用过的被服等用物需消毒后清洗→洗手。

【评价】

(1) 尸体整洁，外观良好。

(2) 家属对尸体护理表示满意。

（黄剑琴）

二、基础护理技术操作考核评分标准

1. 铺备用床技术操作考核评分标准

单位__________班级__________姓名__________学号__________

项目		总分	技术操作要求	评分等级				实际得分	备注
				A	B	C	D		
仪表		5	仪表端庄、服装整洁	5	4	3	2		
评估		5	检查床、被褥是否符合安全、舒适要求	2	1	0	0		
			注意对同病室病人的解释工作和物品安排	3	2	1	0		
操作前准备		6	备齐用物，放置妥当（按顺序摆放整齐）	4	3	2	1		
			根据需要移开床边桌椅	2	1	0	0		
操作过程	大单	24	翻棉褥（根据需要）	2	1	0	0		
			大单放置正确（正反面、位置等）	4	3	2	1		
			中线正（偏斜 < 3cm 为 B，> 3cm 为 C）	6	5	4	3		
			床头床尾包紧	4	3	2	1		
			床角整齐、美观	3	2	1	0		
			外观平整、紧、美观	5	4	3	2		
	套被套	32	棉被套法正确，内外无皱折	8	6	4	3		
			被头端无虚边（空 > 3cm 为 D）	5	4	3	2		
			被筒对称，中线正	4	3	2	1		
			两侧被筒齐床沿	3	2	1	0		
			被尾整齐	3	2	1	0		
			被头齐床头	3	2	1	0		
			外观平整、美观	6	5	4	3		
	枕套	6	四角充实、中线正、外观美	4	3	2	1		
			枕头开口背门放置	2	1	0	0		
操作后		8	床旁桌椅放回原处，床单位整齐、美观	6	4	2	1		
			洗手	2	0	0	0		
评价		14	操作时间 < 5min，每超过 30s 扣 1 分	9	8	7	6		
			操作动作轻巧、准确、节力、环境整洁	5	4	3	2		
总计		100							

主考教师__________ 考核日期__________

2. 铺麻醉床技术操作考核评分标准

单位________ 班级________ 姓名________ 学号________

项目		总分	技术操作要求	评分等级				实际得分	备注
				A	B	C	D		
仪表		5	仪表端庄、服装整洁	5	4	3	1		
评估		10	了解病人手术部位及麻醉方法	4	3	2	1		
			注意同病室病友心理反应，作好解释	4	3	2	1		
			了解病室环境温度及急救器械设备情况	2	1	0	0		
操作前准备		5	根据需要备齐物品，按顺序摆放于床尾	3	2	1	0		
			移开床旁桌椅（视具体情况）	2	1	0	0		
操作过程	铺单	25	翻棉褥	1	0	0	0		
			大单放置正确（正反面、位置中线正等）	6	5	4	3		
			床头、床尾包紧	4	3	2	1		
			床角美观、整齐	4	3	2	1		
			两块橡胶单、中单铺法正确	6	5	4	3		
			外观平、整、紧、美观	4	3	2	1		
	套被套	25	棉被套法正确，内外无皱折	6	5	4	3		
			被头端无虚边（虚边 > 3cm 为 D）	5	4	3	2		
			棉被距床头适宜，床尾整齐	4	3	2	1		
			棉被放置位置适宜折叠正确开口向门	6	5	4	3		
			外观平整、美观	4	3	2	1		
	套枕套	6	四角充实、中线正、外观美	4	3	2	1		
			枕头放置正确，开口背门	2	1	0	0		
操作后		10	床旁桌放回原处，椅放门对侧床尾	6	5	4	3		
			抢救物品备齐，放置合理	2	1	0	0		
			洗手	2	0	0	0		
评价		14	动作轻巧、准确、节力、物品放置合理	5	4	3	2		
			操作时间 < 8min（每超过 30s 扣 1 分）	9	8	7	6		
总计		100							

主考教师________ 考核日期________

3. 为卧床病人更换被单技术操作考核评分标准

单位________班级________姓名________学号________

项目		总分	技术操作要求	评分等级 A	B	C	D	实际得分	备注
仪表		5	仪表端庄、服装整洁	5	4	3	1		
评估		10	了解病人病情、自理能力、心理状态等	3	2	1	0		
			与病人沟通语言恰当，态度和蔼、真诚	3	2	1	0		
			解释操作方法并倾听病人需要耐心	4	3	2	1		
操作前准备		5	备齐用物，放置合理	3	2	1	1		
			环境安排合理（关门窗、摇平床）	2	1	0	0		
操作过程	安全与舒适	10	翻身时注意病人安全、保暖、体位舒适	4	3	2	1		
			病人身上的治疗措施处理正确	4	3	2	1		
			操作中随时询问病人感受	2	1	0	0		
	换床单	26	松开被尾、移动病人方法正确	4	3	2	1		
			逐层松单、扫床褥方法正确（湿式）	3	2	1	0		
			大单平、整、紧，放置正确（正反面位置）中线正	8	7	6	5		
			床角整齐美观，中单、橡胶单平、整、紧	8	7	6	5		
			污单取出方法及放置合理	3	2	1	0		
	换被套	25	更换方法正确、内外无皱折	4	3	2	1		
			被头端无虚边（虚边>3cm为D）	3	2	1	0		
			被筒对称，两侧齐床沿，中线正	3	2	1	0		
			被尾整齐，外观平整、美观	6	5	4	3		
			关心病人，注意保暖	7	6	5	4		
			取污被套方法正确	2	1	0	0		
	换枕套	5	四角充实、外观美	3	2	1	0		
			枕头放置方法正确、开口背门	2	1	0	0		
操作后		5	整理床单位、桌椅、开窗通风	3	2	1	0		
			污单处理正确、洗手	2	0	0	0		
评价		9	病人舒适，安全。病床整洁、美观	5	4	3	2		
			动作准确、熟练、节力	4	3	2	1		
总计		100							

主考教师________　　考核日期________

注：操作时间一般不超过15min

4. 体温、脉搏、呼吸测量技术操作考核评分标准

单位________班级__________姓名_________学号_________

项目		总分	技术操作要求	评分等级 A	B	C	D	实际得分	备注
仪表		5	仪表端庄、服装整洁，戴口罩	5	4	3	2		
评估		10	了解病人病情、自理合作程度，知识及心理状况	5	4	3	2		
			与病人沟通语言恰当，耐心解释配合指导	5	4	3	2		
操作前		10	洗手	2	0	0	0		
			备齐物品、放置合理	3	2	1	0		
			清点、检查并擦干体温计	5	4	3	2		
操作过程	安全舒适	10	核对并向病人解释	3	2	1	0		
			病人体位舒适、安全，注意保暖	4	3	2	1		
			注意器械检查及使用安全	3	2	1	0		
	测体温	20	体温计放置方法、部位正确（口表、腋表、肛表）	5	4	3	2		
			测量时间正确	3	2	1	0		
			读表正确（手不接触水银端，读10支1min）	10	8	6	4		
			体温计用后放置妥当	2	1	0	0		
	测脉搏	18	测量方法、部位正确	8	7	6	5		
			测量时间正确	3	2	1	0		
			测量结果正确（误差＜4次/min）	7	6	5	4		
	测呼吸	10	测量方法正确	3	2	1	0		
			测量时间正确（测30s）	2	1	0	0		
			测量结果正确（误差＜2次/min）	5	4	3	2		
操作后		7	整理床单位，病人安置妥当	2	1	0	0		
			洗手	2	0	0	0		
			正确处理物品（体温计清点、消毒等）	3	2	1	0		
评价		10	动作轻稳、测量准确	5	4	3	2		
			病人安全、舒适	5	4	3	2		
总分		100							

主考教师__________　　　　　　　　日期__________

5. 血压测量技术操作考核评分标准

单位________班级________姓名________学号________

项目		总分	技术操作要求	评分等级 A	B	C	D	实际得分	备注
仪表		5	仪表端庄，服装整洁	5	4	3	2		
评估		10	了解病情、体位、基础血压及治疗情况	5	4	3	2		
			与病人沟通语言恰当、耐心解释配合指导	5	4	3	2		
操作前准备		6	洗手	2	0	0	0		
			备齐物品，放置合理	2	1	0	0		
			检查血压计	2	0	0	0		
操作过程	安全与舒适	10	环境安静、保暖	3	2	1	0		
			病人体位正确、舒适（坐位或卧位二平位）	7	6	5	4		
	测血压	50	核对后向病人解释	3	2	1	0		
			血压计放置合理	2	1	0	0		
			打开水银开关，汞柱降至“0”	2	1	0	0		
			驱除袖带内气体，皮管不扭曲	4	3	2	1		
			系袖带位置正确	6	5	4	3		
			系袖带平整、松紧适宜	6	5	4	3		
			听诊器位置放置、使用方法正确	3	2	1	0		
			注气平稳	4	3	2	1		
			放气平稳（水银徐徐下落 0.5kPa/s）	5	4	3	2		
			测量结果正确（一次听诊误差 <1kPa >1kPa 为 B，>1.5kPa 为 C）	15	13	11	9		
操作后		12	取下袖带帮助病人整理衣袖	2	1	0	0		
			整理好血压计，放置保管方法正确	3	2	1	0		
			洗手	2	0	0	0		
			记录正确	5	4	3	2		
评价		7	动作准确、节力（操作时间 <10min）	3	2	1	0		
			关心病人	4	3	2	1		
总分		100							

主考教师________　　　　考核日期________

6. 体温单记录绘制技术操作考核评分标准

单位＿＿＿＿＿班级＿＿＿＿＿姓名＿＿＿＿＿学号＿＿＿＿＿

<table>
<tr><th colspan="2" rowspan="2">项　目</th><th rowspan="2">总分</th><th rowspan="2">技术操作要求</th><th colspan="4">评分等级</th><th rowspan="2">实际得分</th><th rowspan="2">备注</th></tr>
<tr><th>A</th><th>B</th><th>C</th><th>D</th></tr>
<tr><td colspan="2">仪　表</td><td>5</td><td>仪表端庄、服装整洁</td><td>5</td><td>4</td><td>3</td><td>0</td><td></td><td></td></tr>
<tr><td colspan="2" rowspan="2">用物准备</td><td rowspan="2">5</td><td>备齐用物（笔、尺等）</td><td>3</td><td>2</td><td>1</td><td>0</td><td></td><td></td></tr>
<tr><td>放置合理、不凌乱</td><td>2</td><td>1</td><td>0</td><td>0</td><td></td><td></td></tr>
<tr><td rowspan="14">操作过程</td><td rowspan="3">楣栏</td><td rowspan="3">15</td><td>姓名、性别……填写正确、整齐、清洁</td><td>5</td><td>4</td><td>3</td><td>2</td><td></td><td></td></tr>
<tr><td>日期填写正确(患病、住院、手术日等)</td><td>5</td><td>4</td><td>3</td><td>2</td><td></td><td></td></tr>
<tr><td>40℃以上格式填写正确、清洁</td><td>5</td><td>4</td><td>3</td><td>2</td><td></td><td></td></tr>
<tr><td rowspan="5">图谱</td><td rowspan="5">40</td><td>体温符号记录正确（笔种类、颜色等）</td><td>10</td><td>8</td><td>6</td><td>4</td><td></td><td></td></tr>
<tr><td>脉搏符号记录正确（笔种类、颜色等）</td><td>10</td><td>8</td><td>6</td><td>4</td><td></td><td></td></tr>
<tr><td>呼吸符号记录正确（笔种类、颜色等）</td><td>5</td><td>4</td><td>3</td><td>2</td><td></td><td></td></tr>
<tr><td>连线正确</td><td>8</td><td>7</td><td>6</td><td>5</td><td></td><td></td></tr>
<tr><td>特殊符号记录正确（短绌脉、降温、体温与脉搏相交等）</td><td>7</td><td>6</td><td>5</td><td>4</td><td></td><td></td></tr>
<tr><td rowspan="6">尾栏</td><td rowspan="6">15</td><td>入量记录及单位正确</td><td>3</td><td>2</td><td>1</td><td>0</td><td></td><td></td></tr>
<tr><td>尿量记录及单位正确</td><td>2</td><td>1</td><td>0</td><td>0</td><td></td><td></td></tr>
<tr><td>大便记录及符号正确</td><td>3</td><td>2</td><td>1</td><td>0</td><td></td><td></td></tr>
<tr><td>血压记录及单位正确</td><td>3</td><td>2</td><td>1</td><td>0</td><td></td><td></td></tr>
<tr><td>体重记录及单位正确</td><td>2</td><td>1</td><td>0</td><td>0</td><td></td><td></td></tr>
<tr><td>其他项目记录正确</td><td>2</td><td>1</td><td>0</td><td>0</td><td></td><td></td></tr>
<tr><td colspan="2" rowspan="3">评　价</td><td rowspan="3">20</td><td>10min 内完成（超过 2min 为 B，超过 5min 为 C）</td><td>7</td><td>8</td><td>5</td><td>4</td><td></td><td></td></tr>
<tr><td>卷面清洁、整齐、无涂改</td><td>8</td><td>6</td><td>4</td><td>2</td><td></td><td></td></tr>
<tr><td>符号大小、连线粗细适中、美观</td><td>5</td><td>4</td><td>3</td><td>2</td><td></td><td></td></tr>
<tr><td colspan="2">总　计</td><td>100</td><td></td><td></td><td></td><td></td><td></td><td></td><td></td></tr>
</table>

主考教师＿＿＿＿＿　　　　　　　　考核日期＿＿＿＿＿

7. 口腔护理技术操作考核评分标准

单位__________班级__________姓名__________学号__________

项目		总分	技术操作要求	评分等级 A	B	C	D	实际得分	备注
仪表		5	仪表端庄、服装整洁,戴口罩	5	4	3	1		
评估		10	了解病情及口腔情况、有无假牙等	4	3	2	1		
			解释护理方法、目的耐心,沟通语言适当	3	2	1	0		
			态度和蔼、认真倾听病人的反应及需要	3	2	1	0		
操作前准备		10	无长指甲、洗手	2	0	0	0		
			根据病情需要准备药液及用物	6	5	4	3		
			用物放置于床旁桌或护理车上	2	1	0	0		
操作过程	安全与舒适	10	环境安排合理	2	1	0	0		
			病人体位舒适(侧卧或头偏向一侧)	4	3	2	1		
			注意安全(查对、棉球湿度合适)	4	3	2	1		
	操作中	51	擦口唇、漱口,评估口腔情况	4	3	2	1		
			颈下铺巾、放置弯盘位置适当	2	1	0	0		
			正确使用压舌板、开口器等	6	4	2	1		
			夹取棉球或纱布方法正确	6	4	3	2		
			棉球湿度适宜	8	6	4	2		
			擦洗顺序、方法正确	10	9	8	7		
			口腔疾患处理正确	5	4	3	2		
			擦洗过程随时询问病人的感受	6	5	4	3		
			帮助病人擦干面部	2	1	0	1		
			操作中不沾污床单及病人衣服	2	1	0	0		
操作后		6	妥善安置病人卧位舒适,整理床单位	2	1	0	0		
			用物处理正确	2	1	0	0		
			洗手	2	0	0	0		
评价		8	动作轻柔、准确、节力	3	2	1	0		
			病人口腔清洁、舒适、无异味	5	4	3	2		
总分		100							

主考教师__________ 考核日期__________

8. 床上洗头技术操作考核评分标准

单位________ 班级________ 姓名________ 学号________

项目		总分	技术操作要求	评分等级				实际得分	备注
				A	B	C	D		
仪表		5	仪表端庄,服装整洁	5	4	3	2		
评估		10	了解病情、生活习惯、自理能力、心理状态	4	3	2	1		
			倾听病人需要和反应认真	3	2	1	0		
			与病人沟通语言恰当,态度真诚	3	2	1	0		
操作前准备		6	洗手	2	0	0	0		
			物品备齐	2	1	0	0		
			物品放置合理	2	1	0	0		
操作过程	安全与舒适	10	环境安排合理(关门窗,必要时调室温)	2	1	0	0		
			病人体位舒适、安全、盖眼、塞耳正确	4	3	2	1		
			洗头装置放置正确	4	3	2	1		
	洗发	41	洗头方法合理	10	8	6	4		
			头发清洗彻底	15	13	10	8		
			水温适宜	8	6	4	2		
			注意观察病情	4	3	2	1		
			洗发中随时询问病人感受	4	3	2	1		
	干发	8	洗毕擦净面部	2	1	0	0		
			梳理、吹干头发	6	5	4	3		
操作后		8	助病人取舒适卧位	2	1	0	0		
			整理床单位	2	1	0	0		
			洗手	2	0	0	0		
			清理用物正确	2	1	0	0		
评价		12	动作轻稳、准确、安全、节力	4	3	2	1		
			床单位整洁,病人清洁、舒适	4	3	2	1		
			关心病人,观察病人病情及时	4	3	2	1		
总分		100							

主考教师________　　　　考核日期________

注:操作时间一般在30min以内

9. 床上擦浴技术操作考核评分标准

单位________班级________姓名________学号________

<table>
<tr><td rowspan="2" colspan="2">项目</td><td rowspan="2">总分</td><td rowspan="2">技术操作要求</td><td colspan="4">评分等级</td><td rowspan="2">实际得分</td><td rowspan="2">备注</td></tr>
<tr><td>A</td><td>B</td><td>C</td><td>D</td></tr>
<tr><td colspan="2">仪表</td><td>5</td><td>仪表端庄、服装整洁、戴口罩</td><td>5</td><td>4</td><td>3</td><td>1</td><td></td><td></td></tr>
<tr><td colspan="2">评估</td><td>10</td><td>了解病情、自理程度、生活卫生习惯、心理状态
倾听病人需要和反应认真
与病人沟通语言恰当,态度真诚</td><td>3
3
4</td><td>2
2
3</td><td>1
1
2</td><td>0
0
1</td><td></td><td></td></tr>
<tr><td colspan="2">操作前</td><td>5</td><td>按需要备齐用物、放置合理
洗手</td><td>3
2</td><td>2
0</td><td>1
0</td><td>0
0</td><td></td><td></td></tr>
<tr><td rowspan="2">操作过程</td><td>安全与舒适</td><td>10</td><td>环境安排合理(关门窗、围屏风、调室温等)
注意病人体位的舒适与安全
解释清楚,注意病人自尊的心理需要</td><td>3
4
3</td><td>2
3
2</td><td>1
2
1</td><td>0
1
0</td><td></td><td></td></tr>
<tr><td>操作中</td><td>54</td><td>水温适宜、适时换水
擦洗顺序正确、部位无遗漏(面部、耳、颈、上肢、手、胸、背、会阴、下肢、足)
擦洗手法正确,注意皮肤皱折处清洁
防压疮,按摩手法正确
不弄湿床单,注意保暖,不过度暴露病人
穿、脱衣裤方法正确
协助病人剪指甲、梳头
操作中随时询问病人感受</td><td>8
16
6
6
10
4
2
2</td><td>6
14
5
5
8
3
1
1</td><td>4
12
4
4
6
2
0
0</td><td>2
10
3
3
4
1
0
0</td><td></td><td></td></tr>
<tr><td colspan="2">操作后</td><td>6</td><td>帮助病人整理床单位
洗手
用物处理正确</td><td>2
2
2</td><td>1
0
1</td><td>0
0
0</td><td>0
0
0</td><td></td><td></td></tr>
<tr><td colspan="2">评价</td><td>10</td><td>动作轻巧、准确、节力
关心病人,观察病情及时
床单位整洁,病人清洁、舒适、安全</td><td>3
2
5</td><td>2
1
4</td><td>1
0
3</td><td>0
0
2</td><td></td><td></td></tr>
<tr><td colspan="2">总分</td><td>100</td><td></td><td></td><td></td><td></td><td></td><td></td><td></td></tr>
</table>

主考教师________　　　　考核日期________

注:操作时间一般在30min以内,以免引起病人疲劳

10. 晨、晚间护理技术操作考核评分标准

单位＿＿＿＿＿班级＿＿＿＿＿姓名＿＿＿＿＿学号＿＿＿＿＿

项目		总分	技术操作要求	评分等级				实际得分	备注
				A	B	C	D		
仪表		5	仪表端庄、服装整洁，戴口罩	5	4	3	1		
评估		10	了解病情、自理能力、生活习惯、心理状态	4	3	2	1		
			倾听病人需要和反应认真	3	2	1	0		
			与病人沟通语言恰当，态度和蔼	3	2	1	0		
操作前准备		5	按需要备齐用物、放置合理	3	2	1	0		
			洗手	2	0	0	0		
操作过程	安全与舒适	10	环境安排合理	4	3	2	1		
			注意病人体位舒适与安全	6	5	4	3		
	晨间护理	47	按自理程度协助病人排便方式正确	3	2	1	0		
			准备热水、水温适宜	2	1	0	0		
			按自理程度帮助病人清洁口腔	2	1	0	0		
			按自理程度帮助洗脸、手，梳头方法正确	6	5	4	3		
			背部按摩叩背方法正确	10	8	6	4		
			扫床方法正确(湿式，每人一刷套)	6	5	4	3		
			床单平整、紧、清洁	6	4	2	1		
			棉被内、外无皱折，整齐美观	6	4	2	1		
			注意保暖，不弄湿、污床单与枕套	6	4	2	1		
	晚间护理	6	按自理程度帮助作好口腔、面部、会阴、足的清洁	4	3	2	1		
			整理床铺、调整室内空气	2	1	0	1		
操作后		8	整理床单位，使病人清洁、舒适	2	1	0	0		
			病室通风、换气，无对流风	2	1	0	0		
			用物处理正确	2	1	0	0		
			洗手	2	0	0	0		
评价		9	病人清洁、舒适、病室整洁	3	2	1	0		
			操作中关心病人，随时听取病人的反应，给予帮助	4	3	2	1		
			操作动作轻巧、准确、节力	2	1	0	0		
总分		100							

主考教师＿＿＿＿＿　　　　考核日期＿＿＿＿＿

11. 预防背部压疮护理技术操作考核评分标准

单位________ 班级________ 姓名________ 学号________

项目		总分	技术操作要求	评分等级 A	B	C	D	实际得分	备注
仪表		5	仪表端庄、服装整洁,戴口罩	5	4	3	1		
评估		10	了解病情,检查、判断局部受压程度准确	4	3	2	1		
			了解病人知识水平及其需要	3	2	1	0		
			解释预防压疮的重要性及方法,沟通适当	3	2	1	0		
操作前准备		5	按需要备齐用物、放置合理	3	2	1	0		
			洗手	2	0	0	0		
操作过程	安全与舒适	10	环境安排合理	2	1	0	0		
			注意安全,防损伤(烫伤、擦伤)	6	5	4	3		
			病人体位正确、舒适,注意保暖	4	3	2	1		
	翻身法	20	翻身方法正确,两手臂着力点正确	6	5	4	3		
			病人体位稳定,支撑合理	4	3	2	1		
			用力得当,动作稳,不拖、不拉病人	8	6	4	2		
			各种治疗措施安置妥当(导管、石膏、牵引等)	2	1	0	0		
	擦洗法	5	水温适宜	2	1	0	0		
			擦洗方法正确	3	2	1	0		
	按摩法	20	全背或局部按摩手法正确	14	12	10	8		
			时间适当(小于 2min 为 D)	6	4	2	1		
	防护垫使用法	4	防护垫使用、放置,方法、部位正确	4	3	2	1		
	整理	4	卧床病人床铺整洁、干燥、无皱折	2	1	0	0		
			衣服整理平整、卧位舒适	2	1	0	0		
	记录	5	翻身与护理记录及时、正确	5	4	3	2		
操作后		4	整理用物、用物处理正确	2	1	0	0		
			洗手	2	0	0	0		
评价		8	病人舒适,身体位置稳定、省力	4	3	2	1		
			动作轻稳、准确节力	4	3	2	1		
总分		100							

主考教师________ 考核日期________

12. 帮助病人床上移动技术操作考核评分标准

单位________班级________姓名________学号________

<table>
<tr><th colspan="2" rowspan="2">项　目</th><th rowspan="2">总分</th><th rowspan="2">技术操作要求</th><th colspan="4">评分等级</th><th rowspan="2">实际得分</th><th rowspan="2">备注</th></tr>
<tr><th>A</th><th>B</th><th>C</th><th>D</th></tr>
<tr><td colspan="2">仪　表</td><td>5</td><td>仪表端庄、服装整洁</td><td>5</td><td>4</td><td>3</td><td>2</td><td></td><td></td></tr>
<tr><td colspan="2" rowspan="3">评　估</td><td rowspan="3">10</td><td>了解病情，活动能力，心理状态</td><td>3</td><td>2</td><td>1</td><td>0</td><td></td><td></td></tr>
<tr><td>检查皮肤状况及各种治疗措施</td><td>3</td><td>2</td><td>1</td><td>0</td><td></td><td></td></tr>
<tr><td>与病人沟通语言、内容恰当，态度真诚</td><td>4</td><td>3</td><td>2</td><td>1</td><td></td><td></td></tr>
<tr><td colspan="2" rowspan="2">操作前准备</td><td rowspan="2">5</td><td>备齐物品，放置合理</td><td>3</td><td>2</td><td>1</td><td>0</td><td></td><td></td></tr>
<tr><td>环境安排合理(关门窗，放平床)</td><td>2</td><td>1</td><td>0</td><td>0</td><td></td><td></td></tr>
<tr><td rowspan="15">操作过程</td><td rowspan="3">安全与舒适</td><td rowspan="3">10</td><td>翻身(移向床头)注意病人保暖、安全</td><td>3</td><td>2</td><td>1</td><td>0</td><td></td><td></td></tr>
<tr><td>翻身(移向床头)后病人身体扶托正确</td><td>4</td><td>3</td><td>2</td><td>1</td><td></td><td></td></tr>
<tr><td>病人身上的治疗措施处理正确</td><td>3</td><td>2</td><td>1</td><td>0</td><td></td><td></td></tr>
<tr><td rowspan="6">翻身侧卧</td><td rowspan="6">38</td><td>病人仰卧，双手置腹前姿势正确</td><td>2</td><td>1</td><td>0</td><td>0</td><td></td><td></td></tr>
<tr><td>双腿屈膝(远侧腿放近侧腿上)</td><td>5</td><td>4</td><td>3</td><td>2</td><td></td><td></td></tr>
<tr><td>两手扶病人肩、膝(髋)部位正确</td><td>7</td><td>6</td><td>5</td><td>4</td><td></td><td></td></tr>
<tr><td>翻转侧卧姿势正确</td><td>7</td><td>6</td><td>5</td><td>4</td><td></td><td></td></tr>
<tr><td>翻身后背、膝下、胸前垫软枕</td><td>7</td><td>6</td><td>5</td><td>4</td><td></td><td></td></tr>
<tr><td>操作中用力适当，不拖拉</td><td>10</td><td>8</td><td>6</td><td>4</td><td></td><td></td></tr>
<tr><td rowspan="6">移向床头</td><td rowspan="6">17</td><td>枕横立床头</td><td>2</td><td>1</td><td>0</td><td>0</td><td></td><td></td></tr>
<tr><td>助病人仰卧屈膝(平卧)</td><td>2</td><td>1</td><td>0</td><td>0</td><td></td><td></td></tr>
<tr><td>一手扶肩下，一手托臀下位置正确</td><td>3</td><td>2</td><td>1</td><td>0</td><td></td><td></td></tr>
<tr><td>两臂抬起移向床头不拖位</td><td>5</td><td>4</td><td>3</td><td>2</td><td></td><td></td></tr>
<tr><td>指导病人配合及时、准确</td><td>4</td><td>3</td><td>2</td><td>1</td><td></td><td></td></tr>
<tr><td>枕头归原位</td><td>1</td><td>0</td><td>0</td><td>0</td><td></td><td></td></tr>
<tr><td colspan="2">操作后</td><td>5</td><td>整理床单位及支架</td><td>5</td><td>4</td><td>3</td><td>2</td><td></td><td></td></tr>
<tr><td colspan="2" rowspan="2">评　价</td><td rowspan="2">10</td><td>动作准确、熟练，用力适当</td><td>5</td><td>4</td><td>3</td><td>2</td><td></td><td></td></tr>
<tr><td>病人感觉舒适、安全</td><td>5</td><td>4</td><td>3</td><td>2</td><td></td><td></td></tr>
<tr><td colspan="2">总　计</td><td>100</td><td></td><td></td><td></td><td></td><td></td><td></td><td></td></tr>
</table>

主考教师________　　　　　　　　考核日期________

13. 帮助病人平车移动技术操作考核评分标准

单位________班级________姓名________学号________

<table>
<tr><th rowspan="2" colspan="2">项　目</th><th rowspan="2">总分</th><th rowspan="2">技术操作要求</th><th colspan="4">评分等级</th><th rowspan="2">实际得分</th><th rowspan="2">备注</th></tr>
<tr><th>A</th><th>B</th><th>C</th><th>D</th></tr>
<tr><td colspan="2">仪　表</td><td>5</td><td>仪表端庄、服装整洁</td><td>5</td><td>4</td><td>3</td><td>2</td><td></td><td></td></tr>
<tr><td colspan="2" rowspan="3">评　估</td><td rowspan="3">10</td><td>了解病情、体重、活动能力、心理状态</td><td>3</td><td>2</td><td>1</td><td>0</td><td></td><td></td></tr>
<tr><td>根据病人资料选择移动方式恰当</td><td>3</td><td>2</td><td>1</td><td>0</td><td></td><td></td></tr>
<tr><td>与病人沟通语言、内容恰当，态度真诚</td><td>4</td><td>3</td><td>2</td><td>1</td><td></td><td></td></tr>
<tr><td colspan="2" rowspan="2">操作前准备</td><td rowspan="2">5</td><td>备齐物品，放置合理（检查平车）</td><td>2</td><td>1</td><td>0</td><td>0</td><td></td><td></td></tr>
<tr><td>环境安排合理（移开桌、椅）</td><td>3</td><td>2</td><td>1</td><td>0</td><td></td><td></td></tr>
<tr><td rowspan="16">操作过程</td><td rowspan="3">安全与舒适</td><td rowspan="3">10</td><td>移动时注意病人安全、保暖</td><td>4</td><td>3</td><td>2</td><td>1</td><td></td><td></td></tr>
<tr><td>病人身上治疗措施处理正确</td><td>3</td><td>2</td><td>1</td><td>0</td><td></td><td></td></tr>
<tr><td>推车移动平稳</td><td>3</td><td>2</td><td>1</td><td>0</td><td></td><td></td></tr>
<tr><td rowspan="6">平车挪动</td><td rowspan="6">27</td><td>向病人解释后协助穿衣</td><td>2</td><td>1</td><td>0</td><td>0</td><td></td><td></td></tr>
<tr><td>平车紧靠床边</td><td>2</td><td>1</td><td>0</td><td>0</td><td></td><td></td></tr>
<tr><td>护士站立位置正确（抵住平车）</td><td>5</td><td>4</td><td>3</td><td>2</td><td></td><td></td></tr>
<tr><td>助病人身体挪动姿势、顺序正确</td><td>13</td><td>10</td><td>8</td><td>6</td><td></td><td></td></tr>
<tr><td>病人卧于平车中央（床），盖被</td><td>2</td><td>1</td><td>0</td><td>0</td><td></td><td></td></tr>
<tr><td>推车方法正确、安全</td><td>3</td><td>2</td><td>1</td><td>0</td><td></td><td></td></tr>
<tr><td rowspan="7">平车一人移动</td><td rowspan="7">33</td><td>向病人解释后协助穿衣</td><td>3</td><td>2</td><td>1</td><td>0</td><td></td><td></td></tr>
<tr><td>平车大轮端接床尾放置（100～130°角）</td><td>6</td><td>5</td><td>4</td><td>3</td><td></td><td></td></tr>
<tr><td>护士站病床旁钝角内</td><td>6</td><td>5</td><td>4</td><td>3</td><td></td><td></td></tr>
<tr><td>两手分别伸入病人腋、股下</td><td>6</td><td>5</td><td>4</td><td>3</td><td></td><td></td></tr>
<tr><td>抱起病人移至平车中央（床中央）</td><td>4</td><td>3</td><td>2</td><td>1</td><td></td><td></td></tr>
<tr><td>盖被推车移动平稳安全</td><td>5</td><td>4</td><td>3</td><td>2</td><td></td><td></td></tr>
<tr><td>关心病人，随时观察病情</td><td>3</td><td>2</td><td>1</td><td>0</td><td></td><td></td></tr>
<tr><td colspan="2" rowspan="2">操作后</td><td rowspan="2">5</td><td>整理好病床单位及物品</td><td>2</td><td>1</td><td>0</td><td>0</td><td></td><td></td></tr>
<tr><td>安置妥病人体位</td><td>3</td><td>2</td><td>1</td><td>0</td><td></td><td></td></tr>
<tr><td colspan="2" rowspan="2">评　价</td><td rowspan="2">5</td><td>移动方法正确、安全、节力</td><td>3</td><td>2</td><td>1</td><td>0</td><td></td><td></td></tr>
<tr><td>病人安全、舒适</td><td>2</td><td>1</td><td>0</td><td>0</td><td></td><td></td></tr>
<tr><td colspan="2">总　计</td><td>100</td><td></td><td></td><td></td><td></td><td></td><td></td><td></td></tr>
</table>

主考教师________　　　　　　　　考核日期________

14. 无菌技术操作考核评分标准

单位________班级________姓名________学号________

项目		总分	技术操作要求	A	B	C	D	实际得分	备注
				评分等级					
仪表		5	仪表端庄、服装整洁,戴口罩	5	4	3	1		
评估		4	无菌操作的环境、物品符合无菌操作原则	4	3	2	2		
操作前准备		5	环境清洁、宽阔	1	0	0	0		
			备齐用物,放置合理,符合节力及无菌操作要求	2	1	0	0		
			无长指甲、洗手	2	0	0	0		
操作过程	无菌钳使用	10	持钳(镊)方法正确	3	2	1	0		
			使用(取、放、用)方法正确,无污染	7	5	3	2		
	无菌包使用	14	查物品名称、灭菌日期及标记	2	1	0	0		
			开包方法正确,揭外、左、右、内角	3	2	1	0		
			取用物品不跨越无菌区	6	4	2	1		
			用毕按原折痕包内、右、左、外角,不污染	2	1	0	0		
			注明开包时间	1	0	0	0		
	无菌容器使用	12	容器开盖方法正确、无污染	2	1	0	0		
			取、放物品时方法正确,不跨越无菌区	4	3	2	1		
			取、放物品不触及无菌容器边缘	3	2	1	0		
			物品取出后未使用,不可再放回	1	0	0	0		
			容器盖子用毕即盖严,方法正确,无污染	2	1	0	0		
	无菌溶液使用	10	核对瓶签,检查药液质量(讲明内容)	2	1	0	0		
			开瓶盖方法正确,不污染	2	1	0	0		
			倒液方法正确(瓶签向上),不污染	4	3	2	1		
			盖瓶口方法正确,不污染	2	1	0	0		
	铺无菌盘	18	治疗盘清洁、干燥	1	0	0	0		
			取、用、铺治疗巾方法正确,不污染	8	6	4	2		
			扇形折叠无菌面向上,不污染	4	3	2	1		
			无菌物品放置合理、不跨越无菌区	3	2	1	0		
			边缘折叠整齐,不污染	2	1	0	0		
	无菌手套使用法	16	取下手表,查手套号码及灭菌日期	2	1	0	0		
			取、用滑石粉方法正确、不污染	2	1	0	0		
			取、戴手套方法正确、不污染	10	8	6	4		
			脱手套方法正确,用后处理正确	2	2	1	0		
评价		6	动作准确　熟练、节力	2	1	0	0		
			无菌观念强、操作过程无污染	4	3	2	1		
总分		100							

主考教师__________　　　　考核日期________

15. 穿、脱隔离衣技术操作考核评分标准

单位________班级________姓名________学号________

项目		总分	技术操作要求	评分等级				实际得分	备注
				A	B	C	D		
仪表		5	仪表端庄、服装整洁，戴口罩	5	4	3	1		
评估		5	需隔离的环境条件及物品	3	2	1	0		
			病人病情，需隔离的种类	2	1	0	0		
操作前准备		10	洗手、取下手表	4	3	2	1		
			卷衣袖至肘上	4	3	2	1		
			检查隔离衣	2	1	0	0		
操作过程	穿	43	拿取隔离衣方法正确	4	3	2	1		
			穿衣袖方法正确，不污染	10	8	6	4		
			系领口不污染	8	7	6	5		
			扎袖口方法正确，不污染	10	8	6	4		
			后襟对齐折叠方法正确，不污染	5	4	3	2		
			腰结扣方法正确，不污染工作服	6	5	4	3		
	脱	30	解腰带、衣扣方法正确	3	2	1	0		
			解袖口、塞袖方法正确，不污染	6	5	4	3		
			刷手方法正确(范围、方法、时间)	5	4	3	2		
			解衣领方法正确	2	1	0	0		
			脱袖方法正确，不污染	6	5	4	3		
			双手退出脱衣方法正确	4	3	2	1		
			挂衣方法正确	4	3	2	1		
评价		7	动作轻巧、准确、无污染	2	1	0	0		
			穿脱时间不超 5min，(包括刷手时间 2min)	5	4	3	2		
总分		100							

主考教师________　　　　考核日期________

16. 鼻饲技术操作考核评分标准

单位________班级________姓名________学号________

项目		总分	技术操作要求	评分等级 A	B	C	D	实际得分	备注
仪表		5	仪表端庄、服装整洁,戴口罩	5	4	3	1		
评估		10	了解病人病情、意识状态及合作程度	3	2	1	0		
			倾听病人的需要和反应	3	2	1	0		
			解释鼻饲的方法及配合指导,语言适当	4	3	2	1		
操作前准备		5	按需要备齐用物、食品放置合理	3	4	3	2		
			洗手	2	0	0	0		
操作过程	安全与舒适	10	环境安排合理	2	1	0	0		
			病人体位正确、舒适	3	2	1	0		
			注意安全(查对、插管、喂食过程)	5	4	3	2		
	插胃管	28	颌下铺巾	2	0	0	0		
			清洁并检查鼻腔	2	0	0	0		
			滑润胃管并检查是否通畅	2	1	0	0		
			插管方法正确,深度适宜(清醒者、昏迷者)	10	7	6	5		
			正确处理插管中出现的情况(恶心、咳嗽等)	5	4	3	2		
			判断胃管的位置方法正确	5	4	3	2		
			胃管固定牢固、美观	2	1	0	0		
	鼻饲	27	喂食步骤正确、速度适宜(先抬高病人头胸部后抽试,再冲水、灌食)	15	12	10	8		
			食量、温度适宜	5	4	3	2		
			操作中注意观察病人反应、正确处理	3	2	1	0		
			喂毕,正确处理管端(管末端反折,纱布包好夹紧)	4	3	2	1		
	拔管	4	拔管方法正确(先夹管再拔出)	4	3	2	1		
操作后		6	妥善安置病人、整理床单位	2	1	0	0		
			洗手	2	0	0	0		
			用物处理正确并记录	2	1	0	0		
评价		5	病人舒适,无不良反应	2	1	0	0		
			步骤正确,动作轻、稳、节力	3	2	1	0		
总分		100							

主考教师________　　考核日期________

注:时间一般不超过 15min

17. 大量不保留灌肠技术操作考核评分标准

单位________班级________姓名________学号________

项目		总分	技术操作要求	评分等级A	B	C	D	实际得分	备注
仪表		5	仪表端庄,服装整洁,戴口罩	5	4	3	2		
评估		10	了解病情及肛门部皮肤粘膜状况	3	2	1	0		
			了解灌肠目的,病人自理、合作程度	3	2	1	0		
			解释操作方法及配合指导语言、内容适当	4	3	2	1		
操作前准备		6	备齐用物,放置合理	2	1	0	0		
			洗手	2	0	0	0		
			灌肠液配制正确(浓度、量、温度)	2	1	0	0		
操作过程	安全与舒适	10	环境安排合理(关门窗,围屏风)	3	2	1	0		
			认真核对,注意病人安全	3	2	1	0		
			病人体位正确、舒适,注意保暖	4	3	2	1		
	灌肠	54	再次核对后,臀下铺巾	2	1	0	0		
			灌肠筒高度适宜(40~60cm)	6	5	4	3		
			肛管润滑充分	2	1	0	0		
			排气方法正确,溶液不沾湿床单地面	4	3	2	1		
			插管动作轻,手法正确	8	6	4	2		
			肛管插入深度适宜	6	5	4	3		
			固定肛管不脱出,不漏液	2	1	0	0		
			观察液体流入情况,流入不畅时,处理正确	5	4	3	2		
			随时了解病人耐受情况并正确指导	5	4	3	2		
			拔管方法正确(夹管无回流、滴液)	6	5	4	3		
			拔出肛管放置妥当	4	3	2	1		
			向病人交待事项正确(保留时间、排便等)	4	3	2	1		
操作后		8	妥善安置病人及床单位	2	1	0	0		
			用物处理正确	2	1	0	0		
			洗手	2	0	0	0		
			正确记录(排便次数、量、性状、病人反应)	2	1	0	0		
评价		7	动作轻巧、准确、安全	4	3	2	1		
			病人感觉良好	3	2	1	0		
总分		100							

主考教师________　　　　考核日期________

注:时间一般不超过 15min

18. 肛管排气技术操作考核评分标准

单位________班级________姓名________学号________

项目		总分	技术操作要求	评分等级 A	B	C	D	实际得分	备注
仪表		5	仪表端庄、服装整洁、戴口罩	5	4	3	2		
评估		10	了解病人病情、肠胀气的程度,肛门、皮肤状况	3	2	1	0		
			了解病人自理、合作程度	3	2	1	0		
			解释操作方法及配合指导语言、内容适当	4	3	2	1		
操作前准备		5	洗手	2	0	0	0		
			备齐用物,放置合理	3	2	1	0		
操作过程	安全与舒适	10	环境安排合理(关门窗,围屏风)	4	3	2	1		
			病人体位正确、舒适,注意保暖、安全	6	5	4	3		
	肛管排气	59	核对	2	0	0	0		
			玻璃瓶系床边	2	1	0	0		
			橡胶管插入玻璃瓶液面下	4	3	2	1		
			橡胶管与肛管相接正确	2	1	0	0		
			肛管润滑充分	4	3	2	1		
			插管动作轻柔,手法正确	8	6	4	2		
			肛管插入深度适宜(15~18cm)	10	8	6	4		
			固定肛管方法正确	4	3	2	1		
			观察排气情况	4	3	2	1		
			肛管保留时间正确(20min)	6	4	2	0		
			对排气不畅处理方法正确	7	5	3	1		
			拔管方法正确,肛管放置妥当	6	5	4	3		
操作后		6	妥善安置病人及床单位	2	1	0	0		
			用物处理正确	2	1	0	0		
			洗手	2	0	0	0		
评价		5	动作轻柔、准确、规范	2	1	0	0		
			病人感觉良好	3	2	1	0		
总分		100							

主考教师________　　　　考核日期________

19. 女病人导尿技术操作考核评分标准

单位________班级________姓名________学号________

项目		总分	技术操作要求	评分等级				实际得分	备注
				A	B	C	D		
仪表		5	仪表端庄、服装整洁,戴口罩	5	4	3	2		
评估		10	了解病情、膀胱充盈度,会阴部皮肤、粘膜状况	4	3	2	1		
			了解病人自理、合作程度,耐受力及心理反应	3	2	1	0		
			解释导尿目的、方法及配合语言内容适当	3	2	1	0		
操作前		4	无长指甲、洗手	2	0	0	0		
			备齐用物,放置合理	2	1	0	0		
操作过程	安全与舒适	10	环境安排合理(关门窗,围屏风)	2	1	0	0		
			认真核对,注意病人安全及心理反应	4	3	2	1		
			病人体位正确、舒适,注意保暖	4	3	2	1		
	导尿	61	术者体位正确,符合力学原理	2	1	0	0		
			核对解释后臀下铺巾(垫)	1	0	0	0		
			协助病人清洁会阴方法正确并初步消毒	4	3	2	1		
			再清洁手	1	0	0	0		
			打开导尿包不污染,放置合理	5	4	3	2		
			使用无菌钳,物品不污染	6	4	2	1		
			戴无菌手套方法正确、不污染	8	6	4	2		
			铺孔巾方法正确,不污染	9	7	5	3		
			滑润导尿管不污染	2	1	0	0		
			消毒阴唇、尿道口方法正确(一手分开固定一手消毒)	10	8	6	4		
			更换血管钳后插管方法正确不污染	8	6	4	2		
			插管深度正确并观察尿液引流情况	3	2	1	0		
			拔管方法正确并擦净外阴	2	1	0	0		
操作后		6	协助病人整理衣裤、床铺,取舒适卧位	2	1	0	0		
			用物处理恰当后记录	2	1	0	0		
			洗手	2	0	0	0		
评价		4	动作准确、步骤正确,无菌观念强	2	1	0	0		
			病人感觉良好	2	1	0	0		
总分		100							

主考教师________　　　　考核日期________

注:1. 时间一般不超过 20min

2. 尿管插入阴道或严重污染为不及格

20. 男病人导尿技术操作考核评分标准

单位________班级________姓名________学号________

项目		总分	技术操作要求	评分等级				实际得分	备注
				A	B	C	D		
仪表		5	仪表端庄、服装整洁,戴口罩	5	4	3	2		
评估		10	了解病情、膀胱充盈度、会阴皮肤粘膜情况	4	3	2	1		
			了解病人自理、合作程度、耐受力及心理反应	3	2	1	0		
			解释导尿目的、方法及配合语言内容适当	3	2	1	0		
操作前		4	无长指甲、洗手	2	0	0	0		
			备齐用物,放置合理	2	1	0	0		
操作过程	安全与舒适	10	环境安排合理(关门窗,围屏风)	2	1	0	0		
			认真核对,注意病人安全及心理反应	4	3	2	1		
			病人体位正确、舒适,注意保暖	4	3	2	1		
	导尿	61	术者体位正确,符合力学原理	2	1	0	0		
			核对解释后臀下铺巾(垫)	1	0	0	0		
			清洁、初步消毒阴茎方法正确	4	3	2	1		
			再清洁双手	2	0	0	0		
			打开导尿包不污染,放置合理	4	3	2	1		
			使用无菌钳和物品不污染	6	4	3	2		
			戴无菌手套方法正确,不污染	8	6	4	2		
			铺孔巾,不污染	9	7	5	3		
			滑润导尿管不污染	2	1	0	0		
			纱布包裹阴茎消毒尿道口方法正确	6	5	4	3		
			提起阴茎与腹壁成60°角	4	3	2	1		
			更换血管钳,插管方法正确	8	7	6	5		
			插管深度正确,观察尿液	3	2	1	0		
			拔管方法正确并擦净外阴	2	1	0	0		
操作后		6	协助病人整理衣裤、床铺,取舒适卧位	2	1	0	0		
			用物处理恰当后记录	2	1	0	0		
			洗手	2	0	0	0		
评价		4	动作准确、步骤正确,无菌观念强	2	1	0	0		
			病人感觉良好	2	1	0	0		
总分		100							

主考教师________　　　　考核日期________

注:1. 时间一般不超过20min

2. 严重污染为不及格

21. 口服给药技术操作考核评分标准

单位________班级________姓名________学号________

项目		总分	技术操作要求	评分等级 A	B	C	D	实际得分	备注
仪表		5	仪表端庄,服装整洁,戴口罩	5	4	3	2		
评估		10	了解病人年龄、病情、自理合作程度	3	2	1	0		
			了解药物性质、服药的方法及注意事项	3	2	1	0		
			向病人解释语言恰当,内容适当	4	3	2	1		
操作前准备		5	洗手	2	0	0	0		
			备齐用物、放置妥当,环境整洁、明亮	3	2	1	0		
操作过程	安全与舒适	12	核对医嘱及药物仔细、认真	4	3	2	1		
			取药、摆药、发物核对仔细	4	3	2	1		
			助病人服药体位舒适、安全	4	3	2	1		
	摆药	26	取药前检查药物质量,查对瓶签、药卡	6	5	4	2		
			取片剂剂量、方法正确	7	6	5	4		
			取水剂剂量、方法正确	7	6	5	4		
			摆药过程严格执行三查七对	6	6	4	2		
	发药	25	发药前再次核对(三查七对)	5	4	3	2		
			发药过程严格查对	4	6	4	3		
			帮助服药方法正确,(老人、小儿、病重者、鼻饲者、不能自理者)	10	8	6	5		
			因故暂不能服药者作好交接班	2	1	0	0		
			了解所发药物服用方法,对病人指导正确	4	3	2	1		
操作后		6	收回药杯,清洁消毒方法正确	2	1	0	0		
			整理用物并清洁药盘	2	1	0	0		
			洗手	2	0	0	0		
评价		11	动作轻稳、准确、节力	3	2	1	0		
			无差错,向病人解释耐心、正确	6	5	4	3		
			关心、体贴病人	2	1	0	0		
总分		100							

主考教师________　　　　考核日期________

22. 超声雾化吸入技术操作考核评分标准

单位________ 班级________ 姓名________ 学号________

项目		总分	技术操作要求	评分等级				实际得分	备注
				A	B	C	D		
仪表		5	仪表端庄、服装整洁,戴口罩	5	4	3	2		
评估		10	了解病人病情、知识水平、合作程度	4	3	2	1		
			解释操作的方法及配合指导	3	2	1	0		
			与病人沟通语言恰当,认真倾听其需要	3	2	1	0		
操作前准备		7	洗手	2	0	0	0		
			备齐用物、放置妥当	3	2	1	0		
			根据医嘱配制药液准确	2	1	0	0		
操作过程	安全与舒适	10	环境安排合理	2	1	0	0		
			病人体位舒适	3	2	1	0		
			注意安全、认真查对(讲明查对内容)	5	4	3	2		
	雾化过程	48	检查机器各部件,并衔接正确	2	1	0	0		
			水槽内加冷水适量,浸没雾化罐底透声膜	6	5	4	3		
			再次核对,加药液方法正确	6	5	4	3		
			接通电源,正确开启各部开关	4	3	2	1		
			面罩或口含嘴放置部位适当	6	5	4	3		
			调节雾量准确	6	5	4	3		
			指导病人学会用口吸气、鼻呼气	10	8	6	4		
			吸入时间适宜(15~20min)	6	5	4	3		
			停止吸入后,帮助病人擦干面部	2	1	0	0		
操作后		10	帮助病人取舒适卧位,整理床单位	2	1	0	0		
			用物处理正确(清洁消毒方法正确)	6	4	3	2		
			洗手	2	0	0	0		
评价		10	动作轻巧、准确,步骤正确	5	4	3	2		
			病人感觉舒适	5	4	3	2		
总分		100							

主考教师________ 考核日期________

23. 皮内注射技术操作考核评分标准

单位________ 班级________ 姓名________ 学号________

项目		总分	技术操作要求	评分等级 A	B	C	D	实际得分	备注
仪表		5	仪表端庄、服装整洁,戴口罩	5	4	3	2		
评估		10	了解病情,药物过敏史及局部皮肤状况	4	3	2	1		
			与病人沟通语言恰当,态度和蔼	3	2	1	0		
			解释操作方法及配合指导	3	2	1	0		
操作前准备		5	洗手	2	0	0	0		
			备齐用物、放置合理,环境安排合理	3	2	1	0		
操作过程	安全与舒适	10	认真核对、询问过敏史	8	3	2	1		
			病人体位舒适	2	3	2	1		
	抽吸药液	18	配制或检查药液及无菌物品正确	4	2	1	0		
			取用无菌镊、容器正确,不污染	4	4	3	2		
			取用注射器、针头正确,不污染	4	4	3	2		
			抽吸药液方法正确(消毒药瓶、抽吸药液不污染,抽吸后放置正确)	6	7	6	5		
	注射	33	注射部位正确	4	3	2	1		
			消毒方法正确(方法、范围、无菌)	4	3	2	1		
			排气方法正确、不浪费药	4	3	2	1		
			再次核对,绷紧皮肤,持针正确	4	3	2	1		
			进针角度、深度合适	7	6	5	4		
			不抽回血	2	1	0	0		
			注射剂量准确,皮丘符合要求	6	7	6	5		
			拔针后不按揉局部	2	1	0	0		
操作后		14	向病人交待注意事项正确(不远离、不按揉、有不适及时告知)	4	2	2	1		
			用物处置妥当	2	1	0	0		
			准确观察反应(时间、结果、判断)	6	5	4	3		
			洗手	2	0	0	0		
评价		5	操作方法正确、皮丘符合要求	3	2	1	0		
			病人无特殊不适	2	1	0	0		
总分									

主考教师________ 考核日期________

注:时间一般不超过 15min

24. 肌内与皮下注射技术操作考核评分标准

单位________班级________姓名________学号________

项目		总分	技术操作要求	评分等级 A	B	C	D	实际得分	备注
仪表		5	仪表端庄、服装整洁,戴口罩	5	4	3	2		
评估		10	了解病情、合作程度、注射部位组织状况	4	3	2	1		
			解释操作方法及配合指导	3	2	1	0		
			与病人沟通语言恰当,态度和蔼	3	2	1	0		
操作前准备		4	备齐用物、放置合理(抽吸药液放无菌盘内)	2	1	0	0		
			无长指甲、洗手	2	0	0	0		
操作过程	安全与舒适	10	环境安排合理	2	1	0	0		
			病人卧位正确、舒适,注意保暖	4	3	2	1		
			注意安全,认真查对(讲明查对内容)	4	3	2	1		
	抽吸药液	25	核对医嘱、注射卡	2	1	0	0		
			检查药物及灭菌物品	2	1	0	0		
			安瓿、药瓶使用正确(锯、消毒、打开方法)	4	3	2	1		
			取用注射器、针头,无污染	4	3	2	1		
			抽药方法正确	7	5	3	2		
			抽吸药液不剩、不漏、不污染,剂量准确	6	5	4	3		
	注射	36	再次核对	4	3	2	1		
			正确选择注射部位、定位准确	8	6	4	3		
			消毒皮肤范围、方法正确	4	3	2	1		
			排气手法正确,不污染和浪费药液	6	4	3	2		
			进针稳、准,角度、深度适宜,方法正确	6	5	4	3		
			注药前抽回血,注药速度适宜	4	3	2	1		
			关心病人,注意观察询问反应	2	1	0	0		
			拔针方法正确	2	1	0	0		
操作后		6	用过物品处理正确	2	1	0	0		
			合理安置病人,整理床单位	2	1	0	0		
			洗手	2	0	0	0		
评价		4	动作准确,节力、操作方法规范	2	1	0	0		
			病人舒适,无不良反应	2	1	0	0		
总分		100							

主考教师________　　考核日期________

25. 静脉注射技术操作考核评分标准

单位__________ 班级__________ 姓名__________ 学号__________

项目		总分	技术操作要求	评分等级 A	B	C	D	实际得分	备注
仪表		5	仪表端庄、服装整洁,戴口罩	5	4	3	2		
评估		10	了解病情及局部皮肤、血管状况	4	3	2	1		
			与病人沟通语言恰当,态度和蔼	3	2	1	0		
			解释操作方法及配合指导	3	2	1	0		
操作前准备		6	无长指甲,洗手	2	0	0	0		
			备齐用物、放置合理	2	1	0	0		
			环境安排合理	2	1	0	0		
操作过程	安全与舒适	8	注意安全,认真核对医嘱、治疗卡	4	3	2	1		
			病人卧位正确、舒适、保暖	4	3	2	1		
	抽药	24	核对并检查药液及无菌物品的内容、方法正确	2	1	0	0		
			取用消毒剂、无菌物品方法正确,不污染	3	2	1	0		
			药瓶(安瓿)处理、消毒方法正确,不污染	2	1	0	0		
			取用注射器针头,不污染	6	5	4	3		
			抽药方式、剂量准确,不剩、漏,不污染	9	7	5	4		
			抽药后放置合理,不污染	2	1	0	0		
	注射	37	再次核对病人及医嘱,选择静脉	2	1	0	0		
			消毒皮肤范围、方法正确	2	1	0	0		
			系止血带部位、方法正确	2	1	0	0		
			排气方法正确,不浪费和污染药液	6	5	4	2		
			穿刺一针见血(退针一次扣2分)	13	11	9	7		
			有回血后及时二松(拳、止血带),固定针头	5	4	3	2		
			注射速度适宜,拔针方法正确	5	4	3	2		
			核对	2	1	0	0		
操作后		6	物品用后处理正确	2	1	0	0		
			安排病人及床单位,注意用药反应	2	1	0	0		
			洗手	2	0	0	0		
评价		4	动作轻巧、准确、节力、操作正规	2	1	0	0		
			病人感觉良好	2	1	0	0		
总分		100							

主考教师__________ 考核日期__________

26. 密闭式静脉输液技术操作考核评分标准

单位＿＿＿＿＿＿班级＿＿＿＿＿＿姓名＿＿＿＿＿＿学号＿＿＿＿＿＿

项目		总分	技术操作要求	评分等级 A	B	C	D	实际得分	备注
仪表		5	仪表端庄、服装整洁，戴口罩	5	4	3	2		
评估		10	了解病情及局部皮肤血管状况，自理合作程度	4	3	2	1		
			了解医嘱、药物作用、性质等	3	2	1	0		
			解释输液方法及配合指导耐心，沟通语言恰当	3	2	1	0		
操作前准备		5	无长指甲，洗手	2	0	0	0		
			备齐用物，放置合理	3	2	1	0		
操作过程	安全与舒适	5	环境安排合理，嘱病人排尿后取舒适体位	3	2	1	0		
			注意安全，认真核对医嘱、输液卡	2	1	0	0		
	准备药液	15	检查输液器、药液	2	1	0	0		
			取用输液器、注射器、针头，不污染	4	3	2	1		
			药瓶(安瓿)处理消毒方法正确，不污染	2	1	0	0		
			抽药、加药剂量准确	5	4	3	2		
			连接输液器方法正确，不污染	2	1	0	0		
	输液	45	再次核对向病人解释	2	1	0	0		
			选择血管方法正确，并尊重病人意愿	3	2	1	0		
			消毒皮肤范围、方法正确	3	2	1	0		
			系止血带部位适当	3	2	1	0		
			一次排气成功，不浪费药液	10	8	6	4		
			液面高度合适	2	1	0	0		
			进针稳准，一针见血(退针一次扣2分)	12	10	8	6		
			穿刺后及时三松(止血带、调节器、拳)	4	3	2	1		
			正确固定针头(牢固、美观)	2	2	1	1		
			合理调节滴速	2	1	0	0		
			向病人交待注意事项	2	1	0	0		
操作后		6	合理安置病人与床单位	2	1	0	0		
			用物处理正确	2	1	0	0		
			洗手	2	1	0	0		
评价		9	步骤正确，动作准确，点滴通畅，无菌观念强	2	1	0	0		
			观察、处理故障及时、正确	3	2	1	0		
			病人感觉良好	2	3	2	1		
			操作时间 < 15min	2	1	0	0		
总分		100							

主考教师＿＿＿＿＿＿　　　　考核日期＿＿＿＿＿＿

注：发生差错或严重污染为不及格

27. 静脉输血技术操作考核评分标准

单位________班级________姓名________学号________

项目		总分	技术操作要求	评分等级 A	B	C	D	实际得分	备注
仪表		5	仪表端庄，服装整洁，戴口罩	5	4	3	2		
评估		10	了解病情、局部皮肤血管情况，自理合作程度	3	2	1	0		
			了解血型、交叉配血结果、血液质量	4	3	2	1		
			与病人沟通语言恰当、内容正确	3	2	1	0		
操作前准备		5	备齐用物，放置合理	3	2	1	0		
			无长指甲，洗手	2	0	0	0		
操作过程	安全与舒适	10	注意安全，做到三查八对	8	6	4	2		
			环境安排合理，助病人的体位舒适	2	1	0	0		
	配血	6	配血单核实清楚，贴试管，一次配一人血	2	1	0	0		
			两人核对，采血标本方法正确，及时送检	4	3	2	1		
	取血	10	两人核对（三查八对），签名	6	4	2	0		
			取回血液质量符合要求	4	3	2	1		
	输血	40	向病人解释、核对	2	1	0	0		
			静脉输等渗盐水程序方法正确	10	8	6	4		
			两人再次核对	4	3	2	1		
			将血液轻轻摇匀方法正确	6	4	2	1		
			消毒贮血袋上橡胶管方法正确	3	2	1	0		
			拔下输液针头插入血瓶导管不污染	5	3	2	1		
			调节滴速、观察反应	3	2	1	0		
			向病人交待注意事项	3	2	1	0		
			输血毕再滴入少量等渗盐水后拔针	4	3	2	1		
操作后		7	助病人取舒适体位，整理床单位	2	1	0	0		
			清理用物，处理正确	3	2	1	0		
			洗手	2	0	0	0		
评价		7	动作准确，步骤正确，点滴通畅，无菌观念强	3	2	1	0		
			观察、处理故障及时、正确	2	1	0	0		
			病人舒适，无不良反应	2	1	0	0		
总分		100							

主考教师________　　　　考核日期________

28. 热湿敷技术操作考核评分标准

单位__________ 班级__________ 姓名__________ 学号__________

项目		总分	技术操作要求	评分等级 A	B	C	D	实际得分	备注
仪表		5	仪表端庄、服装整洁,戴口罩	5	4	3	2		
评估		10	了解病情、意识,局部组织循环、损伤情况	3	2	1	0		
			热疗目的,自理、合作程度、心理反应	3	2	1	0		
			与病人沟通内容正确,语言恰当	4	3	2	1		
操作前准备		5	洗手	2	0	0	0		
			备齐用物,放置合理	3	2	1	0		
操作过程	安全与舒适	10	病人体位舒适、安全	4	3	2	1		
			查对、解释认真,操作过程注意安全	6	5	4	3		
	热敷	58	暴露患处,垫橡胶单、治疗巾	2	1	0	0		
			局部涂凡士林、盖纱布	4	3	2	1		
			敷布放患处,温度、湿度合适	12	10	8	6		
			保持敷布温度	12	10	8	6		
			更换敷布时间、方法适宜	12	10	8	6		
			观察局部反应方法正确(3 ~ 5min内)	6	5	4	3		
			处理局部反应方法正确	6	5	4	3		
			热敷结束取下敷布,擦干局部	4	3	2	1		
操作后		7	助病人取舒适体位,整理床单位	2	1	0	0		
			整理用物,处理正确	3	2	1	0		
			洗手	2	0	0	0		
评价		5	动作轻稳,准确,节力	3	2	1	0		
			病人感觉舒适,无不良反应	2	1	0	0		
总分		100							

主考教师__________ 考核日期__________

29. 冰袋(冰囊)使用技术操作考核评分标准

单位__________ 班级__________ 姓名__________ 学号__________

项目		总分	技术操作要求	评分等级 A	B	C	D	实际得分	备注
仪表		5	仪表端庄、服装整洁	5	4	3	2		
评估		10	了解病情、意识,局部组织循环、损伤情况	3	2	1	0		
			用冷的目的,自理、合作程度,心理反应	3	2	1	0		
			与病人沟通内容正确,语言恰当	4	3	2	1		
操作前准备		5	洗手	2	0	0	0		
			备齐用物,放置合理	3	2	1	0		
操作过程	安全与舒适	10	病人体位舒适、安全	4	3	2	1		
			查对、解释认真,操作中注意安全	6	5	4	3		
	冷敷	53	备好冰块,用水溶去棱角	4	3	2	1		
			装入袋(冰囊)中,冰量适宜	4	3	2	1		
			排出袋(囊)内气体方法正确	6	4	2	1		
			加盖检查是否漏水	7	5	3	1		
			擦干	2	1	0	0		
			套布套	4	0	0	0		
			冰袋(冰囊)放置位置适宜	12	10	8	6		
			观察冷疗反应及时、正确(皮肤、体温等)	6	5	4	3		
			冷敷结束,取下冰袋(冰囊)	4	3	2	1		
			询问病人感受	4	3	2	1		
操作后		12	助病人取舒适体位,整理床单位	2	1	0	0		
			冰袋(冰囊)用后清洁、保存方法正确	6	4	2	0		
			洗手	2	0	0	0		
			记录	2	0	0	0		
评价		5	动作轻稳,准确	2	1	0	0		
			病人感觉舒适,无冻伤等不良反应	3	2	1	0		
总分		100							

主考教师__________ 考核日期__________

30. 酒精拭浴降温技术操作考核评分标准

单位__________ 班级__________ 姓名__________ 学号__________

项目		总分	技术操作要求	评分等级 A	B	C	D	实际得分	备注
仪表		5	仪表端庄,服装整洁	5	4	3	2		
评估		10	了解病情、意识状态、体温数值(39.5℃以上)	4	3	2	1		
			病人对冷刺激耐受程度,自理及合作程度	3	2	1	0		
			与病人沟通语言、内容恰当,态度真诚	3	2	1	0		
操作前准备		5	洗手	2	0	0	0		
			备齐用物,放置妥当	3	2	1	0		
操作过程	安全与舒适	10	环境安排合理(关门窗,围屏风,调节室温)	3	2	1	0		
			病人体位舒适,安全	4	3	2	1		
			注意保护病人隐私	3	2	1	0		
	酒精拭浴	59	核对	2	0	0	0		
			松开盖被不过多暴露	4	3	2	1		
			冰袋放置部位正确	2	1	0	0		
			热水袋放置部位正确	2	1	0	0		
			脱衣方法正确	2	1	0	0		
			身下垫毛巾	2	1	0	0		
			拭浴方法正确(拍拭方法)	8	6	4	2		
			拭浴部位、顺序正确,无遗漏	12	9	7	5		
			酒精温度适宜	3	2	1	0		
			拭浴毕及时擦干皮肤	3	2	1	0		
			注意观察反应	4	3	2	1		
			拭毕穿衣、裤方法正确	2	1	0	0		
			观察体温时间及记录方法正确(30min后测体温)	11	9	7	5		
			撤离热水袋、冰袋时间适宜	2	2	0	0		
操作后		6	助病人取舒适体位,整理床单位	2	1	0	0		
			用物处理正确	3	2	1	0		
			洗手	2	0	0	0		
评价		5	动作轻柔,准确,节力	2	1	0	0		
			病人感觉舒适,体温下降	3	2	1	0		
总分		100							

主考教师__________ 考核日期__________

31. 静脉采集血标本技术操作考核评分标准

单位＿＿＿＿班级＿＿＿＿姓名＿＿＿＿学号＿＿＿＿

项目		总分	技术操作要求	评分等级 A	B	C	D	实际得分	备注
仪表		5	仪表端庄、服装整洁，戴口罩	5	4	3	2		
评估		10	了解病情，观察局部皮肤、血管状况认真	3	2	1	0		
			与病人沟通语言恰当，态度和蔼	3	2	1	0		
			解释采血目的、方法及配合指导正确	4	3	2	1		
操作前准备		5	无长指甲、洗手	2	0	0	0		
			备齐用物(标本容器正确)，放置合理	3	2	1	0		
操作过程	安全与舒适	8	环境安排合理(清洁、舒适、光线明亮)	2	1	0	0		
			注意安全，认真核对医嘱、检验单、病人	4	3	2	1		
			病人卧位舒适、节力、保暖	2	1	0	0		
	采血	62	核对病人、检验项目、容器与标签	4	3	2	0		
			检查无菌物品的内容、方法正确	5	4	3	2		
			取用消毒剂、无菌物品不污染	5	4	3	2		
			取用注射器、针头的方法正确，不污染	5	4	3	2		
			皮肤消毒方法正确	2	1	0	0		
			系止血带部位适宜	2	1	0	0		
			穿刺采血，进针角度、深度适宜	5	4	3	2		
			穿刺一针见血(退针一次扣2分)	10	8	6	4		
			有回血后固定注射器、针头适宜	2	1	0	0		
			采血量正确	6	4	2	0		
			拔针方法正确	2	1	0	0		
			指导病人按压穿刺部位	2	1	0	0		
			血标本注入标本瓶方法正确	10	8	6	4		
			核对	2	0	0	0		
操作后		6	助病人取舒适体位	2	1	0	0		
			物品用后处理正确	2	1	0	0		
			洗手	2	0	0	0		
评价		4	操作准确、采血符合检验要求	2	1	0	0		
			病人感觉无不良反应	2	1	0	0		
总分		100							

主考教师＿＿＿＿　　　　考核日期＿＿＿＿

32.鼻塞(鼻导管)吸氧技术操作考核评分标准

单位________班级________姓名________学号________

项目		总分	技术操作要求	评分等级 A	B	C	D	实际得分	备注
仪表		5	仪表端庄、服装整洁	5	4	3	2		
评估		10	了解病情、意识缺氧程度、鼻腔组织状况	3	2	1	0		
			病人合作程度及心理反应	4	3	2	1		
			与病人沟通语言恰当,态度和蔼	3	2	1	0		
操作前准备		5	洗手	2	0	0	0		
			按需要备齐物品,放置妥当	3	2	1	0		
操作过程	安全与舒适	8	病人体位舒适	2	1	0	0		
			注意安全用氧	6	5	4	3		
	装表	5	先打开总开关,放气,正确安装	3	2	1	0		
			氧气表直立位,不漏气	2	1	0	0		
	吸氧	37	清洁鼻腔,连接鼻塞(鼻导管)并试通畅	3	2	1	0		
			按需要正确调节氧气流量	4	3	2	1		
			插鼻塞(鼻导管)方法正确	5	4	3	2		
			鼻塞(鼻导管)插入深度合适	2	1	0	0		
			导管固定牢固,美观	4	3	2	1		
			记录用氧时间	2	0	0	0		
			操作步骤正确(包括打开开关时操作顺序)	16	12	8	4		
	停止吸氧	20	取下鼻塞(鼻导管)方法正确	2	1	0	0		
			关闭氧气顺序正确	2	1	0	0		
			帮助病人清洁面部	2	0	0	0		
			记录停氧时间	2	0	0	0		
			操作步骤正确(先拔管后关氧气表)	12	8	6	4		
操作后		6	妥善安置病人、床单位	2	1	0	0		
			整理用物,记录	2	1	0	0		
			洗手	2	0	0	0		
评价		4	操作方法正确、熟练	2	1	0	0		
			病人感觉良好	2	1	0	0		
总分		100							

主考教师________　　考核日期________

33. 电动吸引器吸痰技术操作考核评分标准

单位________ 班级________ 姓名________ 学号________

项目		总分	技术操作要求	评分等级 A	B	C	D	实际得分	备注
仪表		5	仪表端庄,服装整洁,戴口罩	5	4	3	2		
评估		10	了解病人病情、意识及呼吸道分泌物情况	4	3	2	1		
			了解病人口腔、鼻腔状况,合作程度,心理反应	3	2	1	0		
			与病人沟通语言恰当,态度和蔼	3	2	1	0		
操作前准备		5	洗手	2	0	0	0		
			按需要备齐物品,放置合理	3	2	1	0		
操作过程	安全与舒适	10	环境安静、舒适	2	1	0	0		
			病人体位舒适	4	3	2	1		
			遵守操作规程,吸引器导管连接正确、安全	4	3	2	1		
	吸痰	55	检查吸引器性能,试吸导管通畅	4	3	2	1		
			插管手法正确(鼻→咽喉或口腔→咽喉)	11	9	7	5		
			吸引方法正确(先插管后吸引,从深部左右旋转、上提吸引)	18	14	10	6		
			吸力大小、时间合适(每次 < 15s)	10	8	6	4		
			注意观察吸痰效果、气道通畅情况	5	4	3	2		
			痰液不易吸出时处理正确	5	4	3	2		
			吸引结束擦净面部	2	1	0	0		
操作后		10	帮助病人取舒适卧位,整理床单位	2	1	0	0		
			洗手	2	0	0	0		
			记录吸痰效果及痰液性状、量	2	1	0	0		
			用物处理适当(导管、贮液瓶等)	4	3	2	1		
评价		5	动作轻巧、准确,吸痰效果好	3	2	1	0		
			病人无特殊不适	2	1	0	0		
总分		100							

主考教师________ 考核日期________

34. 洗胃技术操作考核评分标准

单位________ 班级________ 姓名________ 学号________

项目		总分	技术操作要求	评分等级 A	B	C	D	实际得分	备注
仪表		5	仪表端庄、服装整洁，戴口罩	5	4	3	2		
评估		10	了解病情、意识状态、合作程度	3	2	1	0		
			了解洗胃目的	3	2	1	0		
			解释洗胃目的、方法及指导病人配合时语言适当	4	3	2	1		
操作前准备		8	洗手	2	0	0	0		
			备齐物品，放置合理	2	1	0	0		
			溶液配制正确(浓度、量、温度)	4	3	2	1		
操作过程	安全与舒适	10	环境安排合理	2	1	0	0		
			病人体位正确、舒适	3	2	1	0		
			核对、操作认真，注意安全	5	4	3	2		
	插管	15	检查胃管通畅并滑润	2	1	0	0		
			指导病人配合、插管方法正确	8	6	4	2		
			判断胃管的位置方法正确	5	4	3	2		
	灌洗	32	吸尽胃内容物	5	4	3	2		
			灌洗方法正确	18	15	13	11		
			胃内容物灌洗有效(色清、无味)	5	4	3	2		
			观察病情判断准确，处理正确	4	3	2	1		
	拔管	7	拔管方法正确(夹紧胃管、迅速拔出)	7	5	3	1		
操作后		8	助病人漱口、擦面部安置妥卧位	2	1	0	0		
			整理用物	2	1	0	0		
			洗手	2	0	0	0		
			记录内容正确	2	1	0	0		
评价		5	关心病人，病人无不良反应	2	1	0	0		
			动作准确、轻稳、节力	3	2	1	0		
总分		100							

主考教师________ 考核日期________

35. 心肺复苏技术操作考核评分标准

单位________ 班级________ 姓名________ 学号________

项目		总分	技术操作要求	评分等级 A	B	C	D	实际得分	备注
仪表		5	仪表端庄、服装整洁	5	4	3	2		
评估		8	判断病人有无意识、呼吸方法正确	2	1	0	0		
			判断颈动脉搏动方法正确(5~10s)	4	3	2	1		
			及时呼救,记录时间准确	2	1	0	0		
操作过程	开放气道(A)	20	解开衣领、腰带,检查并取下假牙	3	2	1	0		
			清除口、鼻分泌物	3	2	1	0		
			复苏体位正确(背部垫木板或卧于地上)	4	3	2	1		
			打开气道方法正确(举颏、抬颈、拉颌)	10	8	6	4		
	口对口吹气(B)	20	一手打开口腔,一手捏鼻方法正确	3	2	1	0		
			术者深吸气后,张口吹气方法正确(无漏气,连续4次)	11	9	7	5		
			吹气有效(胸部抬起,指示灯亮)	4	3	2	1		
			转头观察胸部方法正确	2	1	0	0		
	胸外按压(C)	42	术者体位正确(跪或站式,紧靠一侧)	2	1	0	0		
			定位方法正确(一手沿肋骨缘上移至胸骨切迹处定位)	8	7	6	5		
			按压部位正确(胸骨体中、下1/3交界处)	6	5	4	3		
			按压方法正确(掌根重叠,手指不触及胸壁,手臂与胸骨垂直)	16	12	8	4		
			按压力量适当(胸骨下陷4~5cm)	3	2	1	0		
			按压频率适当(60~80次/min)	3	2	1	0		
			按压有效(指示灯亮)	2	0	0	0		
			按压与放松比例适当(1:2)	2	1	0	0		
评价		5	动作迅速、准确、有效	5	4	3	2		
总分		100							

主考教师________ 考核日期________

36. 尸体护理技术操作考核评分标准

单位________ 班级________ 姓名________ 学号________

项目	总分	技术操作要求	评分等级 A	B	C	D	实际得分	备注
仪表	5	仪表端庄、服装整洁,戴口罩	5	4	3	2		
评估	10	了解死者诊断、死亡原因、面容、体表有无伤口等	4	3	2	1		
		了解死者民族及宗教信仰,家属的合作程度	3	2	1	0		
		与家属沟通语言恰当、态度真诚	3	2	1	0		
操作前准备	8	穿隔离衣	2	0	0	0		
		备齐用物、放置妥当、环境屏风遮挡	3	2	1	0		
		填写死亡通知单及尸体识别卡3张	3	2	1	0		
操作过程	67	劝慰家属离开病室	2	1	0	0		
		围屏风,撤去治疗用物及盖被	2	1	0	0		
		床放平并遮盖尸体,头下垫一枕	4	3	2	1		
		处理伤口正确(更换清洁敷料)	4	3	2	1		
		各种导管拔出封闭伤口包好	4	3	2	1		
		洗脸、闭合眼睑	2	1	0	0		
		装假牙,用绷带托起下颌闭合口腔	6	4	2	1		
		脱衣裤,擦净尸体各部位	8	6	4	2		
		用松节油擦净胶布痕迹	2	1	0	0		
		不脱脂棉花填塞口、鼻、耳、肛门、阴道	9	7	5	3		
		穿衣裤、系尸卡于尸体手腕部	6	5	4	3		
		尸单包裹尸体,颈、腰、踝部绷带固定	8	6	4	2		
		系上尸体识别卡	3	2	1	0		
		尸体移平车上,尸体卡交运送人员送太平间	3	2	1	0		
		整理病历正确	4	3	2	1		
操作后	7	脱隔离衣	2	0	0	0		
		床单位消毒、清洁处理正确	3	2	1	0		
		洗手	2	0	0	0		
评价	3	动作准确、节力、规范	3	2	1	0		
总分	100							

主考教师________ 考核日期________

三、基础护理技术操作理论问答

（一）铺床法技术操作理论问答

1. 铺备用床的目的是什么?

答：保持病室整洁，准备接收新病员。

2. 铺备用床的注意事项有哪些?

答：（1）在病员进餐或做治疗时应暂停铺床。

（2）铺床前要检查床的各部有无损坏，若有则应修理后再用。

（3）操作中要应用节力的原理。

（4）各层床单应铺平、紧，铺床完毕应整理病床单位及周围环境，保持病室整齐。

3. 如被套反面在外，你采取什么方法套被套较好?

答：用卷筒式方法套被套较好。

4. 病床单位包括哪些物品?

答：床、床垫、床褥、枕芯、棉被或毛毯、大单、被套、枕套（需要时加橡胶中单和中单），床旁桌、椅、信号灯或电子音控对讲装置，暖瓶等。

5. 铺备用床时，你可采取哪些节力措施?

答：（1）铺床前应将用物备齐，按使用的顺序放置；能升降的床，应将床升起。

（2）铺床时，身体应靠近床边，上身保持直立，两腿根据活动情况、前后、左右分开稍屈膝，有助于扩大支持面，降低重心，增加身体稳定性，既省力，又能适应不同方向操作。

（3）手和臂的动作要协调配合，尽量用连续动作，避免过多的抬起、放下、停止等动作，以节省体力消耗。

6. 铺备用床前应做哪些护理评估?

答：铺备用床前首先要检查了解病床是否完好无损，符合安全的要求，床单、被褥是否完好、清洁、干燥，符合舒适的要求。同时应观察铺床操作的环境有无其他病人卧床休息、进餐或行无菌性治疗，如有应暂延缓操作时间，如别无选择，应向病人作好解释，并在操作中尽量减少动作幅度，以减少灰尘对环境的污染和对其他病人造成不适的影响。

7. 使用内折叠拆床法有何优点？

答：内折叠拆床法动作幅度小，较一般拆床省力，同时减少了拆床中灰尘对病室环境的污染，有利于病室清洁和病人的康复。

8. 铺麻醉床的目的是什么？

答：(1) 便于接收和护理麻醉手术后的病员。

(2) 使病员安全、舒适及预防并发症。

(3) 保护被褥不被血液或呕吐物所污染。

9. 麻醉床旁应准备哪些物品？

答：同备用床，另加橡胶中单和中单各二条，别针二个，弯盘、纱布数块，血压计、听诊器、护理记录单、笔，根据手术情况备麻醉护理盘（或急救车上备麻醉后护理用品）。

麻醉护理盘用物：无菌巾内置开口器、压舌板、舌钳、牙垫、通气导管、治疗碗、镊子、输氧导管、吸痰导管及纱布数块。

必要时备输液架、吸痰器、氧气筒、胃肠减压器。

天冷时备热水袋、布套各两只及绒毛毯。

10. 铺麻醉床的注意事项有哪些？

答：(1) 铺麻醉床时应将全部被单换为清洁被单。

(2) 病员所需要的盖被，其厚薄应根据季节及室温加以调节。冬季应置热水袋于盖被内，夏季应注意不使病员出汗过多。

11. 某病人下肢大手术，橡胶中单、中单应铺在什么地方？为什么？

答：(1) 根据病情下肢手术者，橡胶中单与中单铺在床尾，下端与床尾齐。

(2) 铺在床尾是为防止手术局部的渗出物污染大单。

12. 铺麻醉床前应做哪些护理评估？

答：麻醉床是为接受手术后的病人而准备的，因此操作前护士要了解病人的病情、手术部位、手术名称、麻醉的方式等，以便准备铺床的物品和急救器械。同时应对周围环境给予关注，如环境的温度、设备，同室病友的心理反应，如发现同室病友有紧张、恐惧、无奈等情况，应作好解释，以便同室病人达到良好的适应。

13. 为卧床病人更换床单的目的是什么?

答：使病人舒适，病床平整清洁，预防压疮，并保持病室整洁美观。

14. 在更换床单、被套时你如何保护病人?

答：(1) 关好门窗，动作敏捷轻柔。

(2) 勿过多的翻动和暴露病人，对重危病人应两人操作，分左右两侧进行。

(3) 换被套时先将原污被套为病人盖好，再将清洁被套铺平，将棉被胎套入，再撤出原污被套，注意防止病人着凉。

(4) 更换床单时，如病人不能侧卧，则将大单自床头向床尾更换，污单随即换下，如病人可侧卧，操作时注意防坠床。

(5) 操作过程，随时注意观察病情和询问病人的感受以调整自己的操作，确保病人安全。

15. 更换床单及被套时，你采取何法减少灰尘的污染?

答：在更换床单时，先松开床单四角向上反折，动作不宜过大，不做过多的抖单和被套的动作。更换被套时，要注意棉胎不要接触污被套外面。

16. 如果病人床褥潮湿，在不影响病情的情况下，你如何进行更换?

答：移病人至平车或轮椅上，翻转或更换床褥及清洁床单后再将病人移回床上。

17. 病人身上有多种导管（氧气管、输液管、胸腔引流管、开放留置导尿管等）在更换床单时，应注意什么?

答：在更换床单前应检查各种导管有无脱出，是否通畅，给病人翻身换单时应先将各导管放松，安置妥当，翻身后要检查各导管有无受压、扭曲、脱落等，换好床单将病人移动至适当体位后再固定各导管于妥当位置。

（二）生命体征评估技术操作理论问答

1. 影响测量体温准确性的因素有哪些？

答：(1) 进食后或面颊部作冷敷者影响测量口腔温度的准确性。

(2) 坐浴或灌肠后立即测肛温，会影响其准确度。

(3) 测腋温时是否擦干腋下，体温计的水银端是否放于腋窝深处紧贴皮肤，可影响测量的准确性。

(4) 体温计本身的误差，影响其测温准确性，所以应定期检测体温计。

(5) 体温的生理变化对体温观察有一定的影响。

2. 为精神异常、昏迷病人测温时应注意什么？

答：不可测量口腔温度，测温时护士应在旁边守护并用手扶托，以防体温计失落或折断。

3. 用物理或药物降温后如何观察其体温变化？对变化后体温如何绘制？

答：要密切观察降温情况，须在半小时后测量体温一次，物理降温半小时后所测得的温度，绘制在降温前温度的同一纵格内，用红圈表示，以红虚线和降温前的温度相连。

4. 常用体温计消毒液有哪些？

答：1%过氧乙酸、1%消毒灵、20%碘伏、70%酒精等，因为此类消毒剂是广谱中、高效化学消毒剂，对细菌、芽胞、病毒都有杀灭作用。

5. 成人脉率每分钟超过多少次为速脉？低于多少次为缓脉？

答：成人超过 100 次/min 为速脉。成人低于 60 次/min 为缓脉。

6. 怎样测量短绌脉？为什么？怎样绘制？

答：测量时应两人同时分别测心率和脉率，数一分钟由听心率的护士发“起”、“停”口令，因为在某些病理情况下，由于心脏收缩时心排血量过少，以至不能引起周围血管的搏动，而使脉率低于心率，因此引起脉搏间歇形成脉短绌，常见于房颤及早搏。两人同时测量，才能测量准确。

绘制时脉率以红点表示，相邻的脉率用红线相连。

心率以红圈表示，相邻的心率也用红线相连。

在脉率和心率两曲线之间用绿色腊笔填满（或红笔填满）。

7. 呼吸增快常见哪些疾病？呼吸减慢常见于哪些疾病？如何观察？

答：呼吸增快常见于：发热、心肺疾患、贫血、甲状腺机能亢进时。

呼吸减慢常见于：颅内压增高、镇静与麻醉药用量过大、中毒等情况。

如何观察：（1）测量脉搏后将手仍按在病员手腕上，以转移病员的注意。

（2）观察病员胸部或腹部的起伏，一吸一呼为 1 次。

（3）观察呼吸深度和节律及音响。

（4）危重病员呼吸微弱不易观察时，可用棉花少许置于病员鼻孔前，观察棉花吹动情况，加以计数并记录 1min 呼吸次数。

8. 如何检查体温计的准确性？

答：将所有体温计的水银甩至 35℃以下，于同一时间放入已测好的 40℃以下温水内，3min 后取出检视。若体温计之间相差在 0.2℃以上或水银柱有裂隙者，不能再使用，应取出。

9. 影响脉搏、呼吸测量准确性的因素有哪些？

答：可因年龄、性别、劳动和情绪波动而变动，一般女性脉搏比男性快，幼儿比成人快，老人较慢，运动和情绪激动时可暂时增快，因此病人如有剧烈活动应先休息 20min 后再测脉搏。测量时不可用拇指诊脉，以免拇指小动脉与病人脉搏相混淆，影响测脉准确性。测量呼吸时，因为呼吸可随意识而变化，所以测量时要注意转移病人注意力，对呼吸不规则，应数足 1min。对危重病人应注意观察方法要妥当，以免影响其准确性。

10. 当你测得病人体温突然升高很多时怎么办？

答：（1）查明测温时，在体温计附近有无热源，如热水袋等。

（2）查明测温前 30min 内是否进食，热水浴或剧烈运动。

（3）查明是否有假造体温，如口含热水或摩擦体温表。

排除以上可能时，应给病人重新测量体温，如确系是发热，应及时采取措施。

11. 对体温的观察包括哪些内容？

答：包括体温的类型，热型及发热过程中伴随的临床表现及病人的心理反应。

12. 对异常脉搏观察包括哪些内容？

答：包括脉搏频率、节律、强弱、动脉壁弹性有无改变及改变的程度和病人的心理反应。

13. 对异常呼吸观察包括哪些内容？

答：包括呼吸的速率、节律、深浅度、声音、有无呼吸困难缺氧的变化及病人异常呼吸时的心理反应。

14. 什么叫呼吸困难？什么叫三凹征？

答：呼吸困难是指呼吸频率、节律和深浅度均发生异常。呼吸困难的病人常会出现三凹征，三凹征是指病人在发生呼吸困难时，胸骨上窝、锁骨上窝和肋间软组织凹陷。

15. 呼吸困难分哪几类？常见于哪些疾病？

答：（1）吸气性呼吸困难：表现为吸气费力，其吸气时间显著长于呼气，辅助呼吸肌收缩增强，出现三凹征。常见于喉头水肿、喉头异物等病人。

（2）呼气性呼吸困难：表现为呼气费力，其呼气时间显著长于吸气。多见于哮喘病人。

（3）混合性呼吸困难：吸气和呼气均感费力，呼吸频率快而表浅。多见于肺部感染等病人。

16. 什么叫间歇脉？

答：间歇脉即在一系列正常均匀的脉搏中，出现一次提前而较弱的脉搏，其后有一较正常延长的间歇（即代偿性间歇）称为间歇脉或期前收缩。

17. 潮式呼吸的特点及其机理是什么？

答：潮式呼吸是一种周期性呼吸异常，周期约 30～120s。特点是开始呼吸浅慢，逐渐加快、加深，达到高潮后又逐渐浅慢，之后呼吸暂停数秒钟，又出现上述状态的呼吸，如此周而复始，呼吸运动呈潮水涨落样故称潮式呼吸。发生的机制是由于呼吸中枢兴奋性降低或重度缺氧，血中正常的二氧化碳浓度不能通过化学感受器刺激呼吸中枢兴奋，故呼吸减弱或暂停，当呼吸暂停时，缺氧加重，血中二氧化碳积聚，当二氧化碳分压增高到一定程度时，通过颈动脉体和主动脉体的化学感受器反射性地刺激呼吸中枢再次引起呼吸恢复和加强，当体内积聚的二氧化碳呼出后，呼吸中枢又失去有效的刺激，呼吸又再次减弱，进而暂停，从而形成周期性呼吸异常。潮式呼吸为病情严重的症状，常表明呼吸衰竭，濒临死亡，多见于中枢神经系统疾病的患者，如脑炎、脑膜炎、颅内压增高、酸中毒、巴比妥中毒等病人。

18. 何谓高血压？测量血压时如发现异常，护士应如何处理？

答：18 岁以上成年人的理想血压为 ＜120/80mmHg

成年人的正常血压为 ＜130/85mmHg

偏高的正常血压为 130～139/85～89mmHg

轻度（一期）高血压为 140～159/90～99mmHg

中度（二期）高血压为 160～179/100～109mmHg

重度（三期）高血压为 ≥180/110mmHg

测量时如发现血压听不清或异常时，应重复测，先将袖带内气体驱尽，使汞柱降至“O”点，稍待片刻，再进行测量，直至听准为止。

19. 当你测得血压异常时是否应立即报告医师？

答：如血压过高过低或变化较大时，应重复测量，然后记录准确结果，并报告医师。

20. 测下肢血压时，袖带有何不同？用普通上臂袖带测量其结果如何？

答：病人须平卧或俯卧，所用的袖带应比测量上肢的宽 2～3cm，将袖带缠于大腿下部，使其下缘在腘窝上 3～5cm 处，如肢体粗胖，袖带缠不到 1 圈时，可加用宽布带包于袖带外面，缠在肢体上，布带末端要塞牢，将听诊器胸端置于腘动脉上。如用普通测上臂的袖带来测定下肢腘动脉的血压，其结果收缩压比肱动脉血压高 20～40mmHg，而舒张压无多大差异。记录时应注明为下肢血压，以免发生误会。

21. 袖带的宽窄对测量血压有何影响？

答：使用袖带过宽，大段血管受阻增加血流阻力，使搏动在达到袖带的下缘之前即已消失，此时测量的血压数值可偏低。

使用袖带太窄，则要用较高的充气压力，才能阻止动脉血流，此时测得血压数值偏高。

22. 左右上肢血压有何不同？为什么？

答：一般右上肢血压高于左上肢血压，因为右侧肱动脉来自主动脉弓的第一大分支无名动脉，左侧肱动脉来自主动脉的第三大分支左锁骨下动脉，由于能量稍有消耗，故测得压力稍低 2～4mmHg。

23. 测血压时，袖带过紧、过松测得血压如何？

答：测血压时，袖带松紧以能放入一指为宜。过紧可使血管在未注气前已受压，使测得的血压值偏低；过松可使气袋呈气球状，而使有效的测量面积变窄，使测得的血压值偏高。

24. 目前在测量血压时采用 mmHg 和 kPa 两种计量单位，两者之间的关系是什么？如何换算？

答：mmHg 作为读数单位，是指单位面积上所受汞的重量而言；而 kPa 是指单位面积上所受力的大小即压强，两者换算的方法：

$kPa \times 7.5 = mmHg$

$mmHg \times 0.13 = kPa$

25. 测血压时应尽量做到哪“四定”？为什么？

答：四定：定时间、定部位、定体位、定血压计。

不同的时间、部位、体位和血压计影响血压测量的准确性。测量血压时作到四定，这样测量才能相对地准确，有利于病情的监护。

26. 某病人右上肢瘫痪，你如何测量其血压？为什么？

答：应在健侧手臂上测量，因患侧肢体肌张力减低和血液循环有障碍、不能反映机体血压的真实情况。

27. 哪些因素可影响测量血压的准确性？

答：（1）病人的情绪、运动影响血压的准确性，因此测血压前应休息 20min。

（2）袖带的宽、窄，松、紧影响血压准确性。

(3) 血液重力作用影响血压准确性，因此测量时应作到肱动脉搏动处与心脏在同一水平位。坐位时肱动脉平第四肋软骨，卧位时和腋中线平。

(4) 肢体的血循环有无障碍，影响血压准确性，所以偏瘫病人应在健侧测量血压。

(5) 血压计本身的误差影响测量血压的准确性，因此应定时检测血压计。

(6) 开放充气球活门的速度影响测量准确性，因此开放气门不可过快。

(7) 听诊器胸端不可压在袖带下，否则能影响血压值的准确性，可致血压值偏低。

(三) 帮助病人清洁身体，促进舒适技术操作理论问答

1. 为什么要做口腔护理?

答：(1) 保持口腔的清洁、湿润，使病员舒适，预防口腔感染等并发症。

(2) 防止口臭、口垢，促进食欲，保持口腔正常功能。

(3) 观察口腔粘膜和舌苔的变化及特殊的口腔气味，提供病情的动态信息，例如肝昏迷的病员，出现口腔异味，常是肝昏迷的先兆等。

2. 进行口腔护理前对病人应评估哪些内容?

答：应评估病人的年龄、病情、有无凝血功能障碍，神志是否清楚，能否合作，生活方式、卫生习惯、自理能力及口腔护理的知识水平，口腔内有无假牙及口腔疾患和病人对口腔护理的心理反应等情况，以便针对病人具体情况作好护理。

3. 口腔护理适用于什么样的病人?

答：禁食、高热、昏迷、鼻饲、口腔疾患及术后、生活不能自理者。

4. 当口腔 pH 值升高、pH 值降低、霉菌感染、绿脓杆菌感染选用什么漱口液?

答：pH 值升高：选用2%～3%硼酸溶液。

pH 值降低：选用1%～4%碳酸氢钠溶液。

霉菌感染：选用制霉菌素外涂或1%～4%碳酸氢钠溶液漱口。

绿脓杆菌感染：选用0.1%醋酸溶液。

5. 若观察口腔粘膜有溃疡出血、口唇干燥时需备什么物品？

答：清洗口腔的溶液与棉签、弯盘、压舌板、冰硼散、石蜡油、甘油、锡类散等。

6. 为病人做口腔护理时，应注意什么？

答：(1) 擦洗时动作要轻，特别是对凝血功能差的，要防止碰伤粘膜及牙龈。

(2) 昏迷病人禁忌漱口，需用开口器时，应从臼齿处放入（牙关紧闭者不可用暴力助其张口）。擦洗时须用血管钳夹紧棉球，每次一个，防止棉球遗留在口腔内；棉球蘸漱口水不可过湿，以防病员将溶液吸入呼吸道；发现痰多时要及时吸出。

(3) 对应用抗生素时间较长者，应观察口腔粘膜有无霉菌感染。

(4) 如有活动假牙，应用冷水冲洗刷净，浸入清水中保存，每日晨间护理后更换清水。

(5) 传染病病员的用物按隔离消毒原则处理。

7. 病人有活动假牙时怎样护理？

答：每次饭后或睡前取下，用冷水冲洗刷净，待病员漱口后戴上。不用时假牙可放在清水中浸泡备用，不可泡在酒精或热水中，以免变色、变形和老化。

8. 高热病人为什么需做口腔护理？

答：正常人唾液中含有溶菌酶，具有杀菌作用。高热时病人的唾液分泌减少，舌、口腔粘膜干燥，同时口腔内的食物残渣发酵，均有利于细菌繁殖而引起舌炎、牙龈炎，口腔感染可致口臭，影响食欲及消化功能，因此高热病人需做好口腔护理，保持口腔清洁，预防口腔并发症的发生。

9. 对口腔有感染的病人做口腔护理时测定口腔的 pH 值有何意义？

答：口腔内 pH 值的变化与口腔感染的病原菌有一定关系，所以做口腔护理前如能测得 pH 值，对口腔护理时药液的选用有指导意义，可提高口腔护理的效果。如 pH 值增高时易发生细菌感染，选用2%～3%硼酸溶液漱口和擦洗，可改变口腔环境的酸碱度起抑菌作用。如 pH 值降低，易发生真菌感染，选用1%～4%碳酸氢钠溶液漱口擦洗，对适宜在酸性环境生长的真菌有抑菌作用。如 pH 值为中性就可选用0.02%呋喃西林等广谱抗菌的药液，以便获得更好的效果。

10. 床上擦浴的目的是什么？

答：(1) 使病人清洁、舒适，以利血液循环。

(2) 促进皮肤代谢，预防皮肤并发症，如感染、压疮等。

11. 擦浴中应采取哪些保暖措施？

答：(1) 关闭门窗，调节室温在24～25℃以上，用围屏遮挡病人。

(2) 尽量少暴露病人的身体，在擦洗部位下面铺大毛巾或浴巾，擦洗过程中随时为病人擦干盖好，防止着凉。

(3) 及时更换热水，保持水温42～45℃。

12. 患者一侧上肢有伤口，穿、脱上衣顺序应怎样做？

答：先穿患侧，后穿健侧；先脱健侧，后脱患侧。

13. 擦浴中应注意观察什么？

答：(1) 要注意观察病人的病情变化及皮肤有无异常。

(2) 要注意观察骨隆突部，必要时可按压疮预防处理。

(3) 观察病人心理反应及时给予帮助。

14. 擦浴后骨隆突部位怎样处理？

答：在骨突部位应用50%温酒精给予按摩。

15. 为病人作床上洗头时，应注意什么问题？

答：(1) 给病人作床上洗头的目的是为了促进病人舒适，预防并发症。因此在操作前要作好护理评估，对病人病情、卫生习惯、躯体活动程度、病人的耐受力、自理能力以及心理反应等应认真的了解，以便采取更为适合病人具体情况的措施。

(2) 洗发的过程中要随时询问和观察病人的感受（生理、心理、社会方面），以便随时调整护理操作行为，使病人舒适、满意。

(3) 操作中注意观察病人的病情变化，如面色、脉搏、呼吸等，如有异常，应停止操作。

(4) 注意室温和水温的调节，室温应达到24℃左右，水温在40～45℃，以防病人受凉。

(5) 操作中注意病人的舒适与安全，危重病人不宜洗发，待病情好转后再执行。

16. 晨间护理包括哪些内容?

答：(1) 按病人需要给予便盆（壶）。

(2) 帮助病人刷牙漱口（根据病情给予特殊口腔护理），协助病人洗脸、手、梳头，翻身和检查皮肤受压情况，擦洗背部后用50%酒精按摩骨隆突处。

(3) 整理床铺用消毒剂浸泡过的床刷与毛巾套（每床一个套）扫净床上碎屑，需要时更换衣服和床单。

(4) 注意询问并观察病情，对病人进行心理护理和卫生宣教。

(5) 整理床单位酌情开窗通风。

17. 在晨间护理后，为什么需要通风换气? 换气时应注意什么?

答：晨间护理后对病室通风换气是为了通过空气的流通使新鲜空气进入室内，增加含氧量，降低二氧化碳浓度和空气中的微生物密度；同时也可以调节室内的温度和湿度，增加病人的舒适感。换气时注意避免对流风，防止病人受凉。

18. 晚间护理包括哪些内容?

答：(1) 同晨间护理。

(2) 协助病人洗脚和女病人洗会阴。

(3) 需要时添毛毯，准备睡眠环境。

(4) 了解病人的心理反应，以便有的放矢的实施护理。

19. 某患者长期卧床、消瘦，晨间护理的重点是什么?

答：(1) 向病人讲解勤翻身、勤擦洗、勤按摩，保持床铺清洁、平整、干燥的重要性以便使病人参与自己的健康活动。

(2) 对不能自理的病人协助病人定时翻身，翻身后用热水毛巾擦洗背、腰及臀部，注意按摩肩胛、骶尾、髋部等骨隆突部以预防压疮的发生。

(3) 如发现病人皮肤有早期受压发红的表现时，则要增加翻身次数，设法避免局部再受压；对昏迷或大小便失禁者的病人应使床褥保持清洁、干燥，必要时更换清洁被、单、衣服，以达到病人舒适，预防并发症。

20. 一患者70岁，夜间不能入睡，你如何做晚间护理？

答：（1）关心病人，与病人谈心，以解除心理压力，促进睡眠。

（2）以热水泡脚，并用热水清洗会阴。

（3）需要时添加毛毯，准备睡眠环境（如关大灯、开地灯、放窗帘等）。

21. 测量T、P、R、BP，留取标本应在晨间护理前还是之后做，为什么？

答：应在晨护前处理，因病人本身的基础代谢正处于平衡状态，测量的T、P、R、BP的数值比较准确。留取标本应是清晨第一次，因其检测数值准确率高。

22. 什么是压疮？

答：压疮是由机体局部组织持续受压，血液循环障碍，持续缺血、缺氧、营养不良而致的软组织溃烂和坏死。

23. 哪些原因是压疮发生的危险因素？

答：病人由于各种原因导致活动减少是压疮发生的最重要危险因素，导致活动受限的因素也会增加压疮的发生。如：

（1）感觉障碍。当病人发生感觉障碍时，就不能发现受压或疼痛而去寻求协助缓解或自行随意变换姿势的活动。

（2）活动功能障碍。在正常情况下，机体能够以变换姿势、体位的方式，缓解因持续受压所引起的麻木、疼痛等不适。但活动功能障碍的病人，不能自动随意地变换体位，造成局部长期受压而发生压疮。研究表明，如病人卧床不动持续6h，皮肤的完整性就会受到严重的损伤。

（3）年老。老年人皮肤修复损伤慢，代谢速度减慢，皮肤胶质弹性纤维减少，皮下脂肪变薄，使皮肤抵抗力下降；老年人感觉迟钝，皮肤的调节能力下降，所以也易发生压疮。

（4）排泄物、分泌物等刺激。过度排汗、伤口大量渗出液浸泡以及大小便失禁等情况会使皮肤变软、受刺激，皮肤弹性下降，抵抗力减低，其完整性极易受损，从而发生压疮。

(5) 营养不良。营养不良的病人体内蛋白质降低、渗透压下降，组织水肿，皮肤弹性降低，从而影响组织对压力的承受能力，阻碍细胞间营养和废物的交换，并减少血液运送氧的能力，使机体易发生压疮。

(6) 固定和束缚病人某一部位时，也使压疮发生的危险性增加。

24. 造成压疮发生的物理因素是什么?

答：(1) 压力。当病人局部皮肤承受持续的压力超过毛细血管压（4～5kPa）时，致使该部位血管与淋巴通路阻断，造成血循环障碍，致局部组织缺血、缺氧，同时代谢的废物也无法有效清除，致组织发生中毒，如果这种状况得不到解除，则引起细胞坏死，产生压疮。

(2) 剪力。是因两层组织相邻表面间的滑行，产生进行性相对移动所引起，是由摩擦力与压力相加而成，它与体位关系甚为密切。如当床头抬高时身体因重力下滑，而与髋部邻近的组织将跟着骨骼移动，但由于皮肤和床单间的摩擦力，使皮肤及皮下组织无法移动，从而导致剪力产生，剪力使这些组织拉开，引起皮肤供血障碍，而造成组织损伤。

(3) 摩擦力。使皮肤表层受损，形成创面，导致皮肤完整性被破坏。

25. 预防压疮的护理原则是什么?

答：预防压疮的护理原则是消除发生的原因，解除或减轻危险因子，现分述如下：

(1) 减少对组织的压力。避免和解除局部长期受压，可通过间歇性解除压迫的方法，鼓励和指导、协助卧床病人经常更换卧位；对易受压部位使用海绵垫、羊皮垫、气垫褥、水褥等支持身体空隙处，保护骨隆突处。

(2) 避免剪力和摩擦力。对使用石膏、夹板、牵引的病人，注意骨骼突起部位衬垫松软适度；床单要平整、清洁、干燥、无碎屑，注意保持病人良好的卧位姿势，防止下滑而摩擦。

(3) 减少对局部组织的刺激，保护病人的皮肤。护理中要注意避免潮湿、摩擦及排泄物对病人皮肤的刺激。

（4）增进局部血循环，改善局部营养状况，经常检查受压部位，定时进行按摩促进舒适。

（5）加强营养，增强机体抵抗力。

26. 按摩疗法是否适用于所有压疮的护理？

答：不是。以往认为压疮是因皮下组织循环障碍所致，因此改善循环通常实施按摩疗法。但是，近年来研究认为，软组织受压变红是正常保护性反应，变换体位后30～40min内褪色，不会发生组织损伤，无需按摩；如持续发红，则表明软组织已受伤，禁用按摩方法。压疮发生于皮肤，可逐渐向深部扩展，损伤面呈以皮肤为顶点，向深部扩展的圆锥形。所以即使皮肤稍红，亦应考虑到皮下组织已可能存在较大的损伤，因此用力按摩可能加重局部的损伤，故勿对皮肤已持续发红的部位施加压力。因此，按摩疗法只适用于皮肤发红部位以外的部位，或在预防压疮发生时采用。

27. 对一截瘫病人你应对病人及其家属作哪些健康指导以便预防压疮的发生？

答：（1）截瘫病人及其家属常因病人长期卧床生活自理困难，心情不好，悲观失望。护士应尽可能给予精神支持，鼓励病人自强不息，根据实际情况，利用可能的条件，学习自理，尽可能保持其独立性。

（2）向病人家属讲解经常翻身、移动、架空骨隆突处及变换姿势的重要性。

（3）教会病人和家属检查皮肤的方法。

（4）教会病人和家属减轻压力的方法，如枕头、海绵垫的使用。

（5）有计划的增加病人身体的活动。

（四）帮助病人移动，维护安全技术操作理论问答

1. 如何帮助病人取正确的侧卧姿势？其原理是什么？

答：助病人侧卧，两臂屈肘，一手放于胸前，一手放于枕旁，胸腹前放置软枕，有利于呼吸和舒适。下腿稍伸直，上腿弯曲可降

低身体重心，扩大支撑面有利于病人体位的稳定。必要时，两膝之间、背后放置软枕，以扶托病人的身体，维持舒适位置。

2. 助病人翻身时如何防止皮肤损伤?

答：一人翻身时不可拖位，应将病人身体稍抬起再行翻转，翻转时注意将病人衣服整理平整，以防擦伤皮肤。两人协助翻身时注意动作协调轻稳。翻身前后需观察皮肤情况，发现异常及时处理。

3. 若病人身上带有多种导管，应如何协助翻身?

答：翻身时若病人身上带有多种导管，应先将导管安置妥当，翻身后再检查各导管是否扭曲，注意保持导管畅通。

4. 为手术后、骨牵引、石膏固定的病人翻身时需注意什么?

答：为手术病人翻身时，先检查敷料是否脱落或有无分泌物，如分泌物浸湿敷料应先更换后，再行翻身。颅脑手术后，头部翻动过剧可引起脑移位形成脑疝，压迫脑干，而致突然死亡，故头部只能卧于健侧或平卧。颈椎和颅骨牵引的病人在翻身时不可放松牵引。石膏固定或伤口较大的病人翻身后应注意将该伤处放于适当位置，防止受压。

5. 如何运用人体力学原理帮助半自理病人移向床头?

答：移动前先向病人解释移动的目的和方法及病人在移动中配合的意义，使病人理解，并能积极配合；尔后放平床头，床尾支架，使身体平直，防止移动对关节结构造成不适当的压力。移动时，护士靠近床边两脚适当分开，以扩大支撑面，增加其身体的稳定性；嘱病人两手上举，双手用力拉住床头栏杆，双脚蹬床面、挺身上移，这样借助病人两臂的拉力与脚蹬的反作用力帮助其向前移动；同时护士两手分别伸入病人肩下和臀下提供上抬的助力，可减小病人身体和床之间的摩擦力，避免组织损伤。

6. 使用轮椅助病人移动时应注意什么问题?

答：(1) 应先检查轮椅，保证完好无损方可使用。

(2) 推轮椅下坡时速度要慢，病人的头及背应向后靠并抓紧扶手，以免发生意外。

(3) 病人如有下肢浮肿、溃疡或关节疼痛，可将脚踏板抬起，垫以软枕。

(4) 随时注意病人的面色和脉搏，有无疲劳、头晕等不适。

7. 用平车助病人移动时应注意什么问题?

答:(1) 移动时需注意病人的安全及舒适，动作要轻稳，不可触及患处，并注意观察病情；对烦躁或神志不清的病人，必须有护士在车旁守护，以防意外。

(2) 多人搬运时，动作要协调一致，使病人躺卧在平车中间，推车时不可走得太快，上下坡病人头部应在高处一端，以免不适；骨折病人移动时应在车上垫木板，并先做好骨折部位的固定。

(3) 输液病人移动时要注意安置好穿刺部位针头，防止凝血或脱出。

(4) 推车注意平稳，不可用车撞门或墙，以防振动病人或损坏建筑物。

(5) 隔离病人移动时，应按隔离消毒原则处理。

8. 为病人使用保护具约束时应注意什么问题?

答:(1) 保护病人自尊、严格掌握保护具的使用指征。使用前要作好解释，取得病人及家属的支持和理解，以便配合。在可用可不用的情况下尽量不用。

(2) 使用保护具约束是属于保护性的制动措施，所以只能在短时间内使用，并要使病人肢体处于功能位置，使病人体位舒适、安全，预防并发症。

(3) 使用约束带时应放衬垫，松紧适宜。经常观察约束部位皮肤颜色，必要时进行局部按摩，以促进血液循环。

9. 哪些病人需要使用保护具?

答:(1) 高热、谵妄、昏迷、躁动及危重病人因意识不清有发生坠床、撞伤及抓伤的危险，为防止发生意外，确保病人安全，需使用保护具。

(2) 对一些特殊的诊断、治疗，操作中病人有可能出现不自主的活动而影响治疗，可采取适当的约束，以确保治疗、护理的顺利进行。

(五) 预防交叉感染技术操作理论问答

1. 何谓无菌技术? 何谓无菌物品? 何谓无菌区域? 何谓有菌

区域？何谓污染？

答：无菌技术是指在执行医疗护理操作过程中，防止一切微生物侵入机体和保持无菌物品及无菌区域不被污染的操作技术和管理方法。

无菌物品是指经过物理或化学方法灭菌后，未被污染的物品。

无菌区域是指经过灭菌处理而未被污染的区域。

有菌区域是指未经灭菌处理或经灭菌处理后被污染的区域，又称非无菌区。

污染是指直接或间接的与有致病微生物的物品相接触。

2. 已铺好的无菌盘，可保持多长时间有效？

答：铺好的无菌盘，在未被污染的情况下保持4h有效。

3. 打开无菌包前应检查什么？

答：打开前先看包布外的标记（品名及灭菌日期或失效日期），再查看有无潮湿、破损或包裹不严密的情况。

4. 未打开的无菌包可保持多长时间有效？

答：保持7天内有效。

5. 手术过程中急需某种无菌器械，是否可以从另一台进行中的手术台上取用？为什么？

答：不得从另一手术台上取用器械，因为一套无菌物品，只能供一个病员使用，以免发生交叉感染。

6. 浸泡在无菌溶液中的持物钳需多长时间消毒灭菌一次？

答：手术室一日一次，换药室、注射室可根据使用情况每日一次，一般病室一周1～2次并同时更换消毒液。

若使用干燥无菌持物钳，每日至少更换两次。

7. 药车上没有小无菌持物镊时，你怎样夹取油纱布条？

答：油纱条是无菌物品，如药车上无小无菌持物镊时，应去治疗室或换药室取无菌持物钳连同容器一并搬移药车上。先用持物钳拿出无菌镊，再用无菌镊夹取油纱条，不可直接用无菌持物钳夹取油纱条。

8. 在各种护理操作前后，应如何正确洗手？

答：洗手前将衣袖向上卷起，取下手表，取皂液或肥皂涂抹于手上，以环形动作用力搓揉以产生泡沫，时间为10～15s。顺序为前臂、腕关节、手背、手掌、手指、指缝、指甲、拇指与小指外侧，指关节背面。搓揉后在流动水下彻底冲净。

9. 无菌技术操作的原则包括哪些?

答：(1) 无菌技术操作的环境要清洁、宽阔。

(2) 工作人员在操作前戴好口罩并洗手，必要时穿无菌衣，戴无菌手套。

(3) 无菌物品和非无菌物分别放置。无菌物品必须存放在无菌容器或无菌包内，无菌包外要注明物品名称、无菌日期，物品按有效期或失效期先后顺序放置。无菌包在未污染的情况下，保存期一般为一周，过期或包布受潮均应重新灭菌。

(4) 取用无菌物品时要面向无菌区，用无菌钳取无菌物品，手臂须保持在腰部水平以上，注意不可跨越无菌区域。无菌物品一经取出，即使未使用，也不可放回无菌容器内。

(5) 操作时为保持无菌状态，不可面对无菌区讲话、咳嗽、打喷嚏。怀疑无菌物品被污染，不可使用。

(6) 1套无菌物品，仅供1位病人使用，以防止交叉感染。

10. 在临床护理中，使用化学消毒剂的原则是什么?

答：(1) 根据物品的性能和病原微生物的特性选择合适的消毒剂。

(2) 严格掌握消毒剂的有效浓度、时间和方法。

(3) 被消毒物品预先洗净、擦干。用浸泡法消毒时打开物品的轴节或套盖，并将物品全部浸没于消毒剂中。

(4) 消毒剂应定期更换，挥发性消毒剂应加盖，并定期测浓度，及时调整或更换。

(5) 浸泡过的物品，使用前应用无菌生理盐水冲洗，以免药液刺激组织。

11. 影响化学方法消毒效果的因素有哪些?

答：(1) 消毒剂浓度和作用时间。一般浓度越高，时间越长，微生物遭杀灭的机率也越大，浓度与时间之间是有关联的，浓度降低，可用延长作用时间来补偿，但当浓度减到一定限度后，即使再延长作用时间，也无杀灭作用。因此在临床工作中应保证各种消毒剂，均在杀灭微生物的有效浓度和时间内，以达到良好的消毒效果。

（2）微生物污染的程度。微生物污染的程度越严重，消毒就越困难，因为微生物彼此重叠，加强了机械保护作用。所以在处理污染严重的物品时，必须加大消毒剂浓度或延长消毒时间。

（3）微生物的种类。不同种类的微生物对消毒剂的抵抗力不同，细菌繁殖体及亲脂性病毒较易杀死，而结核杆菌及亲水性病毒则较难消除，细菌的芽孢更难杀灭。所以应注意选择合适的消毒剂。

（4）有机物的影响。有机物如血液、脓液、痰液、食物残渣和粪便、尿液等，均可降低消毒剂杀菌作用。有机物在微生物的表面可形成保护层，妨碍消毒剂与微生物的接触或与化学消毒剂发生化学反应，降低化学消毒剂作用，从而降低消毒效果。

（5）温度与湿度。消毒速度一般可随温度升高而加快，所以温度升高可以增强杀菌能力。但应注意消毒剂本身沸点和分解温度，以免发生蒸发或分解。湿度对气体消毒剂的作用有显著的影响，每种气体消毒剂都有其适宜的相对湿度范围，过高过低都会影响消毒效果。

（6）酸碱度。不同的化学消毒剂对酸碱度（pH 值）有不同的要求。在其适宜的酸碱度范围内，杀菌力最强。

（7）化学拮抗物质可中和或降低消毒剂作用。如阳离子表面活性剂与阴离子表面活性剂有拮抗作用，合用可降低杀菌效果。

12. 临床常用的化学消毒剂哪些属于高效、中效、低效消毒剂？

答：属于高效消毒剂的有戊二醛、甲醛、环氧乙烷、过氧化氢、过氧乙酸、碘酊等。

属于中效的消毒剂有乙醇、碘伏、含氯消毒剂等

属于低效的消毒剂有苯扎溴铵（新洁尔灭）、洗必泰、石炭酸、乳酸、煤酚皂溶液等。

13. 哪些因素会影响紫外线消毒效果？消毒时应注意什么？

答：紫外线灯消毒效果受多种因素的影响如

（1）时间。时间长，杀菌率高，所以照射的时间根据所消毒的物品的情况不少于 30 ~ 120min，消毒时间从灯亮 5 ~ 7min 后开始计算。

(2) 室内温、湿度。紫外线消毒适宜温度为25℃左右，相对湿度为40%~60%，湿度超过70%，温度低于4℃杀菌效果明显下降。消毒时要注意调节室温，温度低应设法提高室温，湿度过大需延长时间。

(3) 消毒距离应控制在有效距离之内，距离过远会影响消毒效果。空气消毒有效距离不超过2m，消毒物品时在25~60cm距离之内为宜。

(4) 灯管的清洁度和室内尘埃。紫外线穿透力较弱，不能透过玻璃、固体物品、尘埃、纸张和液体。因此消毒室内应保持清洁、干燥，空气中不要有灰尘和水雾。灯管表面应经常用酒精棉擦拭，除去上面灰尘和油垢，以减少对紫外线穿透力的影响。同时被消毒的物品不可有任何遮蔽，应挂起或摊开，常翻动，以保证紫外线能直接照射在被消毒物品的表面。

(5) 紫外线消毒灯使用的寿命。灯管放出的蓝紫色光线不代表紫外线强度，所以应定期用紫外线强度仪或化学指示卡测定灯管实际输出的强度，强度不得低于$70\mu W/cm^2$。

紫外线对人体皮肤和眼睛有一定损害，消毒时要注意保护。

14. 需配制0.1%新洁尔灭溶液3000ml，需用5%新洁尔灭溶液多少ml?

答：$\frac{3\,000\text{ml（预配溶液量）}\times 0.1\%\text{（预配溶液浓度）}}{5\%\text{（高浓度溶液浓度）}} = 60\text{ml}$（需高浓度溶液量），需用5%新洁尔灭溶液60ml。

15. 什么情况下应用避污纸?

答：在用清洁手拿污染物或用污染手拿清洁物时需用避污纸，用避污纸垫着拿取物品或做简单操作，可保持双手或用物不被污染，以省略消毒手续。

16. 使用口罩时应注意什么问题。

答：(1) 口罩应用8~12层纱布缝制。宽14cm，长16~18cm。

(2) 使用时应遮住口、鼻，不可用已污染的手接触口罩，口罩潮湿时，病原微生物容易透入，应立即更换。

(3) 口罩用完应立即取下，将口罩污染面向内折叠放入胸前小口袋内或存放在小塑料袋内、不应挂在胸前，每次接触严密隔离的传染病员后，应立即更换口罩。

17. 何谓清洁区、半污染区及污染区？

答：(1) 清洁区。凡未和病员直接接触，未被病原微生物污染的地区是清洁区。如医护办公室、治疗室、配餐室、值班室等工作人员使用的场所。

(2) 半污染区。凡有可能被病原微生物污染的地方为半污染区，如病区的走廊、化验室等。

(3) 污染区。凡和病员接触，被病原微生物污染的地方是污染区。如病室、厕所、浴室等。

18. 甲型肝炎、严重烧伤、乙型脑炎、肺结核、破伤风、鼠疫病人应各采取哪类隔离措施？

答：甲型肝炎—消化道隔离。　　肺结核—呼吸道隔离。

严重烧伤—保护性隔离。　　破伤风—接触隔离。

乙型脑炎—昆虫隔离。　　鼠疫—严密隔离。

19. 传染病病人用过的票证、信件、敷料、废纸应怎样处理？

答：病人用过的票证、信件应用环氧乙烷气体消毒，或福尔马林熏蒸，按 $80ml/m^3$，加热 10min 密封 24h。敷料及废纸可焚烧。

20. 如给隔离病人注射，应注意哪些问题？

答：应将备好药物的注射盘连同注射本放在治疗车上，车下层放盛消毒液的盆，推车至病室门外，核对无误后，为病员注射，注射毕，将注射器放入消毒液内，消毒双手，再为另一病种的病员注射。

21. 实施隔离技术的目的是什么？

答：实施隔离技术的目的是控制传染源，切断传播途径，保护易感人群。

22. 患者王某诊断伤寒，应如何为其准备病房隔离条件？

答：有条件者应给予王某单间隔离或伤寒病房隔离，如条件不允许可行床边隔离。床边隔离的措施：

(1) 病床置病室一角，并用屏风隔开，病床上端挂床边隔离的明显标记。床旁放置泡手的消毒液及擦手毛巾（纸巾）、衣钩、隔离衣、污物筒、避污纸等。

(2) 常用的医疗器械，如体温计、压舌板、听诊器、血压计等应固定专用。

(3) 向病人讲解床边隔离的目的和限制病人在隔离区域内活动的意义，以便于病人能自觉的执行隔离的要求。

(4) 对病人的食具、便器实行专用，并定时进行消毒处理。

(六) 满足病人营养需要技术操作理论问答

1. 鼻饲法适用于哪些病人，哪些病人不宜应用?

答：适宜应用的病人为：

(1) 对不能由口进食、昏迷、口腔疾患及口腔手术或不能张口者。

(2) 拒绝进食者。

(3) 早产婴儿和病情危重的婴幼儿。

不宜应用的病人为：

(1) 鼻腔有异物者。

(2) 呼吸功能不良者。

(3) 食道静脉曲张者。

2. 鼻饲给药时应注意什么?

答：应将药片研碎，溶解后调匀灌入，再灌入少量温开水。

3. 插胃管过程中如出现恶心呕吐、插入不畅、呛咳紫绀时怎么办?

答：出现恶心呕吐应暂停片刻，嘱病人作深呼吸，待病人平稳后再插，插至咽喉部位要及时指导病人作吞咽动作，随后迅速将管插入，以减轻不适。插入不畅时应检查胃管是否盘在口中，如果管盘曲在口内需拔出重插。插管过程中发现呛咳、呼吸困难、紫绀等情况表明可能误入气管应立即拔出，休息片刻后再重插。

4. 怎样提高为昏迷病人插胃管的成功率?

答：昏迷病人因吞咽和咳嗽反射消失，不能合作，为提高插管的成功率，在插管时应先将病人头向后仰，当胃管插至 15cm 左右(会厌部) 时，以左手将病员头部托起，使下颌靠近胸骨柄以增大咽喉部通道的弧度，便于管端沿后壁滑行，徐徐插入预定长度。

5. 为证明胃管是否在胃内应当怎样做?

答：（1）接注射器抽吸，有胃液被抽出，可确定胃管在胃内。

（2）用注射器从胃管注入10ml空气，同时置听诊器胸端放在胃部，能听到气过水声，可确定胃管在胃内。

6. 长期鼻饲的病人多少天更换一次胃管？更换时应注意什么？

答：应每周更换一次胃管，更换时一般晚上拔出，翌晨再由另一鼻孔插入。

7. 怎样温热混合流质？

答：应用40℃左右的热水捂热，不宜煮沸，因煮沸可使混合流质中的蛋白凝固。

8. 鼻饲前护士对病人应作哪些护理评估？

答：应评估（1）病人的年龄、病情，意识状态。

（2）病人鼻腔状况，有无鼻中隔偏曲，鼻腔炎症、阻塞等。

（3）对插胃管耐受与合作的程度，是否有以往插胃管的经验及病人对鼻饲操作方法理解水平。

（4）病人的心理承受的能力和反应，以便有针对性的作好解释工作及操作中的配合指导。

9. 病人出入量记录应包括哪些内容？

答：入量包括饮水量、食物中含水量、输液量、输血量等。

出量包括粪便量、尿量，胃肠减压抽出液，胸、腹腔抽出液，呕吐物，引流出胆汁量等。

（七）满足病人排泄需要技术操作理论问答

1. 大量不保留灌肠的目的是什么？

答：（1）刺激肠蠕动，软化和清除粪便，排除肠内积气，减轻腹胀。

（2）清洁肠道，为手术、检查和分娩作准备。

（3）稀释和清除肠道内有害物质，减轻中毒。

（4）为高热病员降温。

2. 哪些因素可影响灌肠的效果？

答：灌肠溶液的性质、温度、压力，肛管的粗细和插管的深度，病人的病情、耐受性等因素，可影响灌肠的效果。

3. 灌肠时的压力多大为宜？如何调节？

答：大量不保留灌肠的压力以灌流筒内液面与病人肛门的高度差为 40～60cm 为宜；可以以提高或降低灌肠筒的高度来调节压力。

小量不保留灌肠压力应使灌流筒内液面与病人肛门的高度差 <30cm，调节方法同上。保留灌肠压力要低，高度差一般不应超过 30cm；以提高或降低注洗器高度和加快或减慢注药速度来调节压力。

4. 哪些病人不宜作大量不保留灌肠？

答：妊娠、急腹症、消化道出血和严重心血管疾病病人不宜行大量不保留灌肠。

5. 灌肠器、器具用后如何清洁消毒？

答：肛管、弯盘用后要初步冲洗后用 1%～3% 清洗消毒剂浸泡消毒半小时后再清洁，然后用高压蒸气灭菌后备用。

6. 灌肠过程中、病人诉说有便意腹胀时你如何处理？

答：有便意时嘱作深呼吸，以放松腹肌减轻腹压，同时降低灌肠筒高度，以降低压力。

7. 肝昏迷病人为何禁用肥皂水灌肠？

答：对有严重肝病的病人来讲，引起肝昏迷的原因很多，其中氨中毒是诱发肝昏迷的重要因素。肥皂水灌肠使大量碱性溶液进入肠腔，改变了肠腔酸碱环境，产生的氨失去了转化为铵的条件，氨的吸收随之增加而加重肝昏迷，因此肝昏迷病人禁用肥皂水灌肠以减少氨的产生和吸收。

8. 使用便盆时应注意什么？

答：使用便盆时要注意不要用掉瓷的便盆，要轻轻放入病人的臀下，以免擦伤皮肤，在冬天时先将便盆用热水浸一下，以免病人受凉。

9. 为病人灌肠时，如何安置其体位？

答：行大量和小量不保留灌肠时病人一般安置为左侧卧位，便失禁或不能侧卧的病人可采用仰卧位。保留灌肠时则应根据病人治疗目的和肠道病变部位安置体位。如给药镇静、催眠采取左侧卧位；治疗慢性细菌性痢疾因病变多在乙状结肠和直肠，可取左侧卧位；治疗阿米巴痢疾，则取右侧卧位，因病变多在回盲部。行保留灌肠时还应注意将其臀部垫高10cm，以利药液保留。

10. 为病人进行灌肠时应作哪些护理评估?

答：应评估（1）病人的年龄、病情、意识状态、肛门部位皮肤、粘膜状况，有无肛裂、痔疮等。

（2）灌肠目的。

（3）病人的自理能力、合作的程度、耐受力及排便习惯，有无特殊不适。

（4）环境的隐蔽程度。

（5）病人心理安全的需要。

11. 进行保留灌肠前应评估什么?

答：除一般灌肠时评估的内容外，还应特别注意了解灌肠的目的和肠道病变部位，以便掌握灌肠的卧位和插入导管的深度。

12. 高热病人需降温灌肠如何进行?

答：可用28～32℃等渗盐水，或用4℃等渗盐水灌肠，保留30min后再排出，排便后隔半小时再测量体温并记录。

13. 如何对肠胀气的病人提供帮助?

答：肠胀气是指胃肠道内有过多的气体不能排出，引起腹胀、腹疼等不适的症状。对于肠胀气的病人由于腹部胀痛不适常常表现烦躁、紧张、焦虑。为了能有的放矢的为病人提供帮助，首先要了解、评估病人发生肠胀气的原因，(肠胀气多由于胃肠道功能异常、手术后麻醉药物的影响、饮食不当或因某些药物的不良反应而引起)，再根据病人的具体情况提供帮助：

（1）向病人解释发生肠胀气的原因，以缓解病人的焦虑、紧张不安的情绪。

（2）对于因饮食不当所引起的肠胀气，应设法调整饮食，如少食或暂不食豆类、糖类、奶类等产气多的食物，嘱病人少饮碳酸饮料，进食速度不要过快等。

（3）促进排气的措施：

①鼓励或协助病人活动，卧床病人常翻身、更换卧位，在病情允许的情况下床活动。

②腹部给予热敷或按摩。

③必要时行肛管排气，肛管排气时注意动作轻柔，防止损伤肛

门部位皮肤、粘膜。

14. 导尿的目的是什么?

答:(1)解除尿潴留。

(2)采取尿培养标本,测量膀胱容量、压力及检查残余尿,进行尿道或膀胱造影等。

(3)为膀胱肿瘤病人进行膀胱腔内化疗。

15. 导尿管留置的目的是什么?

答:(1)盆腔内器官手术前,为病人导尿,以排空膀胱,避免手术中误伤膀胱。

(2)昏迷、尿失禁、会阴或肛门附近有伤口不宜自行排尿者,用以保持局部清洁干燥。

(3)某些尿道、膀胱手术后留置尿管,便于引流和冲洗,并可减轻手术切口的张力,有利于愈合。

(4)抢救休克或重危病人正确记录尿量、比重,以观察肾功能。

16. 导尿过程中,插管时导管触及尿道口以外区域怎么办?

答:均需重新更换导尿管。

17. 男、女病人尿管插入的深度各为多少?

答:男:约 20~22cm;女:约 4~6cm。

18. 膀胱过度膨胀且衰弱的病人第一次放尿不宜超过多少?为什么?

答:第一次放尿不宜超过1 000ml,因为大量放尿,可导致腹腔内压力突然降低,大量血液滞留于腹腔血管内,引起血压突然下降,产生虚脱。另外,膀胱突然减压,可引起膀胱粘膜急剧充血,发生血尿。

19. 如何留取无菌尿标本?

答:按导尿法留取导尿液约 5ml 于无菌培养瓶中,也可取中段尿作培养。取中段尿时,须按导尿法清洁消毒外阴,然后嘱病人自行排尿,将前段尿弃去,用试管夹夹住无菌培养管,接中段尿作培养,在取标本前、后,以酒精灯火焰消毒试管口并加塞送检。

20. 实施导尿术对病人应进行哪些护理评估?

答:需评估:(1)病人病情、意识状态,排尿状态,膀胱充盈度（腹部触诊了解），尿道口的解剖位置及会阴部皮肤、粘膜状况。

（2）实施导尿的目的。

（3）病人的自理能力、合作程度及耐受力。

（4）病人的心理反应及对导尿的知识水平。

（5）环境是否隐蔽，需何种措施以满足病人自尊及隐私保护的需要。

21. 实施导尿术应注意什么问题？

答：（1）用物必须严格无菌，按无菌技术操作原则进行，以预防泌尿系统感染。

（2）耐心向病人解释，操作环境注意遮蔽，以保证病人自尊。

（3）为女病人导尿时，如导尿管误入阴道，应立即更换导尿管再重新插入。

（4）选择光滑和粗细适宜的导尿管，插管时动作轻柔，以免损伤尿道粘膜。

（5）对膀胱高度膨胀且虚弱的病人，第一次放尿不宜超过1 000ml，以免发生虚脱或血尿。

22. 长期留置导尿管的病人，应向病人和亲属作哪些健康指导？

答：（1）向病人及其亲属解释留置导尿管的目的和护理方法，使其认识到预防泌尿系统感染的重要性。

（2）指导病人、亲属学会保持引流通畅的方法。如引流管应放置妥当，避免受压、扭曲、堵塞，而免造成引流不畅，影响病情的观察和判断。

（3）指导病人、亲属学会防止逆行感染的方法：

①保持尿道口清洁，女病人每日用新洁尔灭酊棉球擦拭外阴及尿道口2次，如分泌物过多，可先用0.02%高锰酸钾溶液清洗后，再用新洁尔灭酊棉球（或0.2%碘伏）擦拭；男病人用新洁尔灭酊（或0.2%碘伏）棉球擦净尿道口、龟头及包皮周围皮肤。

②每日定时更换贮尿袋并及时倾倒；更换贮尿袋时引流管位置应低于耻骨联合，防止尿液返流。

③根据具体情况每周由护士更换导尿管1次。

（4）鼓励病人多饮水，并勤更换卧位，以利于冲洗，防止尿液的沉淀；每周应作尿常规检查1次，以便及时发现有无异常，得到及时处理。

(5) 在拔管前教会病人作间歇性引流夹管的方法，以便使膀胱能定时充盈、排空，促进膀胱功能的恢复。

(6) 教会病人在离床活动时，将导尿管和贮尿袋妥善安置。

(八) 给药、治疗技术操作理论问答

1. 备药、发药时应注意的事项有哪些?

答：备药时要注意查对，并注意检查药物质量，凡发现药瓶没有标签或标签模糊，药物有变色、混浊、发霉、沉淀、过期等现象，均不可使用，以保证用药的安全。

发药时还应注意：

(1) 发药前要再次查对、了解病员情况，如因特殊检查、手术而须禁食者，暂不发药，并做好交班。

(2) 发药时，病员如提出疑问，应虚心听取，重新核对清楚，如无错误应耐心解释，再给病员服下。对自理困难的病人，应分别帮助服药。

(3) 发药后要随时观察服药效果及不良反应，如有不良反应，应及时和医生联系，酌情处理。总原则是严格执行查对制度，防止发生差错。

2. 当你把药物送到某病人处时发现他不在病房，他正在生气流泪及他拒绝服药等三种情况，你将如何处理?

答：(1) 他不在病房，应立即寻找病人，将其唤回协助服药，如有特殊检查将药保存好，并交班。

(2) 他正在生气流泪，应耐心劝解，并寻问原因，帮助其解决实际困难，做好心理护理。

(3) 他拒绝服药，应了解患者拒绝服药的原因，并耐心解释服药的重要性。

3. 如何帮助病人达到服药的最佳疗效，减少不良反应?

答：在发药时对病人作好服药的指导：

(1) 服药时间要准，特别是对需维持一定血内浓度的药，如抗

生素类。

(2) 服药时注意药物的相互作用，有配伍禁忌的药，不宜同时服用，如碱性药与酸性药，不可同时服用。

(3) 止咳糖浆服后不宜饮水，一般应在最后服用。

(4) 磺胺类药和解热发汗药，服后要多饮水。

(5) 对促进食欲的药宜饭前服，对胃有刺激性的药应在饭后服。

(6) 服用强心甙类药服前要测量脉搏，计数1min，脉率<60次/min不能服用，并报告医生。

(7) 安眠药不可长期服用，以免成瘾。

(8) 服用铁剂、酸类、对牙齿染色的药应用吸管服，服后漱口，并禁饮茶。

(9) 对小儿、精神病患者、重危病人和服用抗癌药、安眠药的病人应看病人服下再离开。

(10) 服药的姿势最好上身直立位，服药前先饮水滑润食道，服后多饮水，以助药物下咽。

(11) 病人服药后，应随时注意病人服药后的反应（效果和不良反应）并及时与医生取得联系。

4. 发药时怎样才能做到“准确无误”?

答：(1) 严格执行三查七对的发药原则。

(2) 一病人同时服两杯以上药物时，应将两杯药一次取离药盘。

(3) 病人如有疑问重新查对。

5. 如何取用油剂溶液或按滴计算的药液?

答：可先在杯中加少量冷开水，以免药液附着杯壁，影响服下的剂量。

6. 在临床护理中，怎样才能不出差错?

答：(1) 护士要熟悉自己所负责的病人的病情、治疗情况及心理反应。

(2) 在护理操作中严格执行查对制度，杜绝差错做到三查七对：

三查：操作前、操作中、操作后查（查七对的内容）。

七对：对床号、姓名、药名、浓度、剂量、方法、时间。

7. 超声波雾化吸入的优点是什么？超声波雾化吸入装置的结构及原理是怎样的？

答：(1) 超声波雾化吸入的优点是利用超声波声能，把药液变成细微的气雾，雾量大小可以调节，雾滴小而均匀，温度接近体温，药液随着深而慢的吸气可被吸到终末支气管及肺泡。

(2) 结构：

①超声波发生器，通电后输出高频电能。其面板上操纵调节器有灯丝开关、雾化开关、雾量调节旋钮。

②水槽，盛蒸馏水用。水槽下方，有一晶体换能器，接受发生器高频电能后发生超声波声能。

③雾化罐（杯），盛药液用。雾化罐底部是半透明的透声膜，为透析药液用。

④螺纹管和口含嘴（或面罩）。

(3) 原理：当超声波发生器输出高频电能，使水槽底部晶体换能器发生超声波声能，通过透声膜作用于雾化罐内的液体，破坏了药液表面的张力和惯性成为微细的雾滴，通过导管输送给病员。雾化器电子部分可产热，对雾化液轻度加温，使病员能感到吸入温暖舒适的气雾。

8. 什么情况下用超声波雾化吸入法？每次吸入多长时间？

答：(1) 消炎，镇咳（湿润气道，减少刺激），祛痰（稀化痰液，以利排痰）。

(2) 解除支气管痉挛，药物可吸入到呼吸道深部，使气道通畅，改善通气功能。

(3) 胸部手术前后，预防呼吸道感染。

(4) 湿化呼吸道，配合人工呼吸器时使用。

(5) 治疗肺癌、抗肿瘤药的呼吸道给药治疗。

每次吸入 15～20min。

9. 超声波雾化吸入常用的药物有哪些？

答：有 α-糜蛋白酶，氨茶碱，抗生素、地塞米松等。

10. 超声波雾化吸入装置水槽内加什么水？加多少？

答：水槽内放冷开水或蒸馏水 250ml，液面高度 3cm。

11. 在使用过程中若超声波雾化吸入装置水槽水温＞60℃或雾化罐内液体过少应怎么办？

答：(1) 水槽水温＞60℃应先关闭机器再换水，在连续工作时应间隔休息，水槽内水温不得超过60℃。

(2) 雾化罐内液体过少时，应及时增加药量，不必关闭机器，从盖上小孔内注入即可。

12. 超声波雾化吸入器的哪两个部位易损坏，应注意保护？

答：超声波雾化吸入器水槽底部的电晶片和雾化罐底部的透声膜薄且质脆易碎，应轻按，不能用力过猛。

13. 对病人进行超声雾化吸入的操作前应评估什么？

答：操作前应对病人评估的内容包括：

(1) 年龄、病情、意识状态、体位、呼吸状况（有无呼吸困难、咳嗽、咳痰及痰液粘稠情况）及治疗目的。

(2) 病人自理能力、合作程度。

(3) 对超声雾化吸入治疗的知识水平及有无吸烟嗜好。

(4) 病人对疾病治疗的心理反应。

14. 臀部肌内注射时，你怎样协助病人使臀部肌肉放松？

答：病人侧卧位时使上腿伸直，下腿稍屈曲；俯卧位时使足尖相对足跟分开，可使臀部肌肉放松；仰卧位时嘱病人自然平卧，身体放松，勿紧张；坐位时，嘱病人坐位稍高坐正，注射一侧大腿稍伸直可放松肌肉。

15. 怎样选择股外侧肌的注射部位？

答：部位为大腿中段外侧，约7.5cm宽，位于膝上10cm，髋关节下10cm左右。

16. 怎样做到安全，准确无误地注射？

答：(1) 严格遵守无菌操作原则，防止感染。

(2) 认真执行查对制度。

(3) 根据药液量粘稠度和刺激性的强弱，选择合适的注射器和针头。

(4) 选择合适的注射部位，防止损伤血管和神经。

(5) 注射药物应按规定的时间临时抽取，立即注射。

(6) 注射前注射器内空气要排尽；进针后，注射药液前应抽动活塞，检查有无回血。

(7) 熟练掌握无痛注射，注意分散病人注意力并使病人情绪稳定。

(8) 切勿将针栓全部刺入，以防针梗从根部衔接处折断。

(9) 需作长期肌内注射时，注射部位应交替更换。

(10) 两岁以下婴幼儿不宜选用后臀注射，因有损伤坐骨神经的危险，可选用臀中肌，臀小肌注射为佳。

(11) 需要两种药液同时注射时要注意配伍禁忌。

17. 皮下、肌内注射的异同点?

答：相同点：皮下与肌内注射都是将无菌药液注入组织内，比口服吸收发挥药效快。

不同点：

(1) 皮下注射是将小量药液注入皮下组织；肌内注射是将药液注入肌肉组织，可注射刺激性较强或药量较大的药物。

(2) 肌内注射比皮下注射更能迅速发生疗效。

(3) 皮下注射时针头和皮肤呈 30~40°角，不宜超过 45°角以免刺入肌层；肌内注射其针头和皮肤呈直角。

(4) 注射部位，皮下注射可选择上臂三角肌下缘、前臂外侧、腹部、后背、大腿外侧方；肌内注射选择肌肉较厚，离大血管、大神经较远的部位，其中以上臂三角肌、臀大肌、臀中肌、臀小肌、股外侧肌为常选用。

18. 肌内注射为什么会发生硬结? 如何避免注射后出现硬结?

答：常见硬结发生的原因有：

(1) 药物浓度高、刺激性大。

(2) 药物相互作用及配伍禁忌而产生沉淀结晶等刺激组织发生炎症或增生。

(3) 药量过大，局部压力增高致组织缺血、缺氧。

(4) 拉长了注射点，使药液注入皮下，难以吸收。

因此在注射时要注意：

(1) 准备药液时要注意药物相互作用与配伍禁忌，不可将几种药同时抽在一个注射器内注射。

(2) 长期作肌内注射的病人，注意注射部位的更换，必要时建立防硬结交替注射部位的计划。

(3) 对浓度高、刺激性强的药液要注意稀释，注射时针头宜长，进针要深。

(4) 注射药量不可过大。

19. 怎样做到无痛注射?

答：(1) 解除病人的思想顾虑，分散注意力，取得合作，使肌肉松弛，易于进针。

(2) 注射时做到二快一慢，即进针、拔针快，注药慢。

(3) 对刺激性强的药物，针头宜粗长，且进针要深，否则易造成硬结疼痛。

(4) 如果同时注射几种药物，应先注射刺激性小的，再注射刺激性强的，推药液速度也要慢些。

(5) 病人体位舒适、稳定，可减轻疼痛。

(6) 护士良好的沟通技巧，操作动作熟练、轻稳，可减轻疼痛。

20. 应选择什么样的注射器针头为好?

答：注射器应完整，无裂缝，不漏气；针头型号合适，无钩无锈，无弯曲的锐利针头。

注射器分为 1ml、2ml、5ml、10ml，还可按药量多少选用 20、30、50、100ml 的。

针头有 $4\frac{1}{2}$、5、6、$6\frac{1}{2}$、7、8、9 号，依药液性质和粘稠度而定。

21. 注射时应选择合适的注射部位，局部有哪些情况不宜进针?

答：不能在发炎、化脓感染、硬结、疤痕及患有皮肤病处进针。

22. 为病人进行皮下、肌内注射时应对哪些情况进行护理评估?

答：应评估以下内容，以便了解病人情况，在注射中采取相应的护理措施。

(1) 病人的年龄、病情、意识状态、治疗目的。

（2）注射部位局部组织状况，有无炎症、疤痕、硬结及其他皮肤疾患等。

（3）需注射的药液量及性质。

（4）病人的自理能力、合作程度及对皮下、肌内注射的方法和药物治疗的知识水平。

（5）病人对疾病和注射的心理反应。

23. 行皮下、肌内注射时，如何防止交叉感染？

答：（1）操作中严格执行无菌操作的规程。

（2）所用过的注射器、针头应泡入含氯消毒剂溶液内作初步消毒，浸泡时注意必须将注射器内灌满消毒液，并浸没在消毒剂内。一次性使用注射器要毁形后统一处理，不可随意丢弃。

（3）操作前、后，护士应认真洗手，防止交叉感染。

24. 什么是"Z"型注射法？具体应如何操作？

答："Z"型注射法是在肌内注射时使用一种牵拉皮下组织的手法进行注射，在拔出针头后，在组织内留下"Z"型痕迹，并使药液封闭在肌肉组织内，有利于药液吸收，减轻疼痛的一种注射方法。

其操作方法：

（1）常规吸药液更换一无菌针头（避免针头外留有药液）。

（2）选择肌内注射部位，常规消毒皮肤后左手将注射部位皮肤、皮下组织向一侧牵拉，使皮下组织向一侧移位，右手持针垂直刺入肌肉，抽无回血后，注入药液，注射毕拔出针头，左手再松开组织，使药液封闭在肌肉组织内，注射后不需按摩局部，以免药液进入皮下组织产生刺激而引起疼痛。

25. 怎样选择合适的静脉进行穿刺？

答：（1）应选择粗直、弹性好、不易滑动而易于固定的静脉，避开关节和静脉瓣。

（2）如需长期静脉给药，为了保护血管，应有次序地先下后上，由远端到近端地选择血管，进行注射。

26. 常选用上肢的哪几支血管？

答：有肘窝的头静脉、正中静脉、贵要静脉、前臂内侧静脉、手背静脉。

27. 怎样确定股静脉穿刺部位?

答：在股三角区。股静脉位于股鞘内，在腹股沟韧带下方紧靠股动脉内侧。体表定位法：髂前上棘和耻骨结节之间划一联线，连线中点向下划一直线，与腹股沟交叉点是股动脉走向的部位，股静脉在股动脉内侧 0.5cm 处。

28. 静脉注射常见的失败原因有哪些?

答：(1) 针头刺入过深，穿透下面血管壁。

(2) 针头斜面一半在管腔外，药液溢出至皮下。

(3) 针刺太深，药物注入深部组织，有痛感，但局部不一定隆起。

29. 系止血带时距穿刺点多远为宜?

答：在穿刺部位的上方（近心端）约 6cm 处扎止血带为宜。

30. 为病人实施静脉注射或采血标本时，如何防止交叉感染?

答：(1) 操作中严格执行无菌操作的规程。

(2) 所用过的注射器、针头应浸泡入含氯消毒剂溶液内初步消毒，浸泡时注意必须将注射器灌满消毒液，并浸没于消毒剂内，使用一次性注射器要统一处理（毁形），不可随意丢弃。

(3) 病人所用止血带一人一根，用后泡入消毒液内或集中消毒处理。

(4) 注射局部所垫的治疗巾或纸巾做到一人一巾，用后消毒处理或焚烧处理。

(5) 用过的棉签集中焚烧处理。

(6) 操作前、后，护士要认真清洗、消毒双手。

31. 怎样配制青、链霉素的皮试液? 每 ml 含多少单位?

答：青霉素：(1) 一瓶为 20 万单位，注入 1ml 无菌等渗盐水，则每 ml 含 20 万单位。

取 0.1ml，加无菌等渗盐水至 1ml 每 ml 含 2 万单位。

取 0.1ml，加无菌等渗盐水至 1ml，每 ml 含 2000 单位。

取 0.1~0.25ml，加无菌等渗盐水至 1ml，每 ml 含 200~500 单位，每次配制时须将溶液混合均匀。

(2) 取青霉素 40 万单位/支，注入无菌等渗盐水 4ml(浓度为 10 万单位/ml)，抽取 0.1ml，用等渗盐水稀释成 20ml(浓度为 500 单位/ml)。

链霉素：一瓶为 1 克（100 万单位），用无菌等渗盐水 3.5ml，溶解后为 4ml。每 ml 含 0.25g（25 万单位）。

取 0.1ml，加无菌等渗盐水至 1ml，每 ml 含 2.5 万单位。

取 0.1ml，加无菌等渗盐水至 1ml，每 ml 含 2500 单位。

32. 药物过敏皮试阳性如何判断？

答：局部皮丘隆起，并出现红晕硬块，直径大于 1cm 或红晕，周围有伪足、痒感，严重时可出现过敏休克。

33. 青霉素过敏反应的症状有哪些？如何配合抢救过敏性休克？

答：症状有

(1) 过敏性休克。

呼吸道阻塞症状为喉头水肿，肺水肿。表现有胸闷、气促、伴濒危感。

循环衰竭症状为面色苍白、血压下降、冷汗、紫绀、脉细弱、烦燥不安。

中枢神经系统症状为头晕、眼花、面及四肢麻木、抽搐，意识丧失，大小便失禁。

皮肤过敏症状为瘙痒、荨麻疹，上述症状以呼吸道症状或皮肤搔痒最早出现。

(2) 血清病型反应。用药后迟发在 7～12 天内发生，症状有发热、瘙痒、皮疹，关节肿痛、全身淋巴结肿大。

(3) 各器官或组织的过敏反应。皮肤过敏、呼吸道过敏、消化道过敏反应的症状。

过敏性休克抢救：

(1) 立即停药，病人平卧就地抢救，报告医生。

(2) 即刻皮下注射，0.1% 盐酸肾上腺素 0.5～1ml，如症状不缓解，可每隔半小时再皮下或静脉重复注射 0.5ml 至脱离危险。

(3) 吸氧，如心跳骤停给予心肺复苏，喉水肿给气管切开。

(4) 给予激素类药物起抗过敏作用，血压下降给升压药。

(5) 观察病情，注意 T、P、R、BP 及尿量的变化，并保暖，不宜搬动。

(6) 遵医嘱给予纠正酸中毒。

34. 临床常用的哪些药物需做过敏试验？若病人诉有过敏史时怎么办？

答：使用青霉素、链霉素、破伤风抗毒素、普鲁卡因、细胞色素 C、碘制剂时，需做过敏试验。已知有青霉素过敏史者禁止作过敏试验，并在医嘱本、病历牌、病人姓名一览表及床头牌上注明：青霉素皮试“阳性”，做好交班。

35. 什么叫破伤风抗毒素“脱敏注射”？在哪种情况下采用“脱敏注射法”？

答：在使用破伤风抗毒素前将破伤风抗毒素稀释后，分小量多次注射到体内，避免了因大量变应原与肥大细胞上 IgE 抗体结合而引起剧烈反应。这种小量分次注入变应原，耗竭体内 IgE，使机体脱敏的方法称脱敏注射。凡皮内过敏试验为阳性反应，而又必须注射者采用脱敏注射。

36. 破伤风抗毒素脱敏注射的方法如何作？

答：将破伤风抗毒素 1ml，用生理盐水稀释至 10ml，先肌内注射 1ml，观察 15min 若无过敏反应症状再注射 3ml，再观察 15min，如仍无过敏反应将所剩之药液一次注射完毕。或者

次数	抗毒血清	等渗盐水	注射类
1	0.1ml	加 0.9ml	肌内注射
2	0.2ml	加 0.8ml	肌内注射
3	0.3ml	加 0.7ml	肌内注射
4	余量	稀释至 1ml	肌内注射

37. 青霉素、链霉素、破伤风抗毒素、细胞色素 C、普鲁卡因皮试液的浓度是多少？

答：青霉素皮试液为 200～500U/ml

链霉素皮试液为 2 500U/ml

破伤风抗毒素皮试液为 150IU/ml

细胞色素 C 皮试液为 0.75mg/ml

普鲁卡因皮试液为 2.5mg（0.25%普鲁卡因）/ml

38. 如何做碘过敏试验？

答：碘过敏试验一般应在造影前 1～2 天作过敏试验，阴性者

方可作碘造影检查。其常用的方法：

（1）皮内试验法。取碘造影剂0.1ml作皮内注射，20min观察结果，局部有红肿、硬结、直径大于1cm为阳性。

（2）静脉注射试验法。取碘造影剂1ml缓慢行静脉注射，注射后5～10min观察结果，有血压、脉搏、呼吸和面色等改变者为阳性。

少数病人过敏试验阴性，但在造影时使用碘造影剂，仍会发生过敏反应。因此必须先作皮内试验，阴性者再做静脉试验，如仍为阴性者方可使用，但仍需备好急救药品。

39. 如何进行皮试的对照试验？

答：酒精消毒局部皮肤后用一无菌的1ml注射器、针头，抽吸无菌等渗盐水，在另一前臂相同部位，注入皮内0.1ml等渗盐水，20min观察反应，与皮试的药液反应相对照。

40. 静脉输液的目的是什么？

答：（1）纠正水和电解质失调，维持酸碱平衡。

（2）补充营养，维持热量。

（3）输入药物，达到治疗疾病的目的。

（4）抢救休克，增加循环血量，维持血压。

（5）输入脱水剂，提高血液渗透压，以达到减轻脑水肿、降低颅内压、改善中枢神经系统功能的目的。

41. 静脉输液常用的溶液有哪些？

答：（1）供给水份和热量用5%～10%葡萄糖注射液。

（2）供给电解质用0.9%氯化钠、5%葡萄糖氯化钠、复方氯化钠等注射液。

（3）调节酸碱平衡用5%碳酸氢钠、11.2%乳酸钠溶液等。

（4）增加循环血容量各种右旋糖酐注射液、代血浆等。

（5）利尿脱水用甘露醇，山梨醇，高浓度葡萄糖注射液等。

（6）其它有浓缩白蛋白、水解蛋白等，可维持机体胶体渗透压，补充蛋白质，减轻组织水肿。

42. 成人、小儿静脉点滴的速度如何掌握？

答：一般成人每分钟滴入40～60滴。

儿童每分钟滴入20～40滴。或根据病人具体情况来决定。

43. 根据哪些因素来调节输液的滴速?

答：根据病情、年龄、药物性质、治疗需要来调节输液滴速，如年老体弱、婴幼儿、心肺疾患病员输入宜慢。脱水严重、心肺功能良好者，速度可快。

利尿脱水剂的补给速度可快，但高渗盐水、含钾药、升压药等滴入速度宜慢。

44. 输液中如发生急性肺水肿应采取哪些急需措施?

答：(1) 立即停止输液或减速，使病人端坐，两腿下垂，以减少静脉回流，减轻心脏负担。

(2) 加压给氧，氧气应经20%～30%酒精湿化后吸入，酒精能降低肺泡内泡沫的表面张力，使泡沫破裂、消散，从而改善肺通气功能，减轻缺氧。

(3) 按医嘱给镇静剂和扩血管药物及毛地黄等强心剂。

(4) 必要时四肢用止血带或血压计袖带加压轮扎，以阻断静脉血流，每隔5～10min轮流放松一侧肢体的止血带，可有效地减少静脉回心血量，待症状缓解后，逐步解除止血带。

45. 一病人在输液中主诉发冷不适时你应作什么护理评估? 采取何护理措施?

答：(1) 应立即给病人测量体温，评估病人有无发热和伴随的其他症状，以确定是否发生输液发热反应。

(2) 如评估结果病人确定为发热反应，应减慢滴速，并报告医生加强观察，如症状无改善，应停止输液。

(3) 保留剩余药液与输液器，必要时送检查热源。

46. 常见的输液故障有哪些? 如何排除?

答：(1) 溶液不滴

①针头滑出血管外，另选血管重新穿刺。

②针头斜面紧贴血管壁，调整针头位置或变换肢体位置。

③针头阻塞，挤压靠近针头的输液管，如无回血，更换针头重行穿刺。

④压力过低，抬高输液瓶位置。

⑤静脉痉挛，热敷局部。

(2) 茂菲氏滴管内液面过高，将滴管上端夹住，开放旁侧小孔，使液体流至滴管口处，关闭小孔，放松调节器。

（3）茂菲氏滴管内液面过低，将滴管下端夹住开放旁侧小孔，溶液流入滴管至适当高度时，关闭旁侧小孔，放松下端夹子继续滴注。

（4）输液过程中如输液管内液体自行下降，则应检查滴管上端橡皮胶管和茂菲氏滴管有无漏气，必要时，予以更换。

47. 某病人自晨八时开始输液1 000ml,60 滴/min，何时可输完毕?

答：按 30 滴为 1ml，则 60 滴/min 等于 2ml/min，则 60min 输 120ml，约 8.3h 输完；如按 20 滴为 1ml 计算，约应 5.56h 输完。

48. 某病人输液 2 000ml 需 9h 完成，每分钟的滴数应为多少?

答：（1）2 000 ÷ 9 = 222.2ml/h

（2）222.2 ÷ 60 = 3.7ml/min

（3）3.7 × 30 滴 = 111 滴/ml；如按每毫升 20 滴计算每分钟应 74 滴。

49. 为病人静脉输液前应作哪些护理评估?

答：（1）评估病人年龄、病情、意识状态、出入液量、心肺功能。

（2）输液的目的，病人有无药物过敏史，需注药物的性质、剂量和医嘱要求。

（3）病人局部皮肤有无破损、皮疹、感染。静脉血管是否充盈、有弹性以及血管的滑动度。

（4）病人对输液治疗的知识水平。

（5）病人的自理能力、合作程度。

（6）病人的心理反应。

（7）输液所用设备是否齐全、符合要求。

（8）环境是否舒适、和谐。

50. 为病人输液时应如何向病人解释?

答：向病人解释输液的目的及配合方法，取得病人合作，并询问病人哪侧为习惯用手及有无其他需要帮助的问题（如排便、体位等）并给予及时解决。一般情况尽量避免在习惯用手输液，以防使病人独立性受限。

还应根据病人知识水平，讲解输入药物的作用及输液故障观察的内容，以促进病人参与自己的健康活动。

51. 输液中发生空气栓塞的原因是什么？如何防治？

答：原因：输液导管内留有空气，输液导管之间连接不紧，加压输液无人看守或更换、加液不及时致空气进入导管，使空气流入静脉内，进入静脉的空气被带到右心房，入右心室。如空气量小，则损害较小；如空气量大，在右心室内阻塞肺动脉入口，使血液不能进入肺内，引起严重缺氧，甚至死亡。

防治：

（1）输液时必须将空气排尽，输液器连接处要紧密勿脱开，加压输液时要有人留守，更换、加药液要及时，并检查导管内有无空气进入，及时处理好。

（2）如病人突然出现呼吸困难、严重紫绀、心前区听诊可闻及响亮持续的“水泡音”时，应立即停止输液，助病人头低足高左侧卧位，使肺动脉的位置低于右心室，气泡可向上飘移到右心室，避开肺动脉口。由于心脏搏动将空气混成泡沫，分次小量进入肺动脉内，解除肺动脉入口处的阻塞。

（3）同时给病人氧气吸入。

52. 一患者输液部位沿静脉走向出现条索状红线，局部组织发红、肿胀、灼热、疼痛，你将如何处理？如何预防此类情况的发生？

答：了解病人输入液的浓度是否过高，药液的刺激性是否较强，导管置留时间是否过长及无菌操作执行的情况，以确定病人出现此种情况的原因。根据病人的临床表现可考虑病人发生静脉炎，应将其患肢抬高并制动，局部用95%乙醇或50%硫酸镁热湿敷，或给予超短波理疗，按医嘱执行抗生素治疗。

为了避免类似情况的发生，在输液中要严格执行无菌操作，对一些刺激性较强的药物，使用时要充分稀释后再输入，以免对血管壁造成刺激，并防止药物溢出血管外，对长期输液的病人要有计划的更换注射部位，以保护静脉。

53. 哪些病人需要输血？其目的是什么？

答：（1）出血，是输血的主要适应征。一般一次失血在500ml

以内，可由组织间液进入血液循环而引起代偿作用；失血在500～800ml，可输等渗盐水，平衡液、血浆代用品或全血；失血大于1 000ml者应及时给予输血。

(2) 贫血和低蛋白血症，输入全血，浓缩或洗涤红细胞可纠正贫血；血浆、白蛋白液用于低蛋白血症，以提高机体的耐受性。

(3) 严重感染输血可提供抗体、补体等，以增强机体抗感染能力，一般采用多次少量的方式输入新鲜血或成分血。

(4) 凝血异常，对患有出血性疾病的病人，可输新鲜血或成分血，血小板、凝血因子、纤维蛋白元等。

54. 输入成分血时需注意什么?

答：除了输血的注意事项以外，输入成分血还应注意：

(1) 成分血除红细胞外必须在24h内输完。

(2) 除血浆、白蛋白外均需做交叉配血试验。

(3) 成分血每袋量少，输血过程中护士应严密监护，不能擅自离开。

(4) 需一次输入多个供血者的成分血时，在输血前根据医嘱给抗过敏药物，减少过敏反应的发生。

(5) 一般应先输成分血再输全血，以保证成分血的新鲜。

55. 输入大量库存血后，为什么病人易出现手足搐搦、心率减慢？如何预防?

答：大量输血同时也输入了大量枸橼酸钠。如病人肝功能不全，肝脏无法及时将枸橼酸钠氧化破坏，致体内枸橼酸钠未被氧化即和血中游离钙结合而使血钙下降，出现以上症状。为预防低血钙，在病人输入库血1 000ml以上时，须按医嘱静脉注射10%葡萄糖酸钙或氯化钙10ml，以补充钙离子。

56. 什么疾病会通过输血传播？应怎样预防?

答：供血者的某些疾病可通过输血传播给受血者。主要有病毒性肝炎、疟疾、艾滋病、性病等。预防的主要措施是净化血源，选择供血者的条件必须严格，才能预防疾病的传播。

（九）冷、热应用技术操作理论问答

1. 热疗的作用是什么？

答：热疗的作用是

（1）促使炎症消散或局限。

（2）缓解疼痛。

（3）减轻深部组织充血。

（4）保暖。

2. 婴幼儿、老人，昏迷及肢体麻痹的病人用热水袋时注意什么？

答：（1）应用热水袋时，温度应在50℃以内，并多包一块大毛巾，或放在两层毛毯之间，使热水袋不直接接触病员的皮肤。

（2）使用热水袋要严格执行交班制度，并经常巡视观察皮肤颜色，如发现皮肤潮红，应立即停止使用，并在局部涂上凡士林，以保护皮肤。如需要持续保持一定的温度，当水温降低后应及时更换热水。

3. 哪些病人及部位不宜用冷疗？为什么？

答：（1）组织破损及慢性炎症，用冷疗可使局部毛细血管收缩，血流量减少，组织营养不良，影响伤口愈合及炎症吸收。

（2）局部血液循环明显不良，用冷可加重血液循环障碍，导致局部组织缺血缺氧而变性坏死。

（3）对冷过敏者，用冷后可出现皮疹、关节疼痛、肌肉痉挛等。

（4）禁用冷疗的部位：

枕后、耳郭、阴囊处忌冷以防冻伤；心前区忌冷以防反射性心率减慢，心律失常；腹部忌冷以防腹泻；足底忌冷防反射性末梢血管收缩，影响散热或引起一过性的冠状动脉收缩，因此有心脏病及高热患者应避免足底用冷。

4. 冷疗的护理目的是什么？

答：冷疗的护理目的：

（1）减轻局部的充血和出血。

（2）减轻疼痛。

（3）控制炎症的扩散。

（4）降低体温。

5. 病人在使用冰袋或热水袋，你下班前应作什么？

答：应认真检查冰袋或热水袋的温度、放置的位置等使用情况及病人局部组织状态，并严格执行交班。

6. 一般用冰袋多长时间为宜？为什么？

答：一般用冷（无药物辅助或低温设备下）时间不超过 15～20min，时间过长或反复用冷可导致不良反应，如出现寒战、面色苍白，还可影响脉搏和呼吸；局部用冷时间过长，则局部营养、生理功能及细胞代谢都会发生障碍，直至组织死亡脱落。因此在用冷过程中，应严密观察皮肤的情况，避免冻伤。

7. 热水袋、冰袋用后如何处理？

答：热水袋、冰袋用后将水倒出，内外洗净，倒挂、晾干，再吹入空气，拧紧盖子以防橡胶粘连，放回原处。保存时，防止与锐利器械相碰撞而损坏。热水袋与冰袋布套清洁后消毒备用。

8. 酒精拭浴降温的原理是什么？其拭浴的浓度及温度是多少？

答：酒精是一种挥发性的液体，酒精在皮肤上迅速蒸发同时带走和吸收大量的热，又因酒精具有刺激皮肤血管扩张的作用故其散热能力较强。

一般患者拭浴时在治疗碗内放置 25%～35%酒精 100～200ml，温度 27～37℃。

9. 酒精拭浴过程中应如何观察病情？如发现异常情况怎样处理？

答：拭浴时要注意病员全身情况。发现病员出现寒战、面色苍白、脉搏或呼吸异常时，应停止操作并通知医生。

10. 酒精拭浴前冰袋应放置何处？为什么？

答：酒精拭浴前先置冰袋于头部，以助降温并防止由于拭浴时表皮血管收缩，血液集中到头部，引起充血。

11. 急性细菌性结膜炎为什么不能做热敷？

答：使用热敷致局部温度升高，有利于细菌繁殖和分泌物增加，而使炎症加重。

12. 行物理降温后什么时间测量体温为宜？如何绘制？

答：降温后半小时测量体温为宜。将降温后体温符号绘制在降温前体温同一纵格内，用红圈表示，以红虚线和降温前温度相连。

13. 酒精拭浴何时可以取下冰袋、热水袋？

答：拭浴后半小时测量体温，如体温降至39℃以下，应取下头部冰袋。拭浴完毕，穿好衣服后取下足底热水袋。

14. 酒精拭浴需对病人进行哪些护理评估？

答：评估病人病情、年龄、意识状态、体温数值（39.5℃以上）、对冷刺激的耐受度、合作程度、环境是否隐蔽及病人对拭浴的心理反应（如病人不愿接受可采用温水擦浴法）。操作中随时询问病人的感受，发现病人不适及时给予处理。

15. 面部鼻唇沟处疖肿能否做热敷？为什么？

答：不能做。因为鼻唇沟处是面部三角区范围之内，此处有丰富的淋巴管和血管，其静脉和颅内相通，且无静脉瓣，血可以逆流。发生疖肿感染后如做热敷，可促进血流的增加，使局部病灶的细菌经内眦静脉到达颅内，引起海绵窦炎症，故不能做热敷。

16. 复苏过程中为什么要用头部冰帽或冰槽降温？

答：复苏过程使用冰帽或冰槽降温是为了降低脑组织的代谢率，减少其耗氧量，提高脑细胞对缺氧的耐受性，减慢或制止其损害的进展，有利于脑细胞的恢复。

（十）标本采集技术操作理论问答

1. 标本采集应遵守哪些原则？

答：(1) 按医嘱要求采集标本。根据检验的目的选择适当的容器，容器外必须贴好标签，以便核对防止发生差错。

(2) 操作前做好评估、核对和向病人或家属的解释工作，以便能顺利、正确的采集标本。

(3) 保证标本的质量。做到采集的方法、采集量、采集时间正确、并将采集的标本及时送检，以便对诊断、治疗提供有价值的检验资料。

(4) 培养的标本采集时应注意无菌操作，并应在使用抗生素之前采集，如已使用，应在检验单上注明。同时要注意标本容器要符合检验要求，如容器必须无菌，不混入其他消毒剂、药物，培养基的量要足够，无混浊、变质等，以保证检查结果的准确性。

2. 收集12h或24h尿标本时常用的防腐剂有哪些？有何作用？

答：常用的防腐剂有：

（1）甲醛，能固定尿中的有机成分，防腐。

（2）浓盐酸，能防止尿中激素被氧化，防腐。

（3）甲苯，能保持尿液的化学成分不变，防腐。

（十一）急救技术操作理论问答

1. 氧气装置压力表读数表示什么？

答：指针所示为氧气筒内每平方厘米所承受压缩氧气的压力。如指针指在120刻度处，表示筒内压力为$120kg/cm^2$（11.76MPa），压力越大，则说明氧气贮存量越多。

2. 减压器在氧气表的什么部位？有什么作用？

答：在压力表的下端连接氧气筒的气门上。

减压器是一种弹簧自动减压装置，氧气自筒内流出时经过此装置降低其压力，可将氧气筒内压力减低至0.20～0.29MPa（$2\sim3kg/cm^2$），使流量平稳保证安全，便于使用。

3. 流量表有什么作用？读数怎样表示？

答：作用是测量每分钟流出的氧气量，一般以L/min计算。当氧气流过表时，将表中的浮标吹起，浮标上端平面所指刻度即为每分钟流出的氧气量。

4. 在一般情况下湿化瓶内放什么液体？肺水肿时瓶内放什么液体？为什么？

答：一般情况下，湿化瓶内放1/3的凉开水，肺水肿时瓶内应放20%～30%酒精，因为酒精可降低肺泡内泡沫的表面张力，使泡沫破裂，扩大气体和肺泡壁接触面，使气体易于弥散，改善气体交换功能。

5. 装氧气表应注意哪些问题？

答：（1）装表前先打开氧气筒上总开关，冲走氧气筒上气门处杂质后关闭。

(2) 装表时护士应站在氧气筒气门的对侧。

(3) 将氧气表的螺旋与氧气筒的气门衔接，用搬子拧紧，注意使氧气表直立于氧气筒旁。

(4) 检查有无漏气。

(5) 湿化瓶的长、短管连接应正确，不可接错。

6. 病人吸氧时流量为3L/min，问氧气浓度是多少？

答：用公式，吸氧浓度 $=21+4\times3=33\%$。

7. 怎样润滑鼻导管？在插管过程中出现呛咳说明什么？怎样处理？

答：(1) 鼻导管前端用水润滑即可。

(2) 插管过程中出现呛咳可考虑为插管过深，刺激咽喉部或进入气管所致，可拔出少许，呛咳可缓解。

8. 病人吸氧过程中突然出现青紫，检查鼻导管仍通畅，考虑什么情况？

答：首先考虑病人呼吸道有无痰液阻塞或支气管痉挛而不畅，并给予及时处理。

9. 如何保证病人用氧的安全？

答：(1) 防火、防震、防油、防热，不可在氧气筒旁用火和易燃品，搬运时避免碰撞、滚动和剧裂震动，严禁在氧气筒螺旋口和鼻导管涂油，严禁接触油脂物质或用带油的手拧螺旋。

(2) 筒内氧气切勿用完。

(3) 存放阴凉处。

(4) 使用中调节流量应注意严格执行操作规程。

(5) 对病人和家属作好健康教育。

10. 氧气筒压力降至多少则不宜再用？为什么？

答：降至 $5kg/cm^2$ 时，不宜再用；以防止灰尘进入筒内，再充气时发生爆炸的危险。

11. 为病人吸氧时应进行哪些护理评估？

答：评估 (1) 病人的年龄、病情、意识状态、呼吸状态，缺氧程度。

(2) 鼻腔状况，有无鼻息肉、鼻中隔偏曲或分泌物阻塞。

（3）用氧的目的。

（4）自理能力、合作程度、对给氧的知识水平和心理反应。

（5）所具备的器械、设备情况。

12. 对慢性缺氧的病人应如何供氧？

答：应以低流量，低浓度，持续给氧为宜，因为病人长期动脉二氧化碳分压增高，呼吸中枢对二氧化碳刺激的敏感性降低，主要依靠缺氧刺激动脉体和颈动脉窦的化学感受器，通过反射维持呼吸。此时如给病人大流量氧气，使血氧分压增高，缺氧解除，通过化学感受器刺激呼吸作用减弱或消失，致使呼吸变浅或暂停，反而加重二氧化碳的潴留和呼吸性酸中毒，所以要低流量持续给氧。

13. 为病人吸氧时应注意什么问题？

答：（1）供氧前作好护理评估，以便采用正确的给氧方法。

（2）严格遵守操作规程，注意用氧安全，切实做好“四防”。

（3）使用氧气时，应先调节流量而后使用；停用时先拔出导管，再关氧气开关；需中途改变流量时，先将氧气和鼻导管分离，调节好流量后再接上，以免操作失误，大量氧气突然冲入呼吸道而损伤肺组织。

（4）给氧中注意观察病人缺氧是否改善，可根据病人脉搏、血压、精神状态、皮肤颜色及湿度、呼吸方式等有无改善来衡量氧疗效果，也可测定动脉血气分析判断疗效，从而选择适当的用氧浓度。

（5）经常检查氧流量表浮标是否置于预定的刻度上，以保证正常的给氧量。同时应对病人和家属作好解释，使病人和家属了解给氧注意事项，配合操作，以免病人和家属因知识缺乏，擅自调节氧流量，而影响治疗。

（6）持续鼻导管用氧者，应防止鼻导管堵塞，及时清除鼻腔分泌物，每日更换导管2次以上，更换导管时双侧鼻孔交替插管。注意氧气进入呼吸道前必须经湿化瓶湿化。

（7）氧气筒内氧气不可用尽，当压力表指针降至0.49MPa（$5kg/cm^2$）时，即应更换不可再用。

（8）对未用或已用空的氧气筒，应分别挂“满”或“空”的标志，以免影响抢救速度。

14. 长时间高浓度吸氧会发生哪些并发症?

答：长时间给机体吸入氧浓度超过 60%，有引起氧中毒、肺不张、呼吸抑制及晶体后纤维组织增生的危险。

(1) 氧中毒　是机体长时间吸入高浓度氧而导致的临床综合征。氧中毒的特征是肺实质改变，如肺泡壁增厚、出血。病人可表现为胸骨后疼痛、不适、有灼热感，继而出现恶心、呕吐、烦躁、断续的干咳和进行性呼吸困难。特殊表现是吸氧浓度增加，但病人的动脉血氧张力却不能维持在正常范围内。防治氧中毒唯一有效的方法即降低氧浓度，常压下吸入浓度为 25% ~ 40% 的氧是安全的，浓度 40% ~ 60% 时有可能引起毒性反应，因此当吸入氧浓度大于 60% 时必须限制在 48h 以内，浓度超过 90% 的氧疗只能限于短时间应用，如心肺复苏时，不应超过 24h。

(2) 肺不张：正常情况下肺泡的扩张是靠肺泡内不被血液吸收的氮气支撑的，当吸入高浓度氧后，肺泡内大量氮气被氧气冲掉而氧又很快被吸入血液而导致肺萎陷。分泌物阻塞支气管也可出现肺不张，因此应指导病人多咳痰，作深呼吸，经常改变卧位和姿势，防止分泌物阻塞瘀积和降低吸氧浓度预防肺萎陷的发生。

(3) 呼吸抑制；常出现在低氧血症伴二氧化碳潴留的病人，当吸入高浓度氧时易导致对呼吸中枢的抑制。这类病人应给予持续低流量，低浓度吸氧，以防止发生呼吸抑制。

(4) 晶体后纤维组织增生：常发生于保暖箱中早产儿。当保暖箱内所供氧气浓度过高时，可引起婴儿视网膜血管收缩，而后发生视网膜组织纤维化导致永久失明。

15. 对病人实施氧疗之前应对缺氧情况进行哪些评估?

答：氧疗之前必须对缺氧情况进行评估，以便了解病人缺氧的原因、类型及缺氧的程度，以决定如何给氧。缺氧评估主要包括以下几方面：

(1) 病史，以便了解缺氧的原因，如所患的疾病，此次缺氧发生的急缓程度等。

(2) 临床表现：通过病人主诉和体格检查判断病人有无呼吸困难、胸闷、气喘、出汗、烦躁不安、紫绀、心率加快、意识障碍等症状。

(3) 实验室检查：通过动脉血气分析，测定动脉血氧分压、血氧饱和度等来判断病人缺氧的情况以确定给氧的方式、浓度、流量、时间。

	紫绀	呼吸困难	神志	血气分析 氧分压 (PaO_2)(kPa)	二氧化碳分压 ($PaCO_2$)(kPa)	血氧饱和度 (SaO_2)
轻度缺氧	轻	不明显	清楚	6.6~9.3	>6.6	>80%
中度缺氧	明显	明显	正常或烦躁不安	4.6~6.6	>9.3	65%~85%
重度缺氧	显著	严重，三凹征明显	昏迷或半昏迷	4.6以下	>12.0	<65%

16. 急性中毒病人采用何种方法减少毒物吸收?

答：急性中毒病人应迅速采用口服催吐法，以排出毒物，必要时进行洗胃，以减少毒物的吸收。插管时动作要准确、轻柔，以防损伤食道粘膜或误入气管。

17. 哪些病人洗胃要谨慎和禁忌洗胃?

答：消化道溃疡、食道阻塞、食道静脉曲张、胃癌等病人一般不作洗胃，昏迷病人宜谨慎。吞服强酸或强碱等腐蚀性药物，禁忌洗胃，以免造成穿孔，此类病人可按医嘱给予药物或物理对抗剂，如牛奶，豆浆、蛋白水（用生鸡蛋清调至200ml）、米汤等以保护胃粘膜。

18. 洗胃时，每次灌入洗胃液多少？为什么?

答：每次灌入洗胃液为300~500ml为宜，如灌入过多，液体可从口鼻腔涌出，有发生窒息的危险，并易导致急性胃扩张，使胃内压上升，促使毒物进入肠道，增加毒物吸收。突然胃扩张使迷走神经兴奋，可引起反射性心跳骤停。

19. 对幽门梗阻病人应如何洗胃?

答：为幽门梗阻病人洗胃时，需记录胃内潴留量，以了解梗阻情况，供临床输液参考。如灌洗液为2 000ml，洗出液量为2 500ml，表示胃潴留量为500ml。同时洗胃的时间宜在饭后4~6h或空腹时进行。

20. 洗胃过程中应注意观察什么?

答：在洗胃过程中，应随时注意观察病人的面色、脉搏、呼吸和血压的变化，如病人感到腹痛，灌洗出的液体呈血性或出现休克现象，应立即停止洗胃，并与医生联系，采取相应的急救措施。同时观察和记录灌洗液的名称、液量，洗出液的性质、颜色、气味及量，病人的一般情况等。

21. 洗胃时病人应取何种体位?

答：洗胃时病人宜取坐位或半坐位，中毒较重的病人宜取去枕左侧卧位。

22. 敌敌畏、敌百虫、巴比妥类药、灭鼠药（磷化锌）中毒，应选用何种溶液洗胃?

答：敌敌畏中毒可选用 2% ~ 4% 碳酸氢钠、1% 盐水、1:1 5000 ~ 1:20 000 高锰酸钾洗胃。

敌百虫中毒可选用 1% 盐水或清水、1:15 000 ~ 1:20 000 高锰酸钾洗胃。禁忌使用碱性药物，因为敌百虫遇碱性药物可分解出毒性更强的敌敌畏，其分解随碱性的增强和温度的升高而加速。

巴比妥类药中毒可选 1:15 000 ~ 1:20 000 高锰酸钾洗胃，硫酸钠导泻。

灭鼠药中毒可选 1:15 000 ~ 1:20 000 高锰酸钾，0.1% 硫酸铜洗胃，禁用脂肪类食物如牛奶、鸡蛋及油类，以免促进磷的溶解和吸收。

23. 为中毒病人洗胃时，应给予哪些心理支持?

答：中毒病人有自服毒物者也有误服毒物者，但入院后多数病人心理紧张、恐惧。因此护理人员均应真诚相待，积极迅速的准备洗胃用物及洗胃溶液，争分夺秒安置患者。对意识清楚者，作好解释，使病人配合口服催吐或插胃管洗胃。在洗胃过程中随时注意观察病人的病情变化，及时与病人沟通，询问其感受，使病人感受到医务人员的关心和负责态度，以增强其信心。另外对于自服毒物的病人，注意维护病人的隐私权，避免议论病人中毒的原因及病情，以保护病人的自尊心，积极配合抢救治疗。

24. 怎样检查吸引器性能是否良好?

答：将吸引器接上电源，打开开关，查看吸引器连接的导管是否正确，吸力是否正常，根据病人情况及痰粘稠度调节负压后(40.0 ~ 53.3kPa)，用等渗盐水试吸，检查导管是否通畅。导管通畅，吸力好可使用。

25. 吸痰时如遇阻力或不易吸出痰怎么办？为小儿吸痰时应注意什么？

答：遇有阻力，不可强力插入，不易吸出痰时可滴入少量化痰药液如 α-糜蛋白酶并可叩拍胸背部，通过轻轻振动，促进痰液吸出，或用超声雾化吸入，使痰液稀化后吸出。

为小儿吸痰时，应用细导管，吸力要小，动作要轻。

26. 吸痰的时间应如何掌握？

答：为病人吸痰时，动作要轻柔，从深部向上提拉，左右旋转，吸净痰液。每次吸痰时间不应超过 15s，以免病人缺氧，缺氧严重者吸痰前后应给予吸氧。

27. 吸痰时注意观察什么？

答：吸痰过程中注意观察病人吸痰前后呼吸情况变化，有无缺氧表现，观察吸出痰的颜色、量和气味、性质及粘稠度，并观察口腔粘膜有无损伤及病人的一般情况，作好记录。

28. 病人突然失去知觉，抢救时为什么先要打开气道？

答：气道是指气体从口到肺脏的通道，包括鼻、口腔、咽喉和气管。当病人失去知觉时肌肉张力完全消失，舌肌松弛向后下坠，堵塞咽喉部，造成呼吸道阻塞，所以抢救先要打开气道。

29. 实施人工呼吸时应注意什么？

答：(1) 病人必须平卧，头向一侧躺在木板上或硬板上。

(2) 解开衣领及腰带等束缚物，以免阻碍呼吸。

(3) 鼻、口腔有分泌物阻塞者应先去除，如舌后坠时应托起或拉出，口腔有假牙者应取下。

(4) 口对口或口对鼻吹气量要适度，吹气量过小病人不能得到足够的氧气量，吹气量过大易引起胃胀气。

(5) 吹气的同时不要按压胸部。

(6) 口对口吹气要捏紧鼻孔，并注意用口将病人口包严密，口对鼻吹气也要注意用口将病人鼻孔包紧，闭紧病人口腔。以保证吹气的有效性。

30. 人工循环挤压胸部时用力过猛或过小会出现什么情况？

答：过猛造成肋骨骨折、气胸，以至肝破裂等并发症。

过小，达不到挤压胸部的作用，延误抢救时机。

31．现场急救时，为伤员疏通气道的方法有哪些？

答：有仰头举颏法、仰头抬颈法、仰头抬颌法，可根据受伤的具体情况选用。

32．判定心脏骤停的标志是什么？

答：判定心脏骤停的主要标志是：意识突然丧失、抽搐或昏迷、颈动脉消失。辅助标志是：呼吸停止、瞳孔散大、面色苍白或青紫。

33．何谓心三联？各种药物的剂量是多少？

答：心三联：肾上腺素 1mg，阿托品 0.5～1mg，利多卡因 50～100mg。

34．胸外心脏按压的原理是什么？

答：利用胸廓的弹性，双手交叉重叠按压胸骨，以间接压迫心脏，使心脏血液排空，放松时由于胸廓的弹性使胸骨复原，胸内负压增加，静脉血流回流至心脏、心室充盈，周而复始，以推动血液循环。

35．行胸外心脏按压术时，病人取什么体位？软床时怎么办？

答：平卧于硬床上，如是软床，可在病人背部垫一木板便于按压。

36．胸外心脏按压的部位？

答：胸骨体中 1/3 与下 1/3 交界处（两肋弓交点上两横指处）。

37．胸外心脏按压应注意什么问题？

答：（1）按压部位要正确，部位太低易引起胃内容物返流、剑突折断而致肝破裂等腹部脏器的损伤；太高则易损伤大血管。

（2）按压手法要正确，抢救者掌根的长轴与病人胸骨长轴一致，两手掌根平行重叠，双手手指交叉翘起，抬高胸壁，以防按压时引起肋骨骨折。

按压时双臂肘关节伸直，肩、手臂保持垂直用力下压（用臂力和上身重量下压，防止用力时身体前后摆动），下压深度为 3～4cm，按压频率为 80～100 次/min。注意动作平稳、有规律地进行，不能间断，不能冲击式的猛压，放松时定位的掌根部不要离开胸骨定位点。

（3）按压的时间应正确，下压时间与放松时间比为1:2。如果放松时间过短，血液不能充分回流至心脏，会影响下一次按压时的心排出量。

（4）按压过程中注意观察按压的有效指征和有无合并症。

（5）两人抢救时注意操作动作的协调配合，两人操作人工吹气与胸外按压之比为1:5。一个人抢救时人工吹气与胸外按压之比为2:15。

38. 胸外心脏按压的有效指征是什么？

答：（1）面色、口唇、甲床等处由紫绀转为红润。

（2）瞳孔由大变小。

（3）能触到大动脉搏动，肱动脉收缩压 > 8kPa。

（4）意识逐渐恢复，可见病人有眼球活动，对光反射出现或手脚开始活动。

（5）出现自主呼吸。

（十二）尸体护理技术操作理论问答

1. 尸体护理的目的？

答：使尸体清洁无渗液，姿势良好和易于鉴别。

2. 护理时尸体采取何种体位？

答：应放平尸体，仰卧，头上垫一枕，以免头面部充血发紫或胃内容物流出。

3. 进行尸体护理前应作哪些评估？

答：（1）了解死者病情、诊断，是否为传染疾病及死亡的原因。

（2）死者的面容、体表有无伤口及导管。

（3）死者的民族及宗教信仰。

（4）主要家属的心理状态及合作程度。

（5）环境是否为单独房间，有无屏风遮挡。

以便根据有关的资料，采取相应的护理措施。

4. 进行尸体护理时应注意什么？

答：（1）尸体护理应在死亡后尽快进行，以防僵硬。

（2）应维护尸体隐私权，不可暴露遗体，并安置于自然体位。

（3）作尸体护理时，态度要严肃认真，尊重死者，满足家属的合理要求。

第二部分

专科护理常用技术

一、内科护理技术

（一）内科护理技术操作规程

1. 身体评估技术

【评估】

（1）受检者的诊断、病情和体位。

（2）查体的目的。

（3）受检者的自理能力及合作程度。

（4）受检者的心理反应。

（5）环境温度及隐蔽程度。

【准备】

护士：衣帽整齐，仪表端庄，洗手，向受检者解释身体检查的目的。

受检者：取舒适体位。

物品：皮尺、听诊器、手电筒、棉签、压舌板、叩击锤。

环境：温暖、舒适、光线明亮，关好门窗无对流风。

【操作程序】

（1）一般状态评估

体温、脉搏、呼吸、血压、意识状态。

发育：判断成人正常的指标为：胸围等于身高的一半；指距（两上肢平伸外展与肩平时，左右手中指尖的距离长度）等于身高；上半身（从头顶至耻骨联合上缘）长度等于下半身（趾骨联合上缘至足底）长度。

营养：通过观察皮肤、皮下脂肪、肌肉及皮毛的状况来进行综合判断。常用的最简单的方法是观察前臂内侧皮下脂肪的充实程度。皮肤光泽、弹性良好，粘膜红润，皮下脂肪丰满而有弹性，肌肉结实，指甲、毛发光泽者为良好；皮肤粘膜干燥、弹性减低，皮下脂肪萎靡，肌肉松弛无力，指甲粗糙有条纹或凹陷，毛发稀疏无光泽者为不良；介于以上二者之间的为中等。

面容与表情

体位

姿势与体态

(2) 皮肤评估

颜色：检查有无发红、苍白、黄染、发绀、色素沉着或色素脱失等改变，并观察部位及范围。应在自然光线下观察。

弹性：检查皮肤弹性常取手背或上臂内侧部位，用食指和拇指将皮肤捏起，正常人松手后皱折即平复，弹性减弱时皱折恢复缓慢。

皮疹：发现皮疹时应详细观察皮疹分布、形态、大小、颜色，压之是否褪色，是否平坦或隆起，发展顺序及消退时间等。

出血点及紫癜。

蜘蛛痣：检查时用小棍压迫蜘蛛痣的中心，其辐射状小血管网即褪色，压力解除后又复出现。

水肿：检查时用拇指压迫足背、内外踝、胫骨前及腰骶部，按压后在该处呈现凹陷即为可凹性水肿。

(3) 淋巴结评估

颌下：用右手扶住受检者头部，使头倾向右前下方，再以左手四指并拢触诊右颌下淋巴结；检查左颌下淋巴结时方法同上，改为右手触诊。

颈部：双手并拢四指，同时触诊左右两侧，每侧以胸锁乳突肌为界分前后两区，依次检查。

锁骨上窝：受检者头稍向前屈，检查者双手并拢四指，分别触摸两侧锁骨上凹处，左手触诊右侧，右手触诊左侧。

(4) 头、颈部评估

头颅：观察头颅的大小、形状，有无运动异常及头皮损伤和脱发。

眼：眼眉　观察有无稀疏、脱落。

　　眼睑　观察有无下垂、水肿。

结膜　检查下睑结膜时，用拇指向下按受检者下睑，同时嘱其向上方注视；检查上睑结膜时，检查者用拇指及食指捏住受检者上睑皮肤，嘱其向下注视，并迅速将上睑向上捻转，观察有无充血、苍白、出血及沙眼。

巩膜　用拇指轻轻向上压住上睑，嘱受检者向下看，再以拇指向下按住下睑，嘱其向上看，观察颜色。

角膜　观察透明度、溃疡等。

瞳孔　观察瞳孔大小、形状，双侧是否等大等圆，对光反射调节是否正常。

耳：观察耳郭有无畸形，外耳道有无分泌物，乳突有无压痛。

鼻：观察鼻外形、鼻翼扇动、鼻腔分泌物堵塞及副鼻窦压痛。

口：口唇　观察口唇颜色、疱疹、口角炎、水肿等。

牙齿　观察是否排列整齐、有无龋齿、义齿、残齿等。

牙龈　观察有无出血、肿胀、溢脓、可用压舌板轻轻挤压牙龈根部。

舌　观察舌苔颜色及有无偏斜。

口腔粘膜　用手电照明或光线充足条件下观察有无溃疡及出血点、粘膜斑、腮腺导管开口处有无分泌物。

咽部及扁桃体　嘱受检查者头略后仰，口张大并发“啊”音，此时检查者将压舌板置于舌前2/3与后1/3交界处迅速下压，可在手电筒光的配合下观察咽部及扁桃体有无充血、红肿、分泌物及滤泡等。

颈部：受检者去枕仰卧，检查者用手将其头部轻轻向左右转动，然后将左手放在其后枕部，轻轻将其头部向前屈曲，若出现阻力，为颈项强直。

血管：颈动脉　观察有无异常波动。

颈静脉　观察有无颈静脉怒张。

肝－颈静脉回流征：用手压迫肿大的肝脏可使颈静脉怒张更明显。

甲状腺：视诊　观察其大小及两侧是否对称。

触诊　检查者站在受检者背后，双手拇指放在颈后，其它手指在甲状软骨两侧进行触摸，同时嘱受检者做吞咽动作，以检查甲状腺大小、软硬度、压痛、结节及震颤。

听诊　将听诊器放在肿大的甲状腺上，听取血管杂音。

气管：观察气管位置。受检者取坐位或仰卧位，检查者以食指与无名指分别置于两侧胸锁关节上，然后将中指置气管上，观察中指是否在食指和无名指之中，如不在中间则表明有气管移位。

(5) 胸部评估

望诊：胸壁、胸廓外形、呼吸运动，有无静脉曲张。

触诊：呼吸运动　将两手分别放于受检者两侧肋下缘处，手指分开并使两拇指在胸骨中线上接触，让其做深呼吸，观察两侧呼吸运动是否一致。

语音震颤　用两手掌或手掌尺侧缘轻轻平置于患者胸壁的对称部位，嘱受检者用低音调拉长声发出“依”的声音，在两侧胸壁对称部位由上向下的进行比较。

胸膜摩擦感　将手掌轻轻平放于侧胸壁或腋下，嘱受检者做深呼吸，进行触诊。

腋窝淋巴结　受检者左手上肢稍向外展，前臂屈曲放于检查者的左臂上，检查者右手四指并拢稍弯曲，插入受检者左腋窝处，沿胸壁表面从上向下移动触诊，再触腋窝前壁、后侧壁；检查右腋窝时改用左手，方法相同。

叩诊：将左手中指第一指节和第二指节作为叩诊板，置于欲叩诊的部位上，其余手指稍微抬起，并离开胸壁皮肤，以免影响声音的传导。右手的中指指端作为叩诊锤。自肺尖开始，向下逐一肋间进行叩诊，同时左右对称部位对比；先叩前胸及两侧，再叩背部。

听诊：受检者多采用坐位或卧位。

方法　由肺尖开始，自上而下，由前面到侧面，最后检查背部，两侧对比。

内容　正常呼吸音，异常呼吸音，罗音，胸膜摩擦音。

(6) 乳房评估

望诊：乳房外型　乳头及乳晕；变换姿势进行检查→受检者取坐位双手下垂或双臂高举或双手叉腰或上身前倾等姿势进行观察→观察双侧乳房是否对称。

触诊：受检者取坐位或卧位，先查健侧，后查患侧。检查者手指手掌置于乳房上轻轻按压，做圆形来回触诊。检查左侧乳房时由外上侧开始，沿顺时针方向，由浅入深触诊全部乳房，最后到乳头；同样方法以逆时针方向检查右侧乳房。

（7）心脏评估

望诊：心前区隆起；观察心尖搏动的位置及范围；观察心前区及其它部位有无搏动。

触诊：心尖搏动　检查者将手掌平放在受检者乳头下面触摸心尖搏动，然后再用手指尖确定心尖搏动最强点的位置，并注意心尖搏动的强弱、速率及节律。

震颤　用手掌尺侧或手掌前半部紧贴心前区的不同部位进行触诊，勿用力按压胸壁以防降低敏感性。

心包摩擦感　用手掌尺侧或手掌前半部在胸壁左缘第四肋间较易触及，卧位或深吸气后，更易触及。

叩诊：顺序　先叩左界，后叩右界，由下而上，由外向内。

方法　用间接叩诊法，叩诊时叩诊扳指的位置与心脏边缘平行或垂直均可，用力要轻。从心尖搏动最强处由外 2～3cm 处开始，叩至由清音变为浊音时用笔作一标记，如此向上逐一肋间进行，直至第二肋间。

听诊：顺序　按逆时针方向依次听诊，即从二尖瓣区（心尖部）开始→肺动脉瓣区→主动脉瓣区→主动脉瓣第二听诊区→三尖瓣区

内容　心律、心率、心音、杂音及心包摩擦音。

（8）腹部评估

望诊：腹部外形；呼吸运动；腹壁静脉是否曲张；腹壁皮肤；胃型、肠型及蠕动波。

触诊：受检者取仰卧屈膝位，再以全掌放于腹壁上部，使受检者适应片刻，然后从左下腹开始逆时针方向轻柔触诊腹的各部。边触诊边观察受检者的反应及表情，也可询问有无疼痛。浅触诊，主要检查有无腹肌紧张、压痛、肿块等；深触诊，应用手掌面使腹壁压陷（至少 2cm），主要检查压痛、反跳痛（于压痛点深触诊，短暂停顿，然后突然松开手指，同时观察受检者面部有无疼痛加剧的表情）。

肝脏触诊　在右锁骨中线上将右手中间三指并拢，掌指关节伸直，与肋缘大致平行，从髂前上棘水平开始深触诊，同时让受检者

深呼吸，随受检者呼气时，手指压向腹深部，吸气时，手指向前上方缓慢抬起迎触下移的肝缘；在前正中线上，从脐水平开始，重复上述手法。

脾脏触诊　将左手伸过腹部置于受检者左胸廓背面 7 ~ 10 肋处，将脾从后向前托起，用右手掌平放在其左上腹，与肋弓大致呈垂直方向，以手指弯曲的力量下压腹壁，待吸气时向前迎触脾脏。

胆囊触诊　右手置于受检者右锁骨中线上（大约相当于右侧腹直肌外缘），肋缘下或肝下界之下，深触诊以检查胆囊有无肿大及压痛。如胆囊发现压痛，检查者应置左手于受检者右侧胸廓下部外侧，拇指向下弯曲压向胆囊点，其余四指置于胸廓下部，嘱受检者深呼吸，观察是否因胆囊点压痛而突然停止呼吸运动。如受检者因剧烈疼痛而致吸气终止，称为墨非征阳性。

腹股沟淋巴触诊　受检者仰卧，下肢伸直，检查者右手四指并拢进行触诊。

叩诊：

腹部叩诊为鼓音。

肝脏叩诊　沿其右锁骨中线向下叩诊至出现浊音，即为肝上界；再从腹部鼓音区向上叩诊至浊音处即为肝下界。

拳击叩诊　告诉受检者将做拳击叩诊，然后一手全掌放于肝浊音区上，另一手握拳轻轻叩击该手背，同时观察其面部表情，正常人叩击痛阴性。

移动性浊音　让受检者仰卧位，首先确定从鼓音变成浊音的部位，然后让受检者侧卧位，检查者保持扳指不动再叩诊，若叩诊音由浊音变为鼓音，即为移动性浊音。

肾脏叩诊　受检者取坐位或侧卧位，检查者用左手掌平放在受检者的肾区，即脊肋角处，右手握拳，向左手手背进行叩击，正常人肾区无叩击痛。

听诊：肠鸣音、血管杂音、振水音（检查者将听诊器胸端放在上腹部，用稍弯曲的手指在被检查者的上腹部作连续迅速的冲击动作，如能听到胃内气体与液体相撞击的声音，即为振水音）。

(9) 脊柱、四肢评估

脊柱：

脊柱弯曲度：受检者取直立位→脱下衣服→暴露至臀部→两臂自然下垂→从侧面观察，可清楚的看到四个弯曲部位。检查者用手指沿脊椎棘突→以适当压力从上向下划压→划压后皮肤出现一条红线→以此观察脊柱有无侧弯。

脊柱压痛：受检者取端坐位→身体稍向前倾→检查者以右手拇指自上而下逐一按压脊椎棘突及椎旁肌肉，正常人无压痛。

脊柱的叩击痛：直接叩击法→检查。

脊柱活动度：嘱受检者作前屈、后伸、侧弯及旋转等动作，观察脊柱的活动有无受限。

四肢：

上肢　脱去上衣→暴露上肢。观察双上肢的对称性，有无损伤、瘢痕、肌肉萎缩、水肿、肿胀、红肿和淤斑等。

下肢　充分暴露双下肢→从双下肢腹股沟至足趾观察：长度、粗细、对称性、足及趾的形状、甲床、皮肤的颜色有无皮疹、溃疡、瘢痕、静脉曲张和水肿等。

(10) 神经系统评估

膝腱反射：受检者取坐位或仰卧位，小腿完全松弛，检查者用左手在腘窝处托起受检者下肢，使其髋、膝关节稍屈，然后用叩诊锤叩击其股四头肌肌腱，正常反应为股四头肌收缩，小腿骤伸。

巴彬斯基征：用钝头竹签由后向前轻划受检者足底外侧至小趾跟部，再转向拇指侧脚掌关节处，正常反应为各趾的跖面屈曲，若拇指背伸，其余四趾呈扇形展开，则为锥体束受损的体征。

【评价】

受检者配合良好，查体顺利。

（张会芝）

2. 静脉穿刺套管针留置技术

【评估】

(1) 病人病情。

(2) 病人穿刺局部皮肤及血管情况。

(3) 输液的目的。

(4) 病人的自理、合作程度及心理反应。

【准备】

护士：按要求着装→洗手→戴口罩→备齐用物→操作。

物品：治疗盘内放置药液、输液器、75%酒精、2.5%碘酊、污物杯、棉签、止血带、套管针、肝素帽、无菌贴膜，另可带小方巾（或纱布、纸巾）一块。

环境：病室安静，清洁整齐。

病人：做好穿刺前准备（排尿），取合适体位。

【操作程序】

核对病人姓名、床号、药名和剂量等→药液瓶消毒后插输液器→携物至病人床前→向病人解释操作方法→助病人取合适体位→暴露肢体下铺小方巾→扎止血带选血管→松开止血带→2.5%碘酊消毒穿刺部位（直径6～8cm）→碘酊待干20s→同时第一次排气至过滤器处→75%酒精脱碘→将套管针、肝素帽与头皮针连接好→松动外套管，将头皮套管针挂在小壶上→扎止血带，75%酒精再次脱碘再次排气→左手绷紧皮肤，右手持针以15°～45°斜面进针（直刺静脉，进针速度要快，同时观察回血）→见回血后降低穿刺角度→将穿刺针顺静脉走行推进少许，以保证外套管也在静脉内→右手固定针芯→左手持针柄将外套管全部送入静脉内→松开止血带打开调节器，嘱病人松拳→拔除针芯→以进针点为中心，覆盖无菌贴膜→调节速度→记录穿刺时间→整理病人床单位，助病人取舒适体位→向病人交待注意事项→整理用物，洗手。

【评价】

（1）病人主动配合，操作顺利。

（2）穿刺局部无不舒适感觉。

（张会芝）

3. 输液泵使用技术

【评估】

（1）病人的病情、医嘱输液治疗的目的及药物的作用。

（2）静脉输液处局部皮肤状况及血管情况。

（3）病人的自理、合作程度及对输液泵使用的知识水平。

（4）病人的心理反应。

【准备】

护士：按要求着装→洗手，戴口罩→准备用物→操作。

物品：输液泵一台、输液器一套、药液、套管针、注射盘内置2.5%碘酊、75%酒精、止血带、棉签、胶布等。

环境：清洁、整齐、温暖、光线明亮。

病人：排尿、便后取舒适体位。

【操作程序】

治疗室：查对医嘱→配制药液→检查输液泵是否完好。

病房：

将输液泵及输液用物拿至病床旁→查对→向病人解释输液泵使用的目的，征得病人同意→将输液泵固定在输液架上→连接电源→检查输液器与输液泵符合→将液体与输液器连接、排气→输液器准确地安装在输液泵上→开泵调整所需的输液速度（ml/h）→将输液针与套管针连接→再次排气→选择血管，常规消毒局部皮肤→行静脉穿刺（使用套管针穿刺）→固定输液针→观察输液点滴情况（有无故障、漏液等）→确认病人输液情况正常→协助病人取舒适体位→整理用物及床单位→洗手。

【评价】

(1) 输液泵使用中运转正常，输液点滴顺利。

(2) 操作中与病人沟通有效，病人配合操作

（洪宝丽）

4. 诺和笔注射技术

【评估】

(1) 病人的病情，进食情况。

(2) 注射部位皮肤完整性。

(3) 病人的心理反应及合作程度。

【准备】

护士：按要求着装→洗手，戴口罩→准备好治疗盘、治疗单。

物品：治疗盘（内放1%碘酊，棉签），治疗单，诺和笔，胰岛素。

环境：病室整洁，保暖。

病人：摆好体位，充分暴露注射部位，备好诺和笔。

【操作程序】

安装程序：笔帽拔下→顺时针将笔芯架与笔杆分开→将回弹装置顺时针旋转直至活塞杆完全退入为止→将新的诺和胰岛素装入笔芯架内→再将笔芯架与笔杆拧紧，装上针头（注意无菌操作，避免污染）→调节剂量选择环为2个单位，推动注射键看到针尖处有一滴胰岛素出现（如针尖上没有胰岛素，可以反复操作此步骤，直至看到一滴胰岛素出现为止）。

注射程序：做好解释取得合作，进行查对→协助病人充分暴露注射部位，如双上臂，腹部，臀部，双下肢→取舒适的体位→取出诺和笔→上下颠倒十次，摇匀药液→拔下笔帽→调节剂量选择环至所需要的刻度单位→常规消毒皮肤待干→直握诺和笔，垂直进针→推动注射键将药物注入→停留10s，以免药液未吸收，拔针时随针头带出→用棉签压住针眼快速拔针→盖好笔帽→整理用物→洗手。

【评价】

（1）病人知道注射胰岛素的目的、方法，配合操作。

（2）病人得到正确的诺和笔治疗，无不良反应。

（王　群）

5. 使用呼吸机病人吸痰技术

【评估】

（1）病人生命体征、病情及意识状态。

（2）痰液情况（粘稠度等）。

（3）呼吸机参数设定。

（4）病人的心理反应。

（5）环境温、湿度。

【准备】

护士：按要求着装→洗手、戴口罩→准备用物→操作。

病人：取舒适体位。

物品：负压吸引装置一套（检查好负压），一次性吸痰管（内有无菌手套），生理盐水一瓶。

环境：温度、湿度适宜，病房清洁整齐。

【操作程序】

携用物至床边→对清醒病人做好解释→评估病人吸痰指征，床边未闻及痰鸣音者听呼吸音→吸痰前给予吸纯氧 2～3 分钟，观察氧饱和度→根据病人痰液情况判断是否气管内滴入药液→检查吸痰管有效期及包装→右手戴无菌手套持吸痰管保持无菌→开放气道，迅速并轻轻地插入直到遇到阻力，边旋转边吸引，时间小于 10～15 秒→观察生命体征及痰液性质、量、颜色→连解好呼吸机→吸痰后回吸生理盐水冲管→将吸痰管缠绕手中，翻折右手手套→扔入医用垃圾袋→给予 2～3 分钟纯氧吸入→听呼吸音→观察患者有无不良反应→洗手→记录。

【评价】

(1) 病人生命体征无异常变化。

(2) 病人痰液被有效吸出。

（张会芝）

6. 腹膜透析技术

【评估】

(1) 病人病情、神志、肾功能的状态、活动能力及合作程度。

(2) 瘘口情况。

(3) 病人对腹膜透析的目的、方法的知识水平以及心理反应情况。

【准备】

护士：按要求着装→洗手，戴口罩→准备好透析所需物品。

物品：透析液（事先将透析液放在暖箱中加热至 37℃左右）。口罩、帽子、蓝夹子 2 个、小桶、弹簧秤、输液架、记录本。

环境：病室清洁，温度适宜 22～24℃，病室须每日紫外线消毒 1h，入透析室须换鞋。

病人：能活动自理的病人嘱到透析室取坐位透析；不能活动及病情较重的病人在床旁取坐位或半坐位透析。

【操作程序】

连接：做好解释工作取得合作→进行查对→协助病人摆好体位→充分暴露透析管路→取出预热好的透析液→拉开管路接口拉环（方法是左手固定透析液管路，右手用力拉环并注意无菌）→取下短管的碘伏帽→迅速将短管朝下，旋拧外管路至与短管完全密合。

引流：连接好后→用蓝夹子夹住入液管路→将透析液袋口的出口塞折断→悬挂透析液袋在输液架上→将引流袋放入小桶内（位置是病人的最低位）→打开短管旋钮开关开始引流，同时观察引流液是否混浊→引流完毕，关闭短管。

冲洗：打开入液管路的蓝夹子→排气，观察透析液是否流入引流袋（注意透析液要充满管路，不要有气泡，可数5s来计算，以免透析液排放过多）→用蓝夹子夹闭出液管。

灌注：打开短管，开始灌注，观察入液过程中病人的反应，如有无疼痛，腹胀，入液是否顺利→灌入结束，关闭短管→用另一个蓝夹子夹住入液管路。

分离：撕开碘伏帽的外包装（注意无菌操作，放置平稳易拿取的地方，如操作台，病人的床头桌及椅）→检查盖内海绵是否浸润碘伏（即海绵膨起占盖的2/3处，否则须重新更换）→将短管与双联系统分离→将短管朝下旋拧碘伏帽盖至完全密合→分离透析液并秤重，计量。做好记录→整理用物→洗手。

【评价】

（1）透析操作顺利，病人无不良反应。

（2）病人对透析方法了解，配合操作。

（王　群　孙玲华　齐　颖）

7. 心电图检查技术

【评估】

（1）病人的病情、知识水平、心理状况及合作程度。

（2）病人的体位和皮肤情况。

【准备】

护士：按要求着装→洗手→核对病人→向病人解释检查的目的与配合的方法→接好心电图机的地线及电源线→检查心电图机的情况。

物品：心电图机、导联线、弯盘内放干、湿纱布各1块、生理盐水1瓶。

环境：清洁、安静、温度及湿度适宜。

病人：仰卧→平静呼吸、心理放松。

【操作程序】

协助病人舒适仰卧→暴露双腕部、双踝部及前胸→用湿纱布擦洗以上部位→用生理盐水蘸湿心电图机导联线的夹子、吸球→正确连接各导联线→打开心电图机开关→按顺序选择导联→正确描记一份心电图→撤去病人身上的导联线→用干纱布擦干病人皮肤的潮湿处→协助病人取舒适卧位→关上心电图机→整理好备用。

【评价】

(1) 与病人沟通有效，取得病人合作。

(2) 操作熟练，心电图描记正确。

（李秀惠　洪宝丽）

8. 周围静脉压测定术配合技术

【评估】

(1) 病人病情、心理状况及合作程度。

(2) 病人的体位，肘部皮肤、静脉情况。

【准备】

护士：按要求着装→洗手，戴口罩→携物至床旁→核对病人床号、姓名→向病人解释静脉压测定的目的和方法→用无菌的枸橼酸钠冲洗测压管内壁（或注满无菌生理盐水）。

物品：带刻度的无菌玻璃测压管（附18号针头）、无菌的3.8%枸橼酸钠溶液（或无菌生理盐水），注射盘内放2.5%碘酊、75%乙醇、无菌棉签等。

环境：清洁、安静，温、湿度适宜。

病人：术前排尿→取舒适卧位→安静休息15min，心理放松。

【操作程序】

协助病人仰卧（呼吸困难者则取半坐卧位）→脱下一侧衣袖，暴露上肢并伸直垫平外展，与躯干呈45°~60°角，与右心房在同一水平→以碘酊、酒精常规消毒肘窝处皮肤→固定病人上肢，协助医生用连好测压管的针头穿刺肘部静脉→静脉穿刺成功→观察血柱（或生理盐水柱）上升的刻度→测压毕，拔出穿刺针，按压针眼→观察病人的病情变化→协助病人取舒适卧位→整理用物→洗手→记录。

【评价】

（1）与病人沟通有效，取得病人合作。

（2）动作轻稳、熟练，配合协调，测量结果准确。

（李秀惠　洪宝丽）

9. 腰椎穿刺配合技术

【评估】

（1）病人病情、年龄、意识状态、生命体征及穿刺部位皮肤情况。

（2）病人自理能力及合作程度。

（3）腰椎穿刺的目的。

（4）病人心理状态、沟通能力、对腰椎穿刺技术的认知程度等。

（5）环境是否清洁、安静，能否保护病人安全。

【准备】

护士：按要求着装、洗手并擦干、戴口罩，向病人解释，做普鲁卡因皮试（20～30min后观察结果，阳性者不能实施）。

物品：治疗盘、腰穿包、无菌手套、1%普鲁卡因2ml、无菌试管，有关用物等；需做培养标本时，应备培养基、酒精灯、火柴等。

环境：关门窗，清洁、安静。

病人：排尿，排便，取侧卧位。

【操作程序】

携物至床旁→查对病人床号、姓名→向病人解释→协助病人侧卧位（背与床沿垂直，头屈曲于胸部，两手抱膝，紧贴于腹部）→一名护士双手分别放于病人头和双下肢腘窝处（以固定体位）→暴露穿刺部位（第3～4腰椎）→另一名护士打开无菌包→倾倒碘酊、酒精至无菌杯中→协助医生消毒局部皮肤→固定孔巾（防止污染）→核对1%普鲁卡因→配合术者抽取药液→嘱病人保持体位（放松、不要紧张）→根据病情需要协助医生作如下配合：

需要测压，将测压管接在穿刺针的乳头器上；

需要送检验，提供无菌试管→将脑脊液3～5ml缓慢流入试管内；

可疑梗阻：做脑脊液动力学检查→在医生指导下压迫颈静脉15～20min→观察压力是否上升（无梗阻发生，压力上升一倍，松开后压力在20s内降至正常；有梗阻发生，颈静脉加压后，脑脊液压力完全不上升；部分梗阻，加压后脑脊液压力上升或下降均缓慢）→提供无菌纱布→拔针→纱布盖穿刺点→胶布固定，穿刺处→术中随时观察病情、面色、呼吸、脉搏→助病人取舒适体位→去枕平卧6h→24h内勿下床活动（以免引起头痛）→整理用物→在处置室处理，洗手，标本送检。

【评价】

（1）与病人沟通有效，病人配合好。

（2）术中及时观察病情变化，并能有效处理。

（3）术后病人体位舒适，生活基本要求得到满足。

（张洪君　张继英）

10．胸腔穿刺配合技术

【评估】

（1）病人年龄、病情、体位及胸腔积液情况。

（2）胸腔穿刺的目的。

（3）病人胸部局部皮肤情况。

（4）病人自理、合作的程度，心理状态及对胸穿的知识水平。

（5）环境温度及清洁、隐蔽程度。

【准备】

护士：按要求着装洗手戴口罩，向病人解释、做好皮试（普鲁卡因）并观察皮试结果。

物品：胸穿包（穿刺针、5ml空针、7号针头、血管钳、镊子、纱布、孔巾、小碗2个内有棉球），无菌手套、试管、

2%普鲁卡因或利多卡因1支、量筒、胶布。

环境：温度及湿度适宜，病房清洁整齐，无对流风，关门窗。

病人：普鲁卡因皮试阴性后嘱病人做好术前准备（排便）并协助其摆好体位（坐位）。

【操作程序】

查对后向病人解释胸腔穿刺的目的、方法→协助病人反坐靠背椅上→暴露背部→打开胸穿包→倾倒碘酊、酒精→协助医生固定孔巾→核对局麻药后打开以备医生抽取→术中持止血钳，配合医生固定穿刺针及夹闭胶管→穿刺中随时观察病人的反应→穿刺毕医生拔针后，用无菌纱布覆盖穿刺点并固定→取下洞巾→扶病人上床休息并取舒适体位→整理用物→洗手→记录抽取液量及性质。

【评价】

(1) 与病人沟通有效，病人能配合操作。

(2) 术后病人体位舒适安全。

（张会芝）

11. 骨髓穿刺配合技术

【评估】

(1) 病人病情、年龄、意识状态、生命体征、穿刺部位皮肤情况。

(2) 病人自理能力及合作程度。

(3) 病人近期红细胞、白细胞、血小板计数。

(4) 病人心理状态、沟通能力、对骨髓穿刺术的认知程度等。

(5) 环境是否清洁、安静，以保护病人，满足其心理需要。

【准备】

护士：按要求着装，戴口罩，洗手并擦干，向病人解释，做普鲁卡因皮试（20～30min后观察结果，阳性者不能实施）。

物品：治疗盘、骨穿包，无菌手套、1%普鲁卡因2ml，玻片，有关用物等；需做培养标本时，应备培养基、酒精灯、火柴等。

环境：关门窗、清洁、安静。

病人：根据穿刺点，取适当体位（髂前上棘，仰卧位；髂后上棘，侧卧位；脊椎棘突，侧卧或反向坐于椅上）。

【操作程序】

携物至床旁→查对病人床号、姓名→向病人解释→协助病人取仰卧位、侧卧位或坐位→暴露穿刺部位→打开穿刺包→倾倒适量碘酒、酒精于无菌碗中→消毒局部皮肤→戴无菌手套→铺孔巾→配合术者抽取1%普鲁卡因2ml→穿刺抽取骨髓→取洁净玻片→将0.2ml骨髓滴在玻片上→均匀涂片（如作培养，宜取骨髓2~3ml）→提供无菌纱布→拔针→按压针眼止血→胶布固定→术中随时观察病情、面色、呼吸、脉搏→助病人取仰卧位休息4h→整理用物→洗手→标本送检。

【评价】

(1) 与病人沟通有效，病人配合好。

(2) 术中及时观察病情变化，并能有效处理。

(3) 术后病人体位舒适，生活基本需要得到满足。

（张洪君　张继英）

12. 腹腔穿刺配合技术

【评估】

(1) 病人病情，自理、合作程度，腹腔穿刺的目的。

(2) 病人腹部皮肤情况，测量腹围。

(3) 病人对腹腔穿刺知识水平及心理反应。

(4) 环境温度及隐蔽程度。

【准备】

护士：按要求着装，洗手，戴口罩，备物，为病人作普鲁卡因皮肤试验，确认为阴性方可操作。

物品：腹穿包（穿刺针、5ml、7号针头、血管钳、镊子、纱布、洞巾、无菌小瓶2个、小碗内有棉球），无菌手套、试管、5%利多卡因或2%普鲁卡因1支、量筒、胶布。

环境：病室温度及湿度适宜，清洁安静。

病人：嘱病人做好术前准备（排尿），测量腹围并协助其摆好体位。

【操作程序】

查对床号、姓名，携用物至病人床边→向病人解释腹腔穿刺的目的、操作方法→协助病人坐靠背椅上（体弱者可取床上半卧位或左侧卧位）→暴露病人腹部→打开穿刺包→分别倾倒碘酊、酒精于小碗内→协助医生固定孔巾→核对后打开局麻药以备医生抽取→术中持止血钳，配合医生固定穿刺针及夹闭胶管→操作中注意观察病人的反应→穿刺毕医生拔针后用无菌纱布固定穿刺处→助病人取舒适仰卧位→整理用物→为病人测腹围→洗手。记录抽取液量。

【评价】

（1）与病人沟通有效，病人能配合操作。

（2）术后病人体位舒适安全。（张会芝）

13. 肾脏穿刺配合技术

【评估】

（1）病人病情及肾脏穿刺的目的。

（2）病人腰背部皮肤情况。

（3）病人的血红蛋白、血小板、出血时间、凝血时间、凝血酶原时间及血型。

（4）病人自理能力，合作程度。

（5）病人对肾脏穿刺的知识水平及心理反应。

（6）环境清洁、温暖情况及隐蔽程度。

【准备】

护士：按要求着装→洗手带口罩→备物→为病人作普鲁卡因皮肤试验，确认为阴性方可操作。

物品：无菌肾脏穿刺包（肾穿刺针、腰椎穿刺针、5ml 和 20ml 注射器、7 号针头、孔巾、纱布、2 个小碗内有棉球），无菌手套、多头腹带、小沙袋、5% 利多卡因或 1% 普鲁卡因溶液、盛有甲醛固定液之标本瓶等。

环境：病室温度及湿度适宜，清洁安静。

病人：嘱病人做好术前准备（排尿），训练床上使用便器，反复练习吸气后屏气动作。

【操作程序】

携用物至床边，查对床号、姓名→向病人解释肾脏穿刺的目的及如何配合操作→协助病人取俯卧位，腹部垫以厚枕→打开穿刺包分别倾倒碘酊、酒精于小碗内→协助医生固定孔巾→打开局麻药以备医生抽取→协助医生操作并注意观察病人的反应→穿刺毕医生拔针后，覆盖无菌纱布，以胶布固定，压上小沙袋并以多头腹带包扎→整理用物→助病人取舒适仰卧位→嘱病人严格卧床休息 24h、多饮水→将穿刺所取肾脏活体组织置于甲醛固定液标本瓶内送检→用物在处置室处理，洗手。

【评价】

(1) 与病人沟通有效，病人配合良好。

(2) 术后病人体位舒适、正确。

(张会芝)

14. 肝脏穿刺配合技术

【评估】

(1) 病人病情及肝脏穿刺的目的。

(2) 病人腹壁皮肤情况。

(3) 病人出血时间、凝血时间、凝血酶原时间、血小板计数及血型。

(4) 病人自理、合作程度。

(5) 病人对肝脏穿刺的知识水平及心理反应。

【准备】

护士：按要求着装，洗手，戴口罩，备物，为病人作普鲁卡因皮肤试验，确认为阴性方可操作。

物品：无菌肝脏穿刺包（快速肝脏穿刺针、5ml 和 50ml 注射器、7 号针头、孔巾、纱布、2 个小碗内分别有棉球、血管钳、镊子），无菌手套、5% 利多卡因或 2% 普鲁卡因 1 支、无菌生理盐水、多头腹带、小沙袋、胶布、盛有甲醛固定液的标本瓶、载玻片及推玻片等。

环境：病室温度及湿度适宜，清洁安静。

病人：嘱病人做好术前准备（排尿），训练床上使用便器，反复练习呼气后屏气的动作。

【操作程序】

携用物至病人床旁，查对床号、姓名→向病人解释肝脏穿刺的目的及如何配合操作→协助病人取仰卧位，身体右侧靠近床沿，右手屈肘置于枕后→打开穿刺包→分别倾倒碘酊及酒精于小碗内→协助医生固定孔巾→核对后打开局麻药以备医生抽取→术中持止血钳，配合医生固定穿刺针及夹闭胶管→操作中观察病人的反应→穿刺毕医生拔针后立即以无菌纱布按压针眼 5 ~ 6min，再以胶布固定→穿刺处压上小沙袋并以多头腹带包扎→助病人取舒适体位→嘱病人严格卧床休息 24h→整理用物及床单位→洗手，记录抽取脓液量（或将穿刺所取得的肝脏活体组织置于甲醛固定液标本内送检）。

【评价】

(1) 与病人沟通有效，病人配合良好。

(2) 术后病人体位舒适、正确。

（张会芝）

15. 心包穿刺配合技术

【评估】

(1) 病人的病情、体位、生命体征。

(2) 胸部局部皮肤有无炎症、瘢痕等异常情况。

(3) 病人的自理、合作程度。

(4) 病人对心包穿刺的知识水平及心理反应。

(5) 环境温度，隐蔽程度。

【准备】

护士：按要求着装，洗手、戴口罩，准备用物，配合操作。

物品：心包穿刺包（心包穿刺针、5ml 注射器、血管钳、镊子、纱布、孔巾、小碗 2 个内装棉球），无菌手套、试管、50ml 注射器、2% 利多卡因 5ml、0.9% 无菌等渗盐水 10ml、量杯等。

环境：整洁、舒适、温暖、光线明亮、关门窗，无对流风。

病人：排便、尿后取舒适体位。

【操作程序】

将物品放至床旁→查对→向病人解释心包穿刺的目的、方法及注意事项→协助病人取坐位或半卧位，其后背用枕头支撑体位→解开上衣、暴露左前胸→协助医生倾倒碘酊、酒精溶液→协助医生消毒左前胸皮肤→协助医生铺孔巾后用胶布固定（注意勿污染）→配合医生抽取局部麻醉药→医生穿刺心包后，术中一手持止血钳固定穿刺针→另一手持止血钳夹闭穿刺针导管配合操作→术中观察病人有无不良反应，并嘱病人不要移动体位，勿深呼吸或咳嗽→穿刺毕医生拔针→用无菌纱布覆盖穿刺处，胶布固定→助病人取舒适体位→整理用物及床单位→洗手→记录抽取的液量、颜色及性质→留取标本送检→术后观察病人面色、脉搏、心率、心律、血压的变化，并协助生活护理。

【评价】

(1) 手术中病人体位舒适、稳定、安全。

(2) 与病人沟通有效，病人配合操作，操作顺利。

（黄剑琴　洪宝丽）

16. 非同步电除颤配合技术

【评估】

(1) 病人病情、神志，是否发生心室纤颤。

(2) 病人心前区监测电极的连接情况。

【准备】

护士：立即准备除颤仪，接好电源→调至200WS。

物品：除颤仪1台、导电糊1瓶（或浸湿生理盐水的大纱布2块）。

环境：安静，温、湿度适宜。

病人：去枕仰卧→后背垫硬木板。

【操作程序】

解开病人上衣扣→去掉病人身上的监测电极→打开除颤仪，选择能量（200WS）→两电极涂导电糊或垫以湿纱布→将两电极分别放在病人左侧腋中线平第五肋间和胸骨右缘2～3肋（两电极板至少相距10cm）→选择非同步键→按压充电电钮→听到充电完毕的声音→嘱其他医护人员离开病床，术者不与病床及病人接触→双手指同时按压放电电钮→看到病人身体瞬时抽动→电极板放在病人身上不动→观察心电示波屏上的图形→如仍为室颤波，则加大能量（300WS、360WS）再次电击→密切观察病人的病情变化→除颤毕，用清水擦洗电极板→整理用物→除颤仪充电6～8h后备用。

【评价】

（1）除颤成功，病人心律转为窦性心律，神志恢复。

（2）动作敏捷、准确、态度镇静，配合协调。

附：同步除颤（电复律）

备好除颤仪→病人仰卧于硬木板床上→按医嘱给予病人静脉注射安定→使病人处于意识朦胧状态→接上除颤仪的心电监测→选择除颤能量（100～150WS）→按下“同步”键→充电→放电→观察示波心律，同时监测生命体征→整理用物。

（李秀惠　洪宝丽）

17. 气囊三腔管压迫止血配合技术

【评估】

（1）病人病情、年龄、意识状态、生命体征，呼吸道是否通畅。

（2）病人自理能力及合作程度。

（3）病人近期红细胞、白细胞、血小板计数，出凝血时间、血红蛋白量、出血量。

（4）病人心理状态、沟通能力、对气囊三腔管压迫止血术的认知程度等。

（5）环境是否清洁、安静。

【准备】

护士：按要求着装，洗手并擦干，戴口罩，向病人解释，检查气囊是否漏气、管腔是否通畅，了解各气囊容量。

物品：治疗盘、气囊三腔管、液状石蜡、50ml注射器、血压计、止血钳、砂袋、无菌治疗碗、胃肠减压器、滑车牵引固定架等。

环境：关门窗、清洁、安静，屏风遮挡。

病人：取半卧位。

【操作程序】

携物至床旁→查对病人床号、姓名→向病人解释→协助病人取头低脚高位→清洁病人鼻腔→颌下垫棉垫→润滑三腔管前端及气囊→注射器抽尽气囊内残留气体后夹闭导管→自鼻腔内插入三腔管至胃部（插至咽喉部时，嘱患者做吞咽动作）约65cm→抽取胃液→向胃囊内注气（注气量，根据事先测定的最大注气量决定）→开口处反折夹紧→向外牵引三腔管→胶布固定三腔管于病人面部→砂袋牵引并固定在床架→注射器向食管囊注气→压迫食管下1/3→开口部反折并夹紧→吸出全部胃内容物→测定压力，胃气囊6.6kPa（50mmHg），食管囊4～5.3kPa（30～40mmHg）→胃管连接胃肠减压器→术中随时观察病人病情、面色、呼吸、脉搏、血压→助病人取舒适体位→整理用物及床单位→洗手，记录操作过程，病人反应及胃内容物的色、质、量。

【评价】

（1）与病人沟通有效，病人配合良好。

（2）术中及时观察生命体征及病情变化，并能及时有效处理。

（3）术后病人体位舒适，生活基本需要得到满足。

（张洪君　张继英）

18. 肺功能检查技术

【评估】

病人病情及呼吸形态。

【准备】

护士：向病人做好解释工作。

物品：肺功能检查仪，口嘴、鼻夹子。

环境：安静清洁。

病人：训练呼吸并能配合呼吸。

【操作程序】

核对病人姓名、性别→协助摆好体位并准确输入病人姓名、性别、年龄、身高、体重。

测定肺活量（FVC）：

协助病人将口嘴含在嘴里，把鼻子夹住→嘱病人用大力气快速吸气→然后用力呼气→观察仪器显示数据→打印出结果→送医生诊断。

测定残气量（RV）：

嘱病人正常呼吸→快呼快吸→正常呼吸，充分吸气→充分呼气观察仪器显示数据→打印出结果→送医生诊断。

测定弥散功能（DLCO）：

嘱病人正常呼吸，先吹气→猛吸气→憋气 10s→再次用力吹气→观察仪器显示数据→打印出结果→送医生诊断。

【评价】

（1）病人配合操作。

（2）病人呼吸形态无改变。

（张会芝）

(二)内科护理技术操作考核评分标准

1. 身体评估技术操作考核评分标准

单位＿＿＿＿＿班级＿＿＿＿＿姓名＿＿＿＿＿学号＿＿＿＿＿

项目		总分	技术操作要求	评分等级 A	B	C	D	得分	备注
仪表		5	服装整洁、仪表端庄	5	4	3	2		
评估		10	受检者病情、体位、环境温度及隐蔽条件	3	2	1	0		
			查体的目的	3	2	1	0		
			向受检者解释、沟通的语言、内容恰当	4	3	2	1		
操作前准备		5	备齐查体用物,放置合理	3	2	1	0		
			洗手	2	0	0	0		
操作过程	安全与舒适	10	查对认真	3	2	1	0		
			环境温度适宜,关门窗,无对流风	3	2	1	0		
			受检者体位舒适,保暖	4	3	2	1		
	体格检查	59	生命体征测量方法、数值正确(体温、脉搏、呼吸、血压)	6	4	3	2		
			观察意识状态方法、结果正确(口述正常、嗜睡、意识模糊、昏睡、昏迷)	3	3	1	0		
			观察面容、表情结果正确(口述面容正常或异常,表情是否自然)	3	2	1	0		
			查瞳孔形状、大小、两侧是否对称及对光反应方法、结果正确	4	3	2	1		
			查结膜方法、结果正确	3	2	1	0		
			查口腔方法,结果正确(口腔观察内容步骤正确)	5	4	2	1		
			营养、发育判断正确(口述状态)	3	2	1	0		
			皮肤粘膜观察方法、结果正确(口述颜色、皮疹、弹性、水肿、温湿度等)	3	2	1	0		
			胸部望诊方法、内容结果正确(口述观察结果)	3	2	1	0		
			心脏听诊部位、方法、结果正确(口述心率、节律情况)	3	2	1	0		
			肺部听诊方法正确(前、侧、后、左右对比)	3	2	1	0		
			肺部听诊结果正确(口述呼吸音是否正常、有无罗音及其他异常)	3	2	1	0		
			查腹部体位正确	3	2	1	0		
			查腹部手法正确	3	2	1	0		
			查腹部结果正确(口述紧张度、有无压痛、反跳痛等)	3	2	1	0		
			查四肢活动度方法正确	3	2	1	0		
			查脊柱状况方法正确	3	2	1	0		
			查神经系统反射方法正确(膝腱反射、巴彬斯基征)	2	1	0	0		
操作后		6	助受检者取舒适体位	2	1	0	0		
			记录	2	1	0	0		
			洗手	2	0	0	0		
评价		5	查体方法规范,操作熟练	3	2	1	0		
			受检者无不良反应	2	1	0	0		
总分		100							

主考教师＿＿＿＿＿　　　　考核日期＿＿＿＿＿

2. 静脉穿刺套管针留置技术操作考核评分标准

单位________班级________姓名________学号________

项目		总分	技术操作要求	评分等级				实际得分	备注
				A	B	C	D		
仪表		5	服装、鞋帽整洁，仪表端庄	5	4	3	2		
评估		15	病人病情及体位	5	4	3	2		
			欲穿刺局部皮肤及浅表静脉情况	5	4	3	2		
			与病人沟通，内容、语言恰当	5	4	3	2		
操作前准备		10	洗手	6	4	2	0		
			备齐用物，放置合理	4	3	2	1		
操作过程	安全与舒适	5	摆好病人舒适的穿刺体位，向病人解释留置套管针的目的及注意事项内容全面	5	4	3	2		
	操作中	35	消毒方法正确，选择血管方法正确	10	8	6	4		
			连接套管针与输液器的方法正确	5	4	3	2		
			套管针穿刺方法准确、节力	10	8	6	4		
			拔除针芯方法正确	5	4	3	2		
			贴膜固定牢固、舒适	5	4	3	2		
操作后		10	整理用物，处置合理	2	1	0	0		
			教会病人自我护理(不按揉、进水)	6	4	2	0		
			洗手	2	0	0	0		
评价		20	病人穿刺局部无不适	5	4	3	2		
			观察穿刺局部情况	5	4	3	2		
			协助病人生活护理	5	4	3	2		
			遵守无菌操作规程，节力	5	4	3	2		
总分		100							

主考教师________　　　　考核日期________

3. 输液泵使用技术操作考核评分标准

单位________班级________姓名________学号________

项目		总分	技术操作要求	评分等级				得分	备注
				A	B	C	D		
仪表		5	服装整洁、仪表端庄、戴口罩	5	4	3	2		
评估		10	病情、输液目的及药物作用	3	2	1	0		
			输液处局部皮肤及血管情况	3	2	1	0		
			向病人解释、沟通，语言、内容适当，态度真诚	4	3	2	1		
操作前准备		5	备齐用物，放置妥当	3	2	1	0		
			洗手	2	0	0	0		
操作过程	安全与舒适	10	查对认真	3	2	1	0		
			病人体位舒适，安全	5	4	3	2		
			环境整洁，舒适	2	1	0	0		
	输液泵使用	55	再查对	3	2	1	0		
			向病人解释	2	1	0	0		
			放置输液泵方法正确	3	2	1	0		
			连接电源	2	1	0	0		
			输液泵与输液器接装正确	10	8	6	4		
			调整输液速度	10	8	6	4		
			输液管气体排尽	8	6	4	2		
			静脉穿刺方法正确	10	8	6	4		
			固定方法正确	3	2	1	0		
			观察点滴情况仔细认真	4	3	2	1		
操作后		8	助病人取舒适体位，整理床单位	3	2	1	0		
			整理用物	3	2	1	0		
			洗手	2	0	0	0		
评价		7	操作动作熟练、节力	4	3	2	1		
			病人无不良反应	3	2	1	0		
总分		100							

主考教师________ 考核日期________

4. 诺和笔注射技术操作考核评分标准

单位________ 班级________ 姓名________ 学号________

项目		总分	技术操作要求	评分等级				得分	备注
				A	B	C	D		
仪表		5	服装整洁,仪表端庄,戴口罩	5	4	3	2		
评估		10	病人病情,注射部位的完整性	4	3	2	1		
			病人进食情况	3	2	1	0		
			与病人沟通内容,语言恰当	3	2	1	0		
操作前准备		5	洗手	2	1	0	0		
			物品放置妥当,准备齐全	3	2	1	0		
操作过程	安全与舒适	10	查对认真	5	4	3	2		
			体位舒适	5	4	3	2		
	安装过程	23	笔帽拔下,笔芯架与笔杆分开	2	1	0	0		
			回弹装置完全退入活塞杆内	5	4	3	2		
			核对胰岛素,安装正确	6	5	4	3		
			诺和针头安装正确	2	1	0	0		
			无菌操作规范	5	4	3	2		
			排气方法正确	3	2	1	0		
	注射过程	32	安装正确	2	1	0	0		
			上下颠倒诺和笔 10 次	6	5	4	3		
			调节剂量方法正确	4	3	2	1		
			胰岛素剂量准确	6	5	4	3		
			常规消毒皮肤方法正确	2	1	0	0		
			握笔方法正确	5	3	2	1		
			拔针前有 10s 的停留	5	3	2	1		
			拔针方法正确	2	1	0	0		
操作后		10	整理用物,装笔回盒	8	7	5	4		
			洗手	2	0	0	0		
评价		5	操作规范,剂量准确	3	2	1	0		
			动作轻,稳	2	1	0	0		
总分		100							

主考教师________ 考核日期________

5. 使用呼吸机病人吸痰技术操作考核评分标准

单位________班级________姓名________学号________

项目		总分	技术操作要求	评分等级 A	B	C	D	实际得分	备注
仪表		5	仪表大方,戴好帽子、口罩	5	4	3	2		
评估		10	病人生命体征及病情	5	4	3	2		
			病人排痰情况	3	2	1	0		
			呼吸机参数设定情况	2	1	0	0		
操作前准备		6	洗手	2	0	0	0		
			备齐用物,清醒病人做好解释	2	1	0	0		
			检查吸引器负压	2	0	0	0		
操作过程	安全与舒适	6	保持病人安全与舒适	6	4	2	1		
	操作中	45	评估吸痰指征	5	4	3	2		
			连接吸痰管方法正确	5	4	3	2		
			松解呼吸机与气管插管(气管切开)连接处方法正确	5	4	3	2		
			吸痰方法规范	10	8	6	4		
			吸痰前、后给予纯氧吸入规范	10	8	6	4		
			吸痰时无菌操作规范	5	4	3	2		
			观察病人病情及痰液情况仔细	5	4	3	2		
操作后		15	连接呼吸机与气管插管(气管切开)准确、迅速,呼吸机工作正常	10	8	6	4		
			用物处理正确	3	2	1	0		
			洗手	2	0	0	0		
评价		13	观察病人生命体征及痰液情况及时、准确	5	4	3	2		
			会观察呼吸机参数	3	2	1	0		
			操作方法正确、无菌、节力	5	4	3	2		
总分		100							

主考教师________　　考核日期________

6. 腹膜透析技术操作考核评分标准

单位__________班级__________姓名__________学号__________

项目		实际得分	技术操作要求	评分 A	B	C	D	实际得分	备注
仪表		5	服装整洁,仪表端庄,戴口罩	5	4	3	2		
评估		10	病人病情、肾功能情况、合作程度	5	4	3	2		
			腹部置管处的伤口情况	3	2	1	0		
			病人对腹膜透析的知识水平及心理反应	2	1	0	0		
操作前准备		5	清洁工作台	1	0	0	0		
			洗手	2	0	0	0		
			物品放置妥当,准备齐全	2	1	0	0		
操作过程	安全与舒适	10	查对认真	5	4	3	2		
			体位舒适	5	4	3	2		
	连接	12	拉开接口拉环,取下短管的碘伏帽方法正确	6	5	4	3		
			双联分流的连接无漏液,密合好	6	5	4	3		
	引流	12	蓝夹子夹住入液管路	3	2	1	0		
			折断透析液出口塞并悬挂透析液	3	2	1	0		
			引流袋的放置位置正确	6	5	4	3		
	冲洗	12	打开蓝夹子	3	2	1	0		
			透析液流入引流袋,外管路充满液体且无气泡	6	5	4	3		
			夹闭蓝夹子	3	2	1	0		
	灌注	12	打开短管	4	3	2	1		
			灌入时液体的速度适宜	4	3	2	1		
			灌入结束入液管路关闭正确	4	3	2	1		
	分离	12	碘伏帽准备摆放正确	2	1	0	0		
			碘伏帽内海绵的碘伏液浸量适中	2	1	0	0		
			灌注结束各管路连接正确	4	3	2	1		
			分离透析液并秤重,计量,记录	4	3	2	1		
操作后		6	协助病人着装并取舒适体位	2	1	0	0		
			整理用物	2	1	0	0		
			洗手	2	0	0	0		
评价		4	语言得当,取得病人合作	2	1	0	0		
			动作轻、稳、规范	2	1	0	0		
总分		100							

主考教师________　　　　　　考核日期________

7. 心电图检查技术操作考核评分标准

单位＿＿＿＿＿班级＿＿＿＿＿姓名＿＿＿＿＿学号＿＿＿＿＿

项目		总分	技术操作要求	评分等级				实际得分	备注
				A	B	C	D		
仪表		5	仪表端庄、服装整洁	5	4	3	2		
评估		10	病人的病情、合作程度等	5	4	3	2		
			耐心解释心电图检查的目的、配合的方法等，语言得当	5	4	3	2		
操作前准备		10	按需要备齐用物，放置合理	5	4	3	2		
			检查心电图机的情况	5	4	3	2		
操作过程	安全与舒适	9	环境安排合理	3	2	1	0		
			病人卧位正确、舒适	3	2	1	0		
			注意为病人保暖	3	2	1	0		
	连接导联	20	湿纱布擦拭病人腕部、踝部、胸前部	5	4	3	2		
			用生理盐水蘸湿导联线的夹子、吸球	5	4	3	2		
			正确连接肢导、胸导	10	8	6	4		
	描记	15	打开心电图机，按顺序选择各导联	7	5	3	1		
			及时确认并排除干扰因素	8	6	4	2		
检查后		16	及时撤去病人身上的导联线	4	3	2	1		
			干纱布擦干病人皮肤的潮湿处	4	3	2	1		
			协助病人整理衣服，取舒适卧位	4	3	2	1		
			整理好心电图机	4	3	2	1		
评价		15	语言得当，取得病人合作	5	4	3	2		
			动作熟练，与医生配合协调	5	4	3	2		
			心电图描记正确	5	4	3	2		
总分		100							

主考教师＿＿＿＿＿　　　　考核日期＿＿＿＿＿

8. 周围静脉压测定配合技术操作考核评分标准

单位＿＿＿＿＿班级＿＿＿＿＿姓名＿＿＿＿＿学号＿＿＿＿＿

项目		总分	技术操作要求	评分等级				实际得分	备注
				A	B	C	D		
仪表		5	仪表端庄、服装整洁，戴口罩	5	4	3	2		
评估		15	病人的病情、合作程度等	5	4	3	2		
			病人肘部皮肤、血管状况	5	4	3	2		
			耐心解释测压的目的、配合的方法等	5	4	3	2		
操作前准备		5	无长指甲，洗手	2	0	0	0		
			按需要备齐用物，放置合理	3	2	1	0		
操作过程	安全与舒适	10	环境安排合理	3	2	1	0		
			病人体位正确、舒适	7	5	3	1		
	备测压管	18	拿取测压管方法正确，不污染	4	3	2	1		
			用无菌抗凝剂冲洗测压管内壁（或注满无菌生理盐水）	14	10	6	2		
	测压	25	消毒皮肤范围、方法正确	5	4	3	2		
			配合医生穿刺静脉	5	4	3	2		
			正确观察静脉压的数值	8	6	4	2		
			拔针后按压针眼处止血	7	6	4	2		
测压后		12	协助病人整理衣服，取舒适卧位	3	1	0	0		
			物品用后处理正确	4	3	2	1		
			静脉压记录正确	3	2	1	0		
			洗手	2	0	0	0		
评价		10	语言得当，取得病人合作	5	4	3	2		
			动作熟练，方法正确，无菌观念强	5	4	3	2		
总分		100							

主考教师＿＿＿＿＿　　　　考核日期＿＿＿＿＿

9. 腰椎穿刺配合技术操作考核评分标准

单位＿＿＿＿＿＿班级＿＿＿＿＿＿姓名＿＿＿＿＿＿学号＿＿＿＿＿＿

项目		总分	技术操作要求	评分等级 A	B	C	D	实际得分	备注
仪表		5	服装整洁，戴口罩，仪表端庄	5	4	3	2		
评估		10	病人病情及体位	4	3	2	1		
			观察穿刺部位皮肤情况	3	2	1	0		
			向病人解释，沟通，语言、内容正确、耐心	3	2	1	0		
操作前准备		15	洗手	2	0	0	0		
			作普鲁卡因皮试方法正确	10	8	6	4		
			备齐用物，放置妥当	3	2	1	0		
操作过程	安全与舒适	14	查对	5	4	3	2		
			助病人体位正确、舒适	9	8	7	6		
	操作中	36	倾倒碘酊、酒精方法正确	6	5	4	3		
			固定孔巾不污染	5	4	3	2		
			配合医生抽取麻醉药方法正确	7	6	5	4		
			术中观察病人反应仔细	8	7	6	5		
			协助压迫颈静脉测压方法正确	6	5	4	3		
			穿刺毕胶布固定	4	3	2	1		
操作后		9	合理安置病人，体位舒适	2	1	0	0		
			嘱病人去枕平卧 6h，24h 内勿下床活动	2	1	0	0		
			用物处理方法正确	2	1	0	0		
			术后观察病人反应仔细	1	0	0	0		
			洗手	2	0	0	0		
评价		11	观察病人生命体征及病情变化及时	3	2	1	0		
			术后病人体位舒适	3	2	1	0		
			操作方法正确、无菌观念强	5	4	3	2		
总分		100							

主考教师＿＿＿＿＿＿　　　　考核日期＿＿＿＿＿＿

10. 胸腔穿刺配合技术操作考核评分标准

单位________ 班级________ 姓名________ 学号________

项目		总分	技术操作要求	评分等级 A	B	C	D	得分	备注
仪表		5	仪表端庄、服装整洁,戴口罩	5	4	3	2		
评估		10	病人体位及病情	4	3	2	0		
			观察胸壁皮肤情况	3	2	1	0		
			向病人解释正确、耐心	3	2	1	0		
操作前准备		15	洗手	2	1	0	0		
			作普鲁卡因皮试方法正确	10	8	6	4		
			备齐用物、放置妥当	3	2	1	0		
操作过程	安全与舒适	8	查对、助病人摆好体位正确	8	6	4	2		
	操作中	42	倾倒碘酊及酒精溶液方法正确	5	4	3	2		
			固定孔巾不污染	8	6	4	2		
			配合抽取局麻药方法正确	5	4	3	2		
			止血钳固定穿刺针及夹闭胶管	10	8	6	4		
			胶布固定纱布	4	3	2	1		
			术中观察病人反应仔细	10	8	6	4		
操作后		8	合理安置病人	2	1	0	0		
			介绍术后注意事项	2	1	0	0		
			用物处理正确	2	1	0	0		
			洗手	2	0	0	0		
评价		12	观察病人血压、脉搏、面色、呼吸变化及时	2	1	0	0		
			术后病人体位舒适	4	3	2	1		
			鼓励病人进食进水	4	3	2	1		
			操作方法正确节力,无菌观念强	2	1	0	0		
总分		100							

主考教师________ 考试日期________

11. 骨髓穿刺配合技术操作考核评分标准

单位________ 班级________ 姓名________ 学号________

项目		总分	技术操作要求	评分等级 A	B	C	D	实际得分	备注
仪表		5	服装整洁,戴口罩,仪表端庄	5	4	3	2		
评估		10	病人体位及病情	4	3	2	1		
			观察穿刺部位皮肤情况	3	2	1	0		
			向病人解释、沟通,语言、内容正确、耐心	3	2	1	0		
操作前准备		15	洗手	2	0	0	0		
			作普鲁卡因皮试方法正确	10	8	6	4		
			备齐用物,放置妥当	3	2	1	0		
操作过程	安全与舒适	14	查对	5	4	3	2		
			协助病人摆好体位正确	9	8	7	6		
	操作中	36	倾倒碘酊、酒精	7	6	5	4		
			固定孔巾不污染	5	4	3	2		
			配合医生抽取麻醉药方法正确	8	7	6	5		
			术中观察病人反应仔细	10	9	8	7		
			穿刺毕胶布固定	6	5	4	3		
操作后		9	合理安置病人,体位舒适	2	1	0	0		
			向病人交待卧床休息4h	2	1	0	0		
			用物处理正确	2	1	0	0		
			术后观察病人反应仔细	1	0	0	0		
			洗手	2	0	0	0		
评价		11	观察病人生命体征及病情变化及时	3	2	1	0		
			术后病人体位舒适	3	2	1	0		
			操作方法正确、无菌操作规范	5	4	3	2		
总分		100							

主考教师________ 考核日期______

12. 腹腔穿刺配合技术操作考核评分标准

单位__________ 班级__________ 姓名__________ 学号__________

项目		总分	技术操作要求	评分等级 A	B	C	D	实际得分	备注
仪表		5	仪表大方,戴好帽子、口罩	5	4	3	2		
评估		10	病人病情及体位	3	2	1	0		
			观察腹部皮肤情况并测量腹围	4	3	2	1		
			向病人解释、指导正确,语言和蔼	3	2	1	0		
操作前准备		11	洗手	2	0	0	0		
			做普鲁卡因皮试方法正确	5	4	3	2		
			备齐用物、放置妥当	4	8	6	4		
操作过程	安全与舒适	5	查对,助病人摆好体位正确	5	4	3	2		
	操作中	44	倾倒碘酊、酒精不污染	5	4	3	2		
			胶布固定孔巾不污染	7	5	3	1		
			配合医生抽取局麻药方法正确	6	4	2	1		
			使用止血钳固定穿刺针及夹闭引流管方法正确	10	8	6	4		
			用胶布固定穿刺点	6	5	4	3		
			术中观察病人反应仔细	10	8	6	4		
操作后		12	合理安置病人	5	4	3	2		
			测量腹围	2	1	0	0		
			用物处理正确	3	2	1	0		
			洗手	2	0	0	0		
评价		13	观察病人生命体征变化准确	3	2	1	0		
			术后病人体位舒适	5	4	3	2		
			操作方法正确、节力、无菌操作规范	5	4	3	2		
总分		100							

主考教师__________ 考核日期__________

13. 肾脏穿刺配合技术操作考核评分标准

单位________ 班级________ 姓名________ 学号________

<table>
<tr><td rowspan="2" colspan="2">项　目</td><td rowspan="2">总分</td><td rowspan="2">技术操作要求</td><td colspan="4">评分等级</td><td rowspan="2">实际得分</td><td rowspan="2">备注</td></tr>
<tr><td>A</td><td>B</td><td>C</td><td>D</td></tr>
<tr><td colspan="2">仪表</td><td>5</td><td>仪表端庄、服装整洁，戴口罩</td><td>5</td><td>4</td><td>3</td><td>2</td><td></td><td></td></tr>
<tr><td colspan="2" rowspan="3">评估</td><td rowspan="3">10</td><td>病人病情、体位及有关检查</td><td>3</td><td>2</td><td>1</td><td>0</td><td rowspan="3"></td><td rowspan="3"></td></tr>
<tr><td>观察腰背部皮肤情况</td><td>3</td><td>2</td><td>1</td><td>0</td></tr>
<tr><td>向病人解释、指导，内容正确、耐心</td><td>4</td><td>3</td><td>2</td><td>1</td></tr>
<tr><td colspan="2" rowspan="3">操作前准备</td><td rowspan="3">15</td><td>洗手</td><td>2</td><td>0</td><td>0</td><td>0</td><td rowspan="3"></td><td rowspan="3"></td></tr>
<tr><td>备齐用物、放置妥当</td><td>3</td><td>2</td><td>1</td><td>0</td></tr>
<tr><td>作普鲁卡因皮试方法正确</td><td>10</td><td>8</td><td>6</td><td>4</td></tr>
<tr><td rowspan="9">操作过程</td><td rowspan="3">安全与舒适</td><td rowspan="3">12</td><td>查对</td><td>3</td><td>2</td><td>1</td><td>0</td><td rowspan="3"></td><td rowspan="3"></td></tr>
<tr><td>协助病人摆好体位、(俯卧位)保暖</td><td>3</td><td>2</td><td>1</td><td>0</td></tr>
<tr><td>腹下垫厚枕</td><td>6</td><td>5</td><td>4</td><td>3</td></tr>
<tr><td rowspan="6">操作中</td><td rowspan="6">25</td><td>倾倒碘酊、酒精</td><td>3</td><td>2</td><td>1</td><td>0</td><td rowspan="6"></td><td rowspan="6"></td></tr>
<tr><td>固定孔巾不污染</td><td>3</td><td>2</td><td>1</td><td>0</td></tr>
<tr><td>配合医生抽取麻醉药方法正确</td><td>4</td><td>3</td><td>2</td><td>1</td></tr>
<tr><td>术中观察病人反应仔细</td><td>6</td><td>5</td><td>4</td><td>3</td></tr>
<tr><td>穿刺毕胶布固定纱布</td><td>3</td><td>2</td><td>1</td><td>0</td></tr>
<tr><td>沙袋压迫局部，多头带包扎正确</td><td>6</td><td>5</td><td>4</td><td>3</td></tr>
<tr><td colspan="2" rowspan="5">操作后</td><td rowspan="5">20</td><td>合理安置病人体位舒适</td><td>5</td><td>4</td><td>3</td><td>2</td><td rowspan="5"></td><td rowspan="5"></td></tr>
<tr><td>向病人交待卧床休息 24h、多饮水</td><td>5</td><td>4</td><td>3</td><td>2</td></tr>
<tr><td>用物处理正确</td><td>3</td><td>2</td><td>1</td><td>0</td></tr>
<tr><td>术后观察病人反应仔细</td><td>5</td><td>4</td><td>3</td><td>2</td></tr>
<tr><td>洗手</td><td>2</td><td>0</td><td>0</td><td>0</td></tr>
<tr><td colspan="2" rowspan="3">评价</td><td rowspan="3">13</td><td>观察生命体征变化及血尿情况及时</td><td>3</td><td>2</td><td>1</td><td>0</td><td rowspan="3"></td><td rowspan="3"></td></tr>
<tr><td>术后病人体位舒适</td><td>5</td><td>4</td><td>3</td><td>2</td></tr>
<tr><td>操作方法正确、节力、无菌操作规范</td><td>5</td><td>4</td><td>3</td><td>2</td></tr>
<tr><td colspan="2">总分</td><td>100</td><td></td><td></td><td></td><td></td><td></td><td></td><td></td></tr>
</table>

主考教师________　　　　考核日期________

14. 肝脏穿刺配合技术操作考核评分标准

单位________班级________姓名________学号________

项目		总分	技术操作要求	评分等级 A	B	C	D	实际得分	备注
仪表		5	仪表端庄,服装、鞋帽整齐,戴口罩	5	4	3	2		
评估		10	病人体位及病情	3	2	1	0		
			观察胸腹壁皮肤情况	3	2	1	0		
			向病人解释、沟通,语言、内容正确、耐心	4	3	2	1		
操作前准备		15	洗手	2	0	0	0		
			作普鲁卡因皮试方法正确	10	8	6	4		
			备齐用物、放置妥当	3	2	1	0		
操作过程	安全与舒适	8	查对	3	2	1	0		
			协助病人摆好体位正确	5	4	3	2		
	操作中	29	倾倒碘酊、酒精	3	2	1	0		
			固定孔巾不污染	3	2	1	0		
			配合医生抽取麻醉药方法正确	4	3	2	1		
			术中观察病人反应仔细	6	5	4	3		
			穿刺毕胶布固定	4	3	2	1		
			沙袋压迫局部,多头带包扎正确	9	7	5	3		
操作后		20	合理安置病人,体位舒适	5	4	3	2		
			向病人交待卧床休息 24h	5	4	3	2		
			用物处理正确	3	2	1	0		
			洗手	2	0	0	0		
			术后观察病人反应仔细	5	4	3	2		
评价		13	观察病人生命体征及病情变化及时	3	2	1	0		
			术后病人体位舒适	5	4	3	2		
			操作方法正确、节力、无菌操作技术规范	5	4	3	2		
总分		100							

主考教师________　　　　考核日期________

15. 心包穿刺配合技术操作考核评分标准

单位________班级________姓名________学号________

项目		总分	技术操作要求	评分等级 A	B	C	D	得分	备注
仪表		5	服装整洁、仪表端庄、戴口罩	5	4	3	2		
评估		10	病人病情、穿刺部位皮肤完整性	3	2	1	0		
			病人心理反应	3	2	1	0		
			向病人解释、沟通,语言、内容适当,态度真诚	4	3	2	1		
操作前准备		5	物品备齐、放置妥当	3	2	1	0		
			洗手	2	0	0	0		
操作过程	安全与舒适	10	查对认真	3	2	1	0		
			病人体位舒适、稳定	5	4	3	2		
			环境温暖、关好门窗	2	1	0	0		
	心包穿刺配合	55	再查对	2	1	0	0		
			向病人解释	2	1	0	0		
			助病人坐位(或半坐卧位)后背垫枕	6	5	4	3		
			助医生倾倒消毒剂不污染	4	3	2	1		
			消毒左前胸	4	3	2	1		
			孔巾固定不污染	3	2	1	0		
			配合抽取局麻药不污染	4	3	2	1		
			术中持止血钳固定穿刺针方法正确	10	8	6	4		
			术中配合夹闭与开放穿刺针导管方法正确	10	8	6	4		
			术中观察病情仔细,交待注意事项	8	6	4	2		
			拔针后纱布覆盖穿刺部位固定	2	1	0	0		
操作后		7	整理用物,助病人取舒适体位	2	1	0	0		
			洗手	2	0	0	0		
			记录	3	2	1	0		
评价		8	配合操作默契,动作熟练	5	4	3	2		
			病人无不良反应	3	2	1	0		
总分		100							

主考教师________　　　　考核日期________

16. 非同步电除颤配合技术操作考核评分标准

单位________班级________姓名________学号________

项目		总分	技术操作要求	评分等级 A	B	C	D	实际得分	备注
仪表		5	仪表端庄、服装整洁	5	4	3	2		
评估		10	检查病人心前区监测电极的连接情况	5	4	3	2		
			准确判断病人的病情	5	4	3	2		
操作前准备		15	迅速备齐用物,放置合理	5	4	3	2		
			检查除颤仪的情况	10	8	6	4		
操作过程	安全与舒适	9	环境安排合理	3	2	1	0		
			病人卧位正确、解开衣扣	3	2	1	0		
			病人后背垫以硬木板	3	2	1	0		
	除颤	26	打开除颤仪,选择合适能量	5	4	3	2		
			电极板位置正确	6	5	4	3		
			注意其他医务人员的安全	5	4	3	2		
			充电、放电成功	5	4	3	2		
			注意监测病人心电示波图形	5	4	3	2		
除颤后		20	协助病人整理衣服,取舒适卧位	5	4	3	2		
			密切监测病人病情	5	4	3	2		
			整理好除颤仪	5	4	3	2		
			除颤仪充电备用	5	4	3	2		
评价		15	动作熟练,抢救迅速	8	6	4	2		
			与医生配合协调	7	5	3	1		
总分		100							

主考教师________　　　　考核日期________

17. 气囊三腔管压迫止血配合技术操作考核评分标准

单位________ 班级________ 姓名________ 学号________

项目		总分	技术操作要求	评分等级				实际得分	备注
				A	B	C	D		
仪表		5	服装整洁、戴口罩，仪表端庄	5	4	3	2		
评估		10	病人病情、生命体征、出血量 病人呼吸形态 向病人解释，沟通，语言、内容正确、耐心	4 3 3	3 2 2	2 1 1	1 0 0		
操作前准备		15	洗手 检查三腔管设备 检查有无漏气、管腔是否通畅 了解各气囊容量 备齐用物，放置妥当	2 2 5 4 2	0 1 4 3 1	0 0 3 2 0	0 0 2 1 0		
操作过程	安全与舒适	15	查对 助病人体位舒适 做解释（吞管配合，有恶心、呛咳时的处理）	3 6 6	2 5 5	1 4 4	0 3 3		
	操作中	35	清洁鼻腔，颌下垫棉垫 润滑三腔管前端及气囊 协助医生插入并注气（水）测压 牵引三腔管 胃管内注药或抽液 连接胃肠减压器方法正确	4 7 8 6 5 5	3 6 7 5 4 4	2 5 6 4 3 3	1 4 5 3 2 2		
操作后		9	合理安置病人，体位舒适 用物处理方法正确 观察病人术后反应仔细 洗手	2 2 3 2	1 1 2 0	0 0 1 0	0 0 0 0		
评价		11	观察病人生命体征及病情变化及时 术后病人体位舒适 操作方法正确，与病人解释、沟通有效	3 3 5	2 2 4	1 1 3	0 0 2		
总分		100							

主考教师________ 考核日期________

18. 肺功能检查技术操作考核评分标准

单位________ 班级________ 姓名________ 学号________

<table>
<tr><th colspan="2" rowspan="2">项　目</th><th rowspan="2">总分</th><th rowspan="2">技术操作要求</th><th colspan="4">评分等级</th><th rowspan="2">实际得分</th><th rowspan="2">备注</th></tr>
<tr><th>A</th><th>B</th><th>C</th><th>D</th></tr>
<tr><td colspan="2">仪表</td><td>5</td><td>仪表端庄、服装整洁</td><td>5</td><td>4</td><td>3</td><td>2</td><td></td><td></td></tr>
<tr><td colspan="2" rowspan="2">评估</td><td rowspan="2">10</td><td>病人病情</td><td>5</td><td>4</td><td>3</td><td>2</td><td></td><td></td></tr>
<tr><td>病人呼吸形态</td><td>5</td><td>4</td><td>3</td><td>2</td><td></td><td></td></tr>
<tr><td colspan="2">操作前准备</td><td>10</td><td>向病人做解释、指导，内容全面</td><td>10</td><td>8</td><td>6</td><td>4</td><td></td><td></td></tr>
<tr><td rowspan="6">操作过程</td><td rowspan="2">安全与舒适</td><td rowspan="2">10</td><td>查对床号、姓名</td><td>5</td><td>4</td><td>3</td><td>2</td><td></td><td></td></tr>
<tr><td>协助病人摆好体位正确</td><td>5</td><td>4</td><td>3</td><td>2</td><td></td><td></td></tr>
<tr><td rowspan="4">操作中</td><td rowspan="4">40</td><td>协助病人将口嘴含在嘴里方法正确</td><td>5</td><td>4</td><td>3</td><td>2</td><td></td><td></td></tr>
<tr><td>教病人配合检查仪进行呼吸的方法正确</td><td>15</td><td>10</td><td>5</td><td>0</td><td></td><td></td></tr>
<tr><td>检查中观察病人反应认真、仔细</td><td>10</td><td>8</td><td>6</td><td>4</td><td></td><td></td></tr>
<tr><td>检查数字记录准确</td><td>10</td><td>8</td><td>6</td><td>4</td><td></td><td></td></tr>
<tr><td colspan="2" rowspan="2">操作后</td><td rowspan="2">10</td><td>合理安置病人休息</td><td>5</td><td>4</td><td>3</td><td>2</td><td></td><td></td></tr>
<tr><td>用物消毒正确</td><td>5</td><td>4</td><td>3</td><td>2</td><td></td><td></td></tr>
<tr><td colspan="2" rowspan="4">评价</td><td rowspan="4">15</td><td>评估病人内容全面</td><td>4</td><td>3</td><td>2</td><td>1</td><td></td><td></td></tr>
<tr><td>检查前指导耐心</td><td>4</td><td>3</td><td>2</td><td>1</td><td></td><td></td></tr>
<tr><td>检查时观察病人仔细</td><td>3</td><td>2</td><td>1</td><td>0</td><td></td><td></td></tr>
<tr><td>操作方法正确</td><td>4</td><td>3</td><td>2</td><td>1</td><td></td><td></td></tr>
<tr><td colspan="2">总分</td><td>100</td><td></td><td></td><td></td><td></td><td></td><td></td><td></td></tr>
</table>

主考教师________ 考核日期________

(三)内科护理技术操作理论问答

1. 使用套管针输液的注意事项有哪些?

答:(1)护士应做好套管针穿刺的技术操作

①严格无菌操作,并且待干后穿刺。

②套管脱出部分勿再送入血管内,以防局部皮肤表面的细菌通过皮肤与血管之间的开放窦道侵入,造成细菌性静脉炎,甚至败血症。

③减少机械刺激,选择较粗血管,避开关节并应一次穿刺成功。减少套管针来回移动,以减轻对血管内皮的机械损伤。

④避免化学刺激,消毒时碘酊、酒精不宜过多。避免通过皮肤与血管之间的窦道侵入血管,造成化学刺激。

⑤每日观察局部反应。

(2)护士应指导病人自我护理

①套管针局部不用手去按揉,以免引起机械性刺激。

②穿刺点勿用水洗,以免引起感染。

③洗澡时,在穿刺点上加盖贴膜,以防进水。

④穿脱衣服时,注意勿碰套管针。

2. 使用静脉套管针前如何向病人解释?

答:(1)向病人讲明使用套管针的优点是,可以避免每天穿刺的痛苦,可以保证药物的血药浓度(抗生素)。

(2)介绍同病室或同病区内病人的使用情况。

(3)征求病人意见,是否愿意接受套管针。

(4)介绍使用期间注意事项(即指导病人自我护理)。

3. 使用静脉套管针护士应观察什么?

答:(1)护士应每天两次观察套管针的局部情况,观察穿刺点有无渗血、渗出,套管针是否脱出,贴膜固定是否牢固等。

(2)观察有无静脉炎发生,如局部疼痛、红、肿、索条状改变,有者立即拔除套管针。

判断静脉炎程度的标准见下表:

Ⅰ	Ⅱ	Ⅲ
穿刺点疼痛，红或肿，静脉无索条改变，未触及硬结	穿刺点疼痛，红或肿，静脉有索条改变，未触及硬结	穿刺点疼痛，红或肿，静脉有索条改变，可触及硬结

4. 使用输液泵时，如在5%葡萄糖溶液500ml中，加入多巴胺100mg，以60ml/h的速度输液，请换算出输入多巴胺的速度为多少μg/min？

答：(1) 求出以60ml/h速度输液，可输入的多巴胺量

$$x=\frac{60\text{ml}\times100\text{mg}}{500\text{ml}}=12\text{mg}$$

(2) 再求出每分钟输入的多巴胺量

$$x=\frac{12\text{mg}}{60\text{min}}=0.2\text{mg/min}=200\mu\text{g/min}$$

5. 诺和笔注射注意事项有哪些？

答：(1) 饭前半小时注射。

(2) 严格无菌操作，诺和笔只供一人使用。

(3) 严格执行三查七对制度，确保所使用胰岛素的类型正确。

(4) 诺和笔不能放在温度变化较大的地方，如汽车内，阳光直射的桌面、窗台、冰箱等处。

(5) 当胰岛素使用一半时要更换一个针头。

(6) 如果是使用诺和灵-R的胰岛素，在注射时可以取消注射操作的的第一步。

6. 胰岛素应如何保存？

答：(1) 安装在诺和笔中的胰岛素，在室温下（25℃左右）可保存1个月。

(2) 开封的胰岛素，在冰箱内（2~4℃）可保存3个月。

7. 使用诺和笔注射时，注射部位应如何选择与评估？

答：注射部位通常选在：

(1) 双上肢，距肩关节、肘关节一掌以内的前侧、外侧。

(2) 双下肢，距膝关节、髋关节一掌以内的前侧、外侧。

(3) 腹部，距腹中线一寸以外。

（4）臀部，同肌内注射的“十字法”和“连线法”定位处。

注射时注意观察病人的局部皮肤，避开硬结、破损的部位，每次注射时针眼与针眼的距离要有1cm左右。

8. 使用呼吸机病人吸痰时如遇阻力或不易吸痰怎么办？

答：吸痰时动作要轻柔，遇阻力不要强行插入，首先应注意插入是否过深。如果可疑痰块阻塞可滴入低渗盐水或遵医嘱滴入其它化痰药液。

9. 使用呼吸机病人吸痰时应注意什么？

答：（1）应密切观察病人生命体征的变化，注意病人缺氧情况。

（2）观察吸出痰液的颜色、量和气味，并观察口腔粘膜有无破损。

（3）观察气管套管或气管插管的深度和位置，并注意固定是否牢固。

10. 腹膜透析的适应证有哪些？

答：（1）慢性肾功能衰竭——肌苷清除率 < 15mg/dl。

（2）心功能不全——减轻容量负荷。

（3）腹腔内用药——电解质紊乱。

11. 腹膜透析的禁忌证有哪些？

答：（1）腹膜无功能，常见大手术后肠粘连。

（2）慢性的呼吸衰竭。

（3）广泛的腹腔感染。

（4）慢性持续性的腰椎间盘突出。

（5）精神障碍，大脑发育不全。

12. 腹膜透析的并发症有哪些？

答：（1）腹腔感染，病人常表现为体温升高、腹痛、腹透液混浊。

（2）透析管功能异常，常见于管路的堵塞及上飘。

（3）营养不良，蛋白丢失每天约8～12g。

（4）瘘口感染，常表现为红、肿、热、痛，有渗出液，皮下隧道的感染积脓。

13. 做心电图检查时，各导联应联接病人哪些部位？

答：肢导　红夹——右臂（R）；黄夹——左臂（L）；绿（或黑）夹——左腿（F）

胸导　V_1——胸骨右缘第 4 肋间；

V_2——胸骨左缘第 4 肋间；

V_4——左锁骨中线与第 5 肋间相交处；

V_3——V_2 与 V_4 连接线的中点；

V_5——左腋前线齐 V_4 水平处；

V_6——左腋中线齐 V_4 水平处。

14. 如果心电图的干扰过大，应如何处理？

答：（1）让病人深呼吸，放松，身体尽量不动；

（2）用生理盐水仔细擦洗病人联接导联处的皮肤。

15. 测定周围静脉压有何临床意义？

答：测定周围静脉压可以判断右心功能、回心血容量及静脉血回心受阻的情况。

16. 周围静脉压的正常值是多少？其数值升高和降低分别见于哪些情况？

答：周围静脉压的正常值为 30～145mmH_2O。

其数值升高见于右心衰竭、缩窄性或渗出性心包炎、阻塞性肺气肿、上腔静脉受阻等；其数值降低见于休克、昏厥等。

17. 测定周围静脉压时，应注意什么？

答：（1）术前病人应安静卧床休息 15min，使全身放松，以免肌肉紧张影响结果。

（2）测压前应让病人脱下衣袖，尽量抑制咳嗽，以免阻碍静脉回流使压力升高。

（3）静脉穿刺时，用手指轻压静脉上端，穿刺成功后立即松开压迫，以免影响结果。

18. 腰椎穿刺的目的是什么？

答：目的是测脑脊液的压力；检查椎管有无梗阻；查脑脊液的成分，以协助中枢神经系统疾病的诊断。另外经腰穿向鞘内注射药物，治疗中枢神经系统感染、肿瘤，放脑脊液或腰麻。

19. 正常脑脊液的颜色如何？其压力为多少？

答：正常脑脊液为无色、透明、清亮、水样。

脑脊液压力为 0.69～1.76kPa。

20. 腰椎穿刺的注意点有哪些？

答：(1) 疑有颅内压增高迹象，除急性脑膜炎或蛛网膜下腔出血外，腰穿之前需作必要的检查。

(2) 躁动不安、不能合作的患者可在镇静剂或基础麻醉下进行，幼儿和精神紧张患者应妥为扶持。

(3) 术后嘱病人去枕仰卧 6～24h 内勿下床活动，以免引起头痛。严重颅内压增高者需卧床 1～2 天。

(4) 如行椎管内注药，应注意剂量和浓度，避免化学性刺激引起不良反应。

21. 胸腔穿刺的目的是什么？

答：抽取胸腔积液送检，以明确胸水性质，协助诊断；排除胸腔积液和积气，以减轻压迫症状；胸腔内注射药物辅助治疗。

22. 胸腔穿刺中应观察哪些内容？出现问题应如何处理？

答：应观察病人有无头晕、面色苍白、出冷汗、心悸、胸部剧痛、刺激性咳嗽等。发现上述问题，应停止操作，继续观察。

23. 胸腔穿刺后应观察的内容及如何处理？

答：应观察病人呼吸、脉搏情况，注意穿刺点有无渗血或液体漏出。

发现呼吸加快，脉搏加快时应通知医生，及时处理；穿刺点有渗血或液体漏出时，及时更换敷料，保持局部干燥。

24. 骨髓穿刺的目的有哪些？

答：(1) 采取骨髓液做骨髓象检查，以协助诊断（血液病、传染病、寄生虫病）。

(2) 了解骨髓造血情况，以提供化疗和应用免疫抑制剂时参考。

(3) 作骨髓腔输液、输血、给药或骨髓移植。

25. 骨髓穿刺操作中注意事项有哪些？

答：(1) 有出血倾向的患者，操作前做出凝血时间测定，必要时遵医嘱给维生素 K 注射，再行穿刺。

(2) 注射器及针头应干燥，防止溶血发生。

(3) 防止断针，操作中针头不要摇摆太大。

(4) 做形态学检查，玻片滴 0.2ml 髓液，立即涂匀，防止凝固。

(5) 防止病人紧张，向病人作好解释。

26. 腹腔穿刺的目的是什么?

答：明确腹腔积液性质，协助病因诊断；排除积液，缓解腹水所致的呼吸、循环压迫症状；施行腹水回输术；腹腔内注入药物进行治疗。

27. 腹腔穿刺时应密切注意病人哪些反应? 如何处理?

答：密切注意病人反应，如发现头晕、恶心、心慌、脉速、出汗、面色苍白、血压下降等停止操作，并继续观察，安慰病人。

28. 腹腔穿刺术后嘱病人平卧休息多长时间?

答：平卧休息 8 ~ 12h。

29. 肾脏穿刺的目的是什么?

答：(1) 诊断：将穿刺所得的肾脏活体组织送检，以明确肾脏病变的性质。

(2) 治疗：对肾脏移植术后有严重的排异反应者，通过活检，确定处理方法。

30. 肾脏穿刺术术后的护理有哪些内容?

答：(1) 术后患者严格卧床 24h，术后 3h 内每隔半小时测量血压、脉搏 1 次，鼓励饮水。若术后 6h 无尿，应进行静脉输液，观察每次尿液有无血尿，如出现肉眼血尿应延长卧床时间，直至肉眼血尿消失。

(2) 观察有无术后并发症，若发现及时汇报医生，以求得及时处理。

①出血，血尿一般在 1 ~ 6 天内消失，偶见严重出血，肾周血肿。

②腰痛，穿刺侧腰痛多于 1 周内消失，偶可因血块堵塞肾盂或输尿管而引起肾绞痛。

③感染，观察体温变化及血常规结果。

31. 肝脏穿刺的目的是什么?

答：(1) 利于诊断：将穿刺所取得的肝脏活体组织制成切片，

作组织学检查或制成涂片作细胞学检查，以明确肝脏病变的性质。

（2）治疗作用：经肝脏穿刺排除脓液，治疗肝脓肿。

32. 肝脏穿刺时密切注意病人哪些反应？如何处理？

答：应密切注意病人的脉搏、呼吸及血压有无异常。发现异常情况应立即停抽并继续观察生命体征变化。

33. 肝脏穿刺术术后护理有哪些内容？

答：（1）术后嘱患者严格卧床 24h（穿刺抽脓静卧 8～12h）。

（2）术后 4h 内，每隔 15～30min 测量血压、脉搏 1 次，若无变化，以后改为每 1～2h 测量 1 次，共 8h。若发现患者脉搏细弱而快、血压下降、出冷汗、烦躁不安、面色苍白等内出血征象时，应准备输血，并配合抢救。

（3）穿刺后，如局部疼痛，应仔细检查引起的原因，若为一般组织创伤性疼痛，可按医嘱给止痛剂。若为气胸、胸膜休克，应及时做相应处理，如抽气、抗休克等。

34. 心包穿刺术适宜那些病人？

答：（1）因大量心包积液，出现心包填塞症状者，穿刺抽液以解除心脏受压症状。

（2）心包穿刺抽液以确定积液性质，协助诊断，确定病因。

（3）心包腔内注射药物，达到治疗目的。

35. 心包穿刺的位置在哪里？

答：（1）常用心尖部，在左侧第五肋间锁骨中线外心浊音界内 2cm 左右，沿第六肋骨上缘向背部并稍向正中线刺入，如膈肌低，可从第六肋间刺入。

（2）在剑突左缘与肋弓缘相交处，穿刺针与胸壁成 30°角，向上，稍向左进入心包腔下部与后部。

36. 行心包穿刺术应注意什么问题？

答：（1）有条件者可行超声心动图检查，以协助确定部位，进针方向与深度。

（2）术前向病人作好解释，消除顾虑与紧张情绪，焦虑的患者可遵医嘱给予镇静剂。

（3）操作时严格无菌操作，医护密切配合，避免气体进入心包腔。

（4）手术中嘱病人不可移动体位，勿咳嗽或深呼吸。

（5）抽液量，第一次不超过 100ml，以后每次抽液不超过 300 ~ 500ml。抽液速度要慢，以免因过快、过多，使回心血量增加，导致肺水肿。

（6）术中密切观察病情，如病人感觉不适或有咳嗽，应停止抽液，如抽出血液，应立即拔出针头。

（7）术后病人应绝对卧床休息 4h，如有呼吸困难，给氧吸入。

（8）术后密切观察病人的体温、脉搏、呼吸、血压、心率及心律的变化，每半小时测量 1 次，观察四次后，若病人无异常情况在 24h 内，每 2 ~ 4h 测 1 次，并作好记录。

（9）抽出液应及时送检。

37. 非同步电除颤术时，病人的体位有何要求？

答：病人应取去枕仰卧位，后背垫以硬木板，解开上衣扣，暴露前胸部。

38. 非同步电除颤术时，两个电极板应如何放置于病人身上？

答：右电极板放置于病人的心尖部，左电极板放置于病人的胸骨右缘 2 ~ 3 肋处，两电极板至少相距 10cm。

39. 电除颤后，仪器如何处理？

答：除颤后，用清水擦洗电极板，放归原处，充电 6 ~ 8h 后备用。

40. 电除颤的原理是什么？

答：短时间内经胸壁或直接向心脏通以高压强电流，人为地使所有的心肌纤维瞬间同时除极，异位心律也被消除，此时如心脏起搏传导系统中窦房结的自律性尚好，则能恢复其心脏起搏点的作用而控制心脏搏动，即转为窦性心律。

41. 放置双气囊三腔管的目的是什么？

答：利用双气囊压力，压迫胃底和食管下段达到止血。

42. 怎样检查三腔管是否有漏气？

答：（1）将气囊放在耳旁倾听有无漏气声。

（2）放入水中察看有无气泡溢出。

（3）观察注入气量是否与抽出气量相等。

43. 三腔管压迫止血期护理内容有哪些？

答：(1) 密切观察病情变化及出血情况，病人有无胸骨后不适、出现恶心或频发早搏，应考虑是否为胃气囊进入食管下段挤压心脏，应给予适当调整。

(2) 保持口、鼻腔清洁，每日2次消毒后向鼻腔内滴少量石蜡油。

(3) 为避免食管粘膜受压过久，而发生糜烂坏死，在放置三腔管24h后，食管气囊应放气15～30ml，并将三腔管向胃内送入少许，以暂时解除对胃底贲门的压力。

(4) 出血停止后，按医嘱从胃管注入流质饮食，但必须确认胃管在胃内后再注入流食，以免误入气囊发生意外。

44. 检查用力肺活量（FVC）的临床意义是什么？

答：为诊断气道有无阻塞，容积有无限制。

45. 检查残气量（RV）的临床意义是什么？

答：为诊断病人有无肺气肿。

46. 检查弥散功能（DLCO）的临床意义是什么？

答：为检查肺间质有无病变，如有无肺间质水肿或肺间质纤维化。

二、外科护理技术

（一）外科护理技术操作规程

1. 手术区皮肤准备技术

【评估】

（1）病人年龄、性别，自理、合作程度。

（2）手术名称和皮肤准备的范围。

（3）手术区皮肤有无破损、发红、瘢痕等。

【准备】

护士：按要求着装→洗手、戴口罩→备物→操作。

物品：治疗车上层　弯盘内置止血钳、肥皂水棉球、刀架、刀片、纱布、治疗巾、手电筒、棉签、汽油。

治疗车下层　毛巾、脸盆内盛热水。

环境：安静、清洁、舒适、明亮，屏风遮挡。

病人：按需排尿排便→取舒适体位→充分暴露手术区皮肤，便于操作为宜。

【操作程序】

治疗室：查对医嘱→备用物。

病房：携物至床旁→查对→向病人解释→让病人排尿排便→关门窗，围屏风→取舒适体位，充分暴露手术区皮肤（注意保暖和照明）→治疗巾垫于备皮部位下→肥皂水棉球涂局部皮肤→剔除毛发（一手持纱布绷紧皮肤，另一手持备皮刀剃毛，刀架与皮肤呈 45°角）顺序从左到右，从上到下→剃净毛发→用温水毛巾擦洗皮肤→清水洗净→手电筒仔细检查皮肤毛发是否清除干净→抽出治疗巾→整理床单位→整理用物→洗手。

【评价】

1. 手术区皮肤准备范围准确，不需重复操作。

2. 皮肤无破损。

注意：

腹部备皮时，先用汽油棉签清除脐部污垢，然后用清水洗净。

（王　泠）

2. 伤口换药技术

【评估】

（1）病人年龄、病情，自理、合作程度。

（2）手术名称及日期。

（3）手术切口情况。

【准备】

护士：按要求着装→洗手、戴口罩→备物→操作。

物品：无菌物品　无菌治疗碗 2 只、无齿镊 2 把、酒精棉球和盐水棉球数个、干纱布数块、棉签。

一般物品　胶布、剪刀、汽油。

环境：安静、清洁、舒适、明亮。

病人：取舒适体位→充分暴露手术切口，便于操作为宜。

【操作程序】

治疗室：查对医嘱→备用物。

病房：携物至床旁→查对→向病人解释→取舒适体位，充分暴露手术切口→用手揭去外层敷料，内面向上放入无菌治疗碗中→右手持镊轻轻揭去内层敷料（如有分泌物干结粘着，用盐水湿润后再揭下）→

↗对清洁伤口→酒精棉球由创缘向外消毒切口周围皮肤两次（勿使酒精流入切口）

→用生理盐水棉球清洗

↘对感染伤口→酒精棉球由外周向创缘消毒切口周围皮肤 2 次（勿使酒精流入切口）

伤口分泌物→按不同伤口敷以药物纱布或适当安放引流物→覆盖无菌纱布→胶布粘贴，固定纱布（方向与肢体或躯体长轴垂直，不要以放射状粘贴）→整理用物→洗手→记录手术切口或伤口情况。

【评价】

（1）无菌敷料覆盖伤口，粘贴牢固。

（2）病人未诉不适。

注意：

右手镊子接触伤口，左手镊子夹取无菌物品递给右手，两镊不可相碰。

（王 泠）

3. 冲洗胃管技术

【评估】

（1）病人的神志、病情、合作程度及有无特殊需要。

（2）了解留置胃管的目的和时间。

（3）冲洗胃管的用物是否准备齐全。

（4）环境是否舒适和谐。

【准备】

护士：按要求着装→洗手，戴口罩→备物→操作。

物品：无菌物品　一次性20ml注射器1个。

一般物品　治疗碗，止血钳，弯盘，听诊器，纱布，胶布，生理盐水，温度计，棉签，石蜡油，汽油。

环境：安静，清洁，舒适，和谐，明亮。

病人：取坐卧位或卧位（需要时护士协助）。

【操作程序】

治疗室：查对医嘱→备齐物品。

病房：携用物至病房→向病人解释→助病人摆好体位→颌下铺治疗巾→更换固定胃管的胶布和部位→清洁鼻孔和胶布痕迹→检查胃管是否在胃内（用注射器抽吸有胃液抽出；用注射器从胃管注入10ml空气，同时置听诊器于胃部，能听到气过水声；将胃管末端放入盛水碗内，无气体逸出，如有大量气体逸出表明误入气管）→用温度计测量生理盐水的温度（38～40℃）→将胃管末端连接注射器缓慢注入生理盐水20ml→用注射器抽吸胃液至20ml放至治疗碗内→将注射器放入弯盘内→纱布包裹胃管末端并反折用胶布扎紧→别针将胃管妥善固定→观察患者反应，询问有何不适，→摆好舒适体位→整理用物→洗手→正确记录。

【评价】

（1）遵守操作规程，操作顺利，病人无不良反应。

（2）与患者沟通有效，患者配合操作。

（张慧杰）

4. 更换引流袋技术

【评估】

（1）病人年龄、病情、自理与合作程度。

（2）了解留置引流的时间及引流的位置和种类。

（3）环境是否舒适和谐。

【准备】

护士：按要求着装→洗手并擦干，戴口罩→备物→操作。

物品：无菌物品　引流袋1个，棉签，2.5%碘酊，75%酒精，弯盘2个。

一般物品　止血钳1把，治疗巾，量筒。

环境：安静，清洁，舒适，和谐。

病人：按需要排便→取舒适体位（需要时护士协助）。

【操作程序】

治疗室：备用物→按医嘱查对无菌物品是否合格→路过卫生间拿一量筒。

病房：携物至床旁→查对→向病人解释→协助病人摆好体位→暴露并松解引流袋→臀旁垫治疗巾→引流袋与管衔接处下放一弯盘，另一弯盘放于旁边→止血钳夹住引流管道连接口上方→一手持上端引流管，一手拿下引流袋导管缓慢轻稳拔下引流管→放入旁边弯盘中→2.5%碘酊与75%酒精消毒引流管口及外周→打开备好的引流袋→将引流袋导管插入引流管→松开止血钳→观察引流情况→确认引流通畅→将引流袋固定于床旁→放掉原引流袋中的液体→撤弯盘、治疗巾→向病人交待注意事项→整理床单位→整理用物→根据需要记录引流液量→洗手。

【评价】

（1）遵守操作规程，操作过程中无漏液，未污染床单位。

（2）与病人沟通有效，患者满意，无不良反应。

注意：

（1）操作后向病人讲解引流管的简单护理方法及怎样正确放置引流袋。

(2) 长期留置引流管的病人应定期监测体温及白细胞值的变化。

(3) 病人有任何不适及时报告医生。（邓燕青）

5. 肛门栓剂置入技术

【评估】

1. 病人病情、年龄、意识状态，女病人是否处于月经期、妊娠期等。

2. 病人自理能力及合作态度。

3. 既往用药史、过敏史，此次用药的目的、药物剂量等。

4. 病人心理状态、沟通能力、对药物的认知程度等。

5. 环境是否隐蔽，以保护病人的隐私，满足其心理需要。

【准备】

护士：按要求着装　洗手并擦干。

物品：小治疗盘、弯盘、一次性软垫、卫生纸、无菌手套或指套、栓剂。

环境：关门窗、挡围屏。

病人：取左侧位、臀齐床沿，脱裤至臀下。

【操作程序】

携物至床旁→向病人解释→用屏风遮蔽病人→协助病人脱裤至臀下→臀齐床沿→臀下垫一次性软垫→侧卧位→张口呼吸以松弛肛门括约肌→一手戴手套或指套→另一手垫卫生纸→分开臀部暴露肛门→用戴手套的拇指及食指捏住栓剂→将药物沿直肠壁，朝向脐部方向塞入病人的肛门内→再用食指（婴幼儿用无名指）将栓剂塞入约 3 ~ 5cm，用卫生纸压在肛门处→加压片刻，直到病人无排出感为止→脱下手套整理用物→嘱病人侧卧 15min 以确保药物吸收及防止渗漏

【评价】

1. 药物、剂量、时间、方法和病人准确。

2. 产生用药的预期效果，并对病人未造成不良影响。

（罗　萍）

6. 膀胱冲洗技术

【评估】

(1) 评估病人的病情及合作程度。

(2) 了解引流管的名称及引流部位。

(3) 评估膀胱出血量的多少。

【准备】

护士：按要求着装→洗手并擦干，戴口罩→备物→操作。

物品：无菌物品　膀胱冲洗大袋一套，带玻璃接头的橡胶皮管1根，棉签，2.5%碘酊，75%酒精，弯盘2个，玻璃地瓶，生理盐水，无菌持物钳，止血钳2把。

一般物品　别针1个，网套，输液架，开瓶器。

环境：安静，清洁，舒适，和谐。

病人：取舒适体位（需要时护士协助）。

【操作程序】

治疗室：备用物→按医嘱查对生理盐水质量→查对无菌物品有否破损、潮湿及消毒日期→盐水瓶套网套→瓶开盖→消毒瓶塞→打开冲洗大袋→冲洗器连接盐水瓶→将盐水灌入大袋中→灌入完毕，分离冲洗器与盐水瓶→冲洗袋备用→把橡胶皮管放入一弯盘中，另一弯盘扣在上面。

病房：携物至床旁→查对→向病人解释→将地瓶放于地上→把冲洗大袋挂在输液架上→松解膀胱造瘘袋→打开弯盘，把放有橡胶管的弯盘置于膀胱造瘘管与袋接头的下方→另一弯盘放于旁边→用止血钳夹住造瘘管的头端→拔下引流袋，放入旁边的弯盘中→2.5%碘酊与75%酒精消毒管口及外周一遍→连接上橡胶管→橡胶管的另一端放入地瓶中→用别针固定于床旁→松开止血钳→松解尿袋→将弯盘移至尿管与尿袋接头的下方→止血钳夹住尿管的头端→拔下尿袋，放入另一弯盘中→消毒→连接上冲洗袋→撤弯盘→松开止血钳，调节滴速→观察是否通畅以及冲洗的颜色→向病人交待注意事项→整理用物，洗手。

【评价】

(1) 遵守操作规程，冲洗通畅，符合治疗要求。

(2) 操作中病人未发生不良反应，未污染床单位。

(3) 与病人沟通有效，病人配合操作。

（邓燕青）

7. 更换胃肠减压器技术

【评估】

(1) 病人的神志、病情、合作程度及有无特殊需要。

(2) 患者留置胃肠减压器的目的、时间。

(3) 环境是否舒适和谐。

【准备】

护士：按要求着装→洗手，戴口罩。

物品：无菌物品　一次性20ml注射器1个，一次性胃肠减压器1个。

一般物品　弯盘，止血钳，治疗巾，棉签，胶布，汽油，听诊器，别针。

环境：安静，清洁，舒适，和谐，明亮。

病人：取仰卧位或侧卧位（需要时护士协助）。

【操作程序】

治疗室：查对医嘱→备齐用物→检查胃肠减压器是否漏气。

病房：携用物至床旁→查对→向病人解释→摆好体位→颌下铺治疗巾→更换固定胃管的胶布和部位→清洁鼻孔和胶布痕迹→检查胃管是否在胃内（用注射器抽吸；用注射器从胃管注入10ml空气，同时置听诊器于胃部，能听到气过水声；将胃管末端放入盛水的水碗内，无气体逸出，如有大量气体逸出，表明误入气管）止血钳夹住胃管末端→分离胃管与胃肠减压器连接处→更换新的胃肠减压器→松开止血钳→用别针将胃管妥善固定→将胃肠减压器调节至负压状态→向病人交代注意事项→整理用物→洗手→正确记录。

【评价】

(1) 胃肠减压器更换顺利、无漏气、打折、固定好。

(2) 病人无不良反应。

（张慧杰）

8. 更换胸腔闭式引流装置技术

【评估】

（1）病人年龄、病情，自理、合作程度。

（2）手术名称。

（3）闭式引流管安放的位置。

【准备】

护士：按要求着装→洗手、戴口罩→备物→操作。

物品：无菌物品　广口引流瓶1只（容量2 000～3 000ml）、二孔瓶塞分别插入长短玻璃管1根、弯盘内酒精棉球数只、镊子两把、无菌生理盐水。

环境：安静、清洁、舒适、明亮。

病人：取舒适体位→有胸腔闭式引流一侧靠近床边。

【操作程序】

治疗室：查对医嘱→备用物→引流瓶内倒入定量无菌生理盐水→塞紧瓶塞→长玻璃管下端浸入水面以下3～4cm→胶布标记水位。

病房：携物至床旁→查对→向病人解释→摆好体位（有胸腔闭式引流一侧靠近床边）→止血钳2把双夹胸腔闭式引流管→用酒精棉球消毒胸腔闭式引流管与长玻璃管连接处2次→更换无菌引流瓶→检查装置密封→引流瓶放在低于胸腔60cm的位置→松开止血钳→确认长玻璃管内水柱有波动→妥善固定，防止脱落→安置舒适体位→向病人交待注意事项→整理用物→洗手→正确记录。

【评价】

（1）各管道连接无误。

（2）整个装置无漏气、打折，固定好。

（3）病人未诉不适。

注意：

（1）胸腔闭式引流装置使用前物品应全部灭菌，使用中应按无菌操作进行安装，防止感染。

（2）使用前应严格检查引流瓶有无裂缝，各衔接处均要密封，以免发生漏气。

（王　泠）

9. 皮牵引技术

【评估】

(1) 病人年龄、病情及骨折情况。

(2) 了解下肢皮肤及血运情况。

【准备】

护士：按要求着装→洗手→备物→操作。

物品：治疗车、牵引套、牵引绳、牵引钩、牵引锤、棉垫。

环境：舒适、整洁。

病人：按要求取舒适卧位（平卧位）。

【操作方法】

治疗室：备物→查对治疗单→检查牵引套有无破损。

病室：携物至病人床旁→查对→向病人做解释→清洗皮肤并擦干→棉垫垫在牵引套上→将牵引套固定在患侧下肢→拴牵引绳→牵引线是否与牵引骨骼纵轴保持一致）→检查松紧适度→系上牵引锤→调节牵引重量（一般重量 < 5kg）→向病人讲解注意事项（如牵引套松并下滑，应及时通知护士并重新调节）→询问病人体位舒适程度→整理床单位→整理用物→洗手→记录。

【评价】

(1) 正确执行医嘱，符合治疗要求。

(2) 遵守操作规程，病人体位舒适，保暖，无不良反应。

(3) 向病人解释恰当，病人配合操作。

（张秀英）

10. 关节被动活动器（CPM）使用技术

【评估】

(1) 病人的年龄、病情、自理情况及文化程度。

(2) 病人的局部皮肤及手术情况。

(3) 病人的心理反应。

【准备】

护士：按要求着装→备物→操作。

物品：治疗车、插销板、关节被动活动器。

环境：整洁、安静、舒适。

病人：按需要排尿排便→取正确卧位（需要时护士协助）。

【操作程序】

治疗室：准备用物→按医嘱查对治疗本→接通电源→检查CPM各项开关、并调至“0”位。

病房：推治疗车至床旁→查对→向病人解释并讲解注意事项协助病人取仰卧位→将CPM放于床上→将患肢放在活动器上→调节距离，使膝关节与运动轴保持一致，并使踝关节保持背屈位→固定好患肢→接通电源→打开开关→调节活动度数→调节速度→按动手控开关→开始操作→观察病人有何不良反应→治疗毕→整理用物→洗手。

【评价】

（1）正确执行医嘱、符合治疗需要。

（2）遵守操作规程，操作中无不良反应。

（3）与病人沟通有效，病人配合治疗。

（贺　影）

11. 足底静脉泵使用技术

【评估】

（1）病人年龄、病情、自理与合作程度、文化程度、对足底静脉泵治疗水平和有无特殊需要。

（2）了解肢体肿胀程度及疼痛情况。

（3）了解患肢深层血栓情况。

【准备】

护士：按要求着装→洗手→备物→操作。

物品：插销板、足底静脉泵、下肢静脉靴。

环境：安静、清洁、舒适、和谐。

病人：治疗前排便、排尿，取舒适体位（为仰卧位）。

【操作程序】

治疗室：备物→查对治疗单→检查足底静脉泵、插销板是否漏电，有无损坏→将压力调节钮调至“0”位。

病室：携物至床旁→查对→向病人解释→连接电源→患肢穿下

肢静脉长统靴→按顺序连接Ⅰ、Ⅱ、Ⅲ进气管、排气管（由远端到近端）→打开电源开关→调节定时器开关→调节治疗周期（开始为3s，观察10min后如无不良反应以每次3s递增，最高可达18s）→调节间隔周期（开始为9s，观察10min后如无不良反应再以每次1s的速度递减）→调节压力→打开开关钮→治疗，每天2次每次30min→治疗毕关电源→拔插销→整理用物→洗手。

【评价】

（1）正确执行医嘱，符合治疗要求。

（2）与病人沟通有效，病人配合操作。

（3）遵守操作规程，操作中病人舒适无不良反应。

（胡晓芬）

（二）外科护理技术操作考核评分标准

1. 手术区皮肤准备技术操作考核评分标准

单位________ 班级________ 姓名________ 学号________

项目		总分	技术操作要求	评分等级				实际得分	备注
				A	B	C	D		
仪表		5	仪表端庄，服装整洁，戴口罩	5	4	3	2		
评估		10	了解手术名称和皮肤准备的范围	3	2	1	0		
			手术区皮肤情况	3	2	1	0		
			病人自理程度，认真听取病人的反应及需要	2	1	0	0		
			耐心解释备皮的方法及配合指导	2	1	0	0		
操作前准备		6	洗手	2	0	0	0		
			备齐用物，放置合理	4	3	2	1		
操作过程	安全与舒适	10	关门窗，围屏风	4	3	2	1		
			暴露手术区皮肤，注意保暖	3	2	1	0		
			注意安全，认真核对	3	2	1	0		
	备皮	49	铺治疗巾	4	3	2	1		
			肥皂水棉球涂手术区皮肤范围准确	8	6	4	2		
			顺序从左到右，从上到下	8	6	4	2		
			备皮方法正确	17	15	13	10		
			用温水毛巾揩净备皮区皮肤	6	4	2	1		
			剃毕用手电筒仔细检查	6	4	2	1		
操作后		8	合理安置病人及床单位	2	1	0	0		
			用物处理正确	4	3	2	1		
			洗手	2	0	0	0		
评价		12	动作轻巧、准确	4	3	2	1		
			所备皮肤清洁，无皮肤破损	4	3	2	1		
			病人感觉良好	4	3	2	1		
总分		100							

主考教师________ 考核日期________

2. 伤口换药技术操作考核评分标准

单位________班级________姓名________学号________

项目	总分	技术操作要求	评分等级				实际得分	备注
			A	B	C	D		
仪表	5	仪表端庄,服装整洁,戴口罩	5	4	3	2		
评估	10	了解手术名称和日期	3	2	1	0		
		评估手术切口情况	3	2	1	0		
		耐心解释换药的方法及配合指导	4	3	2	1		
操作前准备	6	洗手	2	0	0	0		
		备齐用物,放置合理	4	3	2	1		
操作过程 安全与舒适	10	关门窗,围屏风	4	3	2	1		
		暴露手术切口,注意保暖	3	2	1	0		
		注意安全,认真核对	3	2	1	0		
操作过程 备皮	49	揭去外层敷料并放置正确	6	4	2	1		
		揭去内层敷料方法正确	6	4	2	1		
		揭敷料方向正确	4	3	2	1		
		酒精棉球消毒伤口周围皮肤方法正确	8	6	4	2		
		盐水棉球清洗伤口方法正确	10	8	6	4		
		消毒敷料覆盖伤口正确	12	8	6	4		
		胶布粘贴固定	3	2	1	0		
操作后	8	合理安置病人及床单位	2	1	0	0		
		用物处理正确	4	3	2	1		
		洗手	2	0	0	0		
评价	12	动作轻巧、准确	4	3	2	1		
		消毒敷料覆盖伤口、粘贴牢固	4	3	2	1		
		病人感觉良好	4	3	2	1		
总分	100							

主考教师________　　　　考核日期________

3. 冲洗胃管技术操作考核评分标准

单位__________班级__________姓名__________学号__________

项目		总分	技术操作要求	评分等级				实际得分	备注
				A	B	C	D		
仪表		5	仪表端庄,服装整洁,戴口罩	5	4	3	2		
评估		10	留置胃管的目的及时间	3	2	1	0		
			观察胃液的颜色、性质、量	3	2	1	0		
			病人的神志、病情、合作程度及有无特殊需要	2	1	0	0		
			解释冲洗胃管的方法及配合指导耐心	2	1	0	0		
操作前准备		6	洗手,无长指甲	2	0	0	0		
			备齐用物,放置合理	4	3	2	1		
操作过程	安全与舒适	10	环境安排合理,病人卧位舒适	5	3	2	1		
			注意安全,认真核对	5	3	2	1		
	冲洗胃管	49	病人体位摆放舒适	3	2	1	0		
			清洁鼻孔方法正确	8	6	4	2		
			铺治疗巾方法正确	6	4	2	1		
			检查胃管是否在胃内方法正确	6	4	2	1		
			测量水温方法正确	8	6	4	2		
			抽吸胃液速度适宜	6	4	2	1		
			冲洗胃管方法正确	8	6	4	2		
			观察患者有何不适	4	3	2	1		
操作后		8	合理安置病人及床单位	2	1	0	0		
			用物处理正确	4	3	2	1		
			洗手	2	0	0	0		
评价		12	操作方法正确、熟练、节力	4	3	2	1		
			病人无不良反应	4	3	2	1		
			与患者沟通语言亲切,内容适当	4	3	2	1		
总分		100							

主考教师________　　　　　　　　考核日期________

4. 更换引流袋技术操作考核评分标准

单位________班级________姓名________学号________

项目		总分	技术操作要求	评分等级				实际得分	备注
				A	B	C	D		
仪表		5	仪表端庄，服装整洁，戴口罩	5	4	3	2		
评估		10	了解病情，了解留置引流的时间及引流管部位	5	4	3	2		
			病人自理、合作程度	3	2	1	0		
			倾听病人的反应及需要认真	2	1	0	0		
操作前准备		6	无长指甲，洗手	2	0	0	0		
			备齐用物，放置合理	2	1	0	0		
			检查外袋是否漏气及消毒日期	2	1	0	0		
操作过程	安全舒适	10	环境安排合理	4	3	2	1		
			病人卧位舒适	6	4	2	0		
	更换引流袋	46	核对	2	1	0	0		
			向病人做解释语言得当	2	1	0	0		
			暴露并松解引流袋	4	3	2	1		
			铺治疗巾	2	1	0	0		
			夹管	2	1	0	0		
			管衔接处消毒范围、方法正确	6	4	2	0		
			更换引流袋方法正确，无污染	8	6	4	0		
			松解止血钳，开放引流管	3	2	1	0		
			观察是否通畅	5	4	3	2		
			固定引流袋，长度合适	5	4	3	2		
			放掉原有的引流液，按需记量	2	1	0	0		
			向病人交待注意事项	5	4	3	2		
操作后		10	合理安置病人与床单位	3	2	1	0		
			用物处理正确	2	1	0	0		
			观察记录正确	3	2	1	0		
			洗手	2	0	0	0		
评价		13	步骤正确，动作轻、稳、正确	6	4	2	0		
			注意无菌	5	4	3	2		
			病人无不适，未感到拉扯感	2	1	0	0		
总分		100							

主考教师________　　考核日期________

5. 膀胱冲洗技术操作考核评分标准

单位__________班级__________姓名__________学号__________

项目		总分	技术操作要求	评分等级				实际得分	备注
				A	B	C	D		
仪表		5	仪表端庄，服装整洁，戴口罩	5	4	3	2		
评估		10	了解病情及引流管的部位和名称	4	3	2	1		
			病人自理、合作程度，倾听病人的反应及需要认真	3	2	1	0		
			耐心解释冲洗方法及配合指导	3	2	1	0		
操作前准备		5	无长指甲，洗手	2	0	0	0		
			备齐用物，放置合理	3	2	1	0		
操作过程	安全舒适	10	环境安排合理，病人卧位舒适	5	4	3	2		
			注意保暖，认真核对	5	4	3	2		
	准备冲洗液	15	盐水瓶处理消毒方法正确，不污染	3	2	1	0		
			盐水瓶与冲洗袋连接方法正确，不污染	5	4	3	2		
			使用无菌钳方法正确，不污染	4	3	2	1		
			盐水灌入顺利，灌流不畅时处理正确	3	2	1	0		
	膀胱冲洗	38	再次核对	2	1	0	0		
			松解膀胱造瘘管、尿管，并夹闭	4	3	2	1		
			管的衔接处消毒范围、方法正确	6	4	2	0		
			连接冲洗袋与橡胶管方法正确，无菌	10	8	6	4		
			管道固定于床旁，松解止血钳	3	2	1	0		
			橡胶管在地瓶中的长度合适	2	1	0	0		
			根据冲洗液颜色，合理调节滴速	5	4	3	2		
			观察是否通畅	2	1	0	0		
			向病人交待注意事项	4	3	2	1		
操作后		7	合理安置病人与床单位	3	2	1	0		
			用物处理正确	2	1	0	0		
			洗手	2	0	0	0		
评价		10	步骤正确，动作准确，冲洗通畅	4	3	2	1		
			注意无菌	3	2	1	0		
			病人感觉良好，无不适	3	2	1	0		
总分		100							

主考教师________　　　　考核日期________

6. 更换胃肠减压器技术操作考核评分标准

单位________ 班级________ 姓名________ 学号________

项目		总分	技术操作要求	评分等级 A	B	C	D	实际得分	备注
仪表		5	仪表端庄,服装整洁,戴口罩	5	4	3	2		
评估		10	留置胃管的目的及时间	3	2	1	0		
			检查更换胃肠减压器的用物是否准备齐全	3	2	1	0		
			病人的神志、病情、合作程度及有无特殊需要	2	1	0	0		
			耐心解释更换胃肠减压器的方法及配合指导	2	1	0	0		
操作前准备		6	洗手,无长指甲	2	0	0	0		
			备齐用物,放置合理	4	3	2	1		
操作过程	安全与舒适	10	环境安排合理,病人卧位舒适	5	4	3	2		
			注意安全,认真核对	5	4	3	2		
	更换胃肠减压器	49	病人体位摆放舒适	3	2	1	0		
			铺治疗巾方法正确	6	4	2	1		
			清洁鼻孔方法正确	8	6	4	2		
			检查胃管是否在胃内方法正确	12	8	4	2		
			止血钳夹放胃管方法、顺序正确	10	8	6	4		
			胃肠减压器固定牢固美观	6	4	2	1		
			胃肠减压器是否处在负压状态	4	3	2	1		
操作后		8	合理安置病人及床单位	2	1	0	0		
			用物处理正确	4	3	2	1		
			洗手	2	0	0	0		
评价		12	胃肠减压器无漏气、打折,固定好	4	3	2	1		
			操作方法正确、熟练、节力	4	3	2	1		
			病人无不良反应	4	3	2	1		
总分		100							

主考教师________ 考核日期________

7. 更换胸腔闭式引流装置技术操作考核评分标准

单位________班级________姓名________学号________

项目		总分	技术操作要求	评分等级 A	B	C	D	实际得分	备注
仪表		5	仪表端庄,服装整洁,戴口罩	5	4	3	2		
评估		10	了解手术名称和范围	4	3	2	1		
			评估胸腔闭式引流管安放位置	6	4	2	1		
操作前准备		6	洗手	2	0	0	0		
			备齐用物,放置合理	4	3	2	1		
操作过程	安全与舒适	10	关门窗	4	3	2	1		
			暴露引流管部位,注意保暖	3	2	1	0		
			注意安全,认真核对	3	2	1	0		
	备皮	47	夹闭引流管方法正确	6	4	2	1		
			更换无菌引流瓶方法正确	14	12	8	4		
			检查装置正确,密闭	12	8	4	2		
			引流瓶放置位置正确	6	4	2	1		
			观察长玻璃管内水柱波动方法正确	4	3	2	1		
			正确记录	5	4	3	2		
操作后		8	合理安置病人及床单位	2	1	0	0		
			用物处理正确	4	3	2	1		
			洗手	2	0	0	0		
评价		14	整个装置无漏气、打折,固定好	6	4	2	1		
			管道连接无误	4	3	2	1		
			病人未诉不适	4	3	2	1		
总分		100							

主考教师________　　　　考核日期________

8. 皮牵引技术操作考核评分标准

单位________班级________姓名________学号________

项目		总分	技术操作要求	评分等级				实际得分	备注
				A	B	C	D		
仪表		5	仪表端庄,服装整洁	5	4	3	2		
评估		12	病人年龄,骨折或外伤情况	5	4	3	2		
			了解患肢血运情况,有无神经损伤	4	3	2	1		
			了解病人皮肤有无破溃	3	2	1	0		
操作前准备		5	备齐使用物品,合理放置	3	2	1	0		
			洗手	2	0	0	0		
操作过程	安全与舒适	10	环境安排合理	5	3	1	0		
			病人体位正确	5	3	1	0		
	操作中	45	注意保暖	5	3	2	1		
			向病人做解释	5	4	3	2		
			牵引套固定方法正确	8	6	4	2		
			牵引线与骨骼轴线保持一致	10	8	6	4		
			牵引重量合适	6	4	2	1		
			清洗皮肤并擦干	5	3	1	0		
			向病人解释注意事项	6	4	2	1		
操作后		8	合理安置病人,整理床单位	2	1	0	0		
			用物处理正确	4	2	1	0		
			洗手	2	0	0	0		
评价		15	操作方法正确	5	4	3	1		
			观察患肢末梢循环,肢体无麻木	5	4	3	1		
			牵引有效	5	4	3	1		
总分		100							

主考教师________　　　　考核日期________

9. 关节被动活动器使用技术操作考核评分标准

单位________ 班级________ 姓名________ 学号________

项目		总分	技术操作要求	评分等级 A	B	C	D	实际得分	备注
仪表		5	仪表端庄,服装整洁	5	4	3	2		
评估		15	了解病人局部皮肤及手术情况	4	3	2	1		
			评估病人自理程度,与病人沟通有效	6	4	3	1		
			解释活动器操作方法及配合指导耐心	5	3	1	0		
操作前准备		5	无长指甲,洗手	2	0	0	0		
			备齐用物,放置合理	3	2	1	0		
操作过程	安全与舒适	10	环境安排合理,病人卧位舒适	5	4	3	2		
			注意安全,保暖	5	4	3	2		
	操作中	50	再次核对	6	4	1	0		
			体位选择舒适、正确	10	8	6	4		
			患肢固定在活动器上正确	12	8	6	4		
			根据病情调节活动度数	10	8	6	4		
			调节各调节钮顺序正确	6	4	3	2		
			治疗完毕,切断电源	6	4	3	2		
操作后		6	合理安置病人,整理床单位	2	1	0	0		
			用物处理正确	2	1	0	0		
			洗手	2	0	0	0		
评价		9	步骤正确,动作准确,机器运行正常	5	4	3	2		
			病人感觉良好	4	3	2	1		
总分		100							

主考教师________ 考核日期________

10. 足底静脉泵使用技术操作考核评分标准

单位_________班级__________姓名__________学号__________

项目		总分	技术操作要求	A	B	C	D	实际得分	备注
				评分等级					
仪表		5	仪表端庄，服装整洁	5	4	3	2		
评估		15	了解病情及肢体肿胀、疼痛情况	6	4	3	1		
			解释目的及注意事项	5	3	1	0		
			评估病人自理程度，与病人沟通有效	4	3	2	1		
操作前准备		5	无长指甲，洗手	2	0	0	0		
			备齐用物，放置合理	3	2	1	0		
操作过程	安全与舒适	10	环境安排合理，病人卧位舒适	5	4	3	2		
			注意查对，安全、保暖	5	4	3	2		
	操作中	50	再次核对病人姓名、床号	6	4	1	0		
			患肢置于舒适体位	10	8	6	4		
			各种管道连接正确	12	8	6	4		
			调节压力，时间、方法正确	10	8	6	4		
			观察并询问病人有无不适	6	4	3	2		
			治疗完关电源，断电	6	4	3	2		
操作后		6	合理安置病人，整理床单位	2	1	0	0		
			用物处理正确	2	1	0	0		
			洗手	2	0	0	0		
评价		9	步骤正确、动作准确，机器运行正常	5	4	3	1		
			病人感觉良好	4	3	2	1		
总分		100							

主考教师________　　　　考核日期________

（三）外科护理技术操作理论问答

1. 各手术区备皮范围是怎样的?

答：颅脑手术，术前2h剃尽头及颈部全部头发，保留眉毛。

颈部手术，自唇下至乳头连线，两侧至斜方肌前缘。

胸部手术，上至锁骨上部，下至髂嵴，前至健侧腋前线或乳头线，后过背正中线。

上腹部手术，自乳头至耻骨联合平面，两侧到腋后线。

下腹部手术，自剑突至大腿上1/3，前内侧及外阴部，两侧到腋后线。

腹股沟部手术，自脐平线至大腿上1/3包括外阴部。

肾手术，自乳头平线至耻骨联合，前后均过正中线。

四肢手术，以切口为中心上下方20cm以上，一般多为整个肢体备皮。

会阴部及肛门手术，自髂前上棘至大腿上1/3，包括会阴及臀部。

2. 备皮的目的是什么?

答：去除毛发和污垢，预防切口感染。

3. 备皮应注意什么?

答：(1) 剃毛刀片应锐利。

(2) 剃毛前先用温肥皂水浸湿毛发后再剃除。

(3) 剃毛时，应顺着毛发生长的方向以免损伤毛囊。

(4) 皮肤松弛的地方应将皮肤绷紧，避免损伤。

4. 换药时双手执镊如何操作?

答：右手镊子接触伤口，左手镊子用以夹取无菌物品，递给右手，两镊不可相碰。

5. 换药时胶布粘贴方向如何掌握?

答：胶布粘贴方向应与肢体或躯体长轴垂直，不能贴成放射状。

6. 换药前伤口敷料有分泌物干结着，如何揭去敷料?

答：可用盐水湿润后再揭下，以免损伤肉芽组织和新生上皮组织。

7. 冲洗胃管的目的是什么？

答：保持胃管通畅，防止堵塞。

8. 冲洗胃管常用液的温度及计量如何？

答：常用液体名称为生理盐水，液体温度为 38～42℃，剂量是 20ml。

9. 长期留置尿管的病人应多长时间换管 1 次？多长时间换袋 1 次？

答：应每周更换 1 次尿管，每日更换 1 次尿袋。

10. 患者在卧床时或下地活动时，怎样正确放置引流袋？

答：患者卧床时，应把引流袋固定在床旁，并低于膀胱的位置，在翻身时，注意不可打折、扭曲，防止其脱出。患者下地活动时，应把引流袋固定于腰际以下，以免放置过高引起逆流，发生感染。

11. 更换引流袋后应注意观察什么？

答：应观察引流液的性质、颜色、量以及引流管是否通畅。

12. 膀胱冲洗的目的是什么？

答：持续性的膀胱冲洗可减少术后创面的或继发的出血和渗血，防止在膀胱内凝成血块，影响尿液的排出。

13. 前列腺手术需要冲洗膀胱的时间以及冲洗的速度依据什么来调节？

答：前列腺开放手术冲洗时间为 3～4 天，前列腺电切手术冲洗时间为 1～2 天。冲洗速度应根据出血量、冲洗颜色来调节，冲洗颜色较深时，速度宜快，颜色较淡时，速度宜慢。

14. 冲洗膀胱过程中出现冲洗液返流是什么原因？怎样处理？

答：冲洗液返流的出现是由于膀胱内压力增高，膀胱痉挛造成的。如出现这种情况，应把冲洗液适当加温，温热的冲洗液可减少对膀胱的刺激；其次，可遵医嘱给予病人镇痛、解痉剂，如哌替啶、山莨菪碱等。

15. 冲洗膀胱的护理方法如何？

答：（1）保持冲洗及引流的通畅，并妥善固定。

（2）不能随意吸出尿管气囊内的液体或气体，遵医嘱按时解除压力，每日定时擦净并消毒尿道口的分泌物，对男性病人要防止附睾的逆行性感染。

（3）冲洗膀胱须持续冲洗，预防血块堵塞，注意无菌，准确记录出入量。

（4）膀胱造瘘口注意保持敷料清洁。

16. 更换胃肠减压器的目的是什么？

答：（1）防止因减压器内胃液过多而逆流入胃。

（2）便于观察并记录胃液的量及性状。

17. 更换胃肠减压器的注意事项是什么？

答：更换胃肠减压器时应先将胃管末端用止血钳夹住，避免胃管中的液体流出而污染被服。

18. 检查胃管是否在胃内的方法有哪些？

答：（1）用注射器抽吸。

（2）用注射器向胃管注入 10ml 空气，同时置听诊器于胃部，能听到气过水声。

（3）将胃管末端放入盛水的治疗碗内，应无气体逸出。如有大量气体逸出，表明误入气管。

19. 更换胶布注意事项有哪些？

答：（1）更换粘贴胶布的位置，避免长时间粘贴引起皮肤的不良反应。

（2）胶布痕迹用汽油或松节油擦净。

20. 胸腔闭式引流的原理和目的是什么？

答：胸腔闭式引流是根据胸膜腔的生理特点设计的，依靠水封瓶中的液体使胸膜腔与外界隔离，当胸膜腔内因积液或积气形成高压时，胸膜腔内的液体或气体可排至引流瓶内；当胸膜腔内恢复负压时，水封瓶内的液体被吸至引流管下端形成负压水柱，阻止空气进入胸膜腔，由于引流管有足够的垂直长度和地心引力作用，水封瓶内的液体只能在引流管的下段形成一定高度的水柱，不能被吸至胸腔内，从而达到胸膜腔引流和减压目的。

21. 胸腔闭式引流的作用有哪些？

答：（1）排除积液；

（2）排除积气；

(3) 重建负压，使肺复张；

(4) 平衡压力，预防纵隔移位及肺萎陷；

(5) 发现胸腔内活动性出血，支气管残瘘，食管胸膜瘘等。

22. 胸腔闭式引流的位置如何确定?

答：(1) 排除气体，一般放置在患侧第 2 肋间隙锁骨中线处；

(2) 引流血液，常放置在患侧第 7，8 肋间隙，腋中线或腋后线处；

(3) 引流脓液，应放置在脓腔最底位。

23. 胸腔闭式引流连接部位脱节或引流管脱出应如何处理?

答：连接部位脱节应立即用止血钳夹闭软质引流管或用手折叠后捏紧，勿使漏气，立即更换新的引流装置；引流管脱出应立即用手捏压伤口皮肤，消毒后以无菌敷料封闭，报告医生及时处理，不可擅自将脱出的引流管再插入胸膜腔内，以免造成污染或损伤。

24. 皮牵引的目的是什么?

答：(1) 牵拉关节或骨骼，使脱位的关节或错位的骨折复位，并维持复位后的位置。

(2) 牵拉及固定关节，以减轻关节面所承受的压力，缓解疼痛，使局部休息。

(3) 矫正畸形，防止关节挛缩。

25. 皮牵引的注意事项有哪些?

答：(1) 患肢有静脉曲张、皮炎、皮肤擦伤、裂伤时，都不宜用此法。

(2) 强壮的成年人，骨折或脱位时，需要较大的力量复位，因此不宜用此方法。

(3) 牵引套松紧度合适。牵引套太松达不到牵引目的，过紧则可影响患肢血液循环，血液循环障碍可以造成缺血性挛缩。

(4) 牵引的重量要根据病情而决定，不可以随意加减，牵引锤保持悬空。

(5) 保证病人安全，体位的舒适，预防压疮、泌尿系统感染和呼吸道感染的发生。

(6) 牵引头部时，抬高床头。牵引下肢、骨盆时，抬高床尾，使之产生反牵引力。

（7）如患肢出现青紫、肿胀、发冷、麻木、运动障碍，脉搏弱或摸不到时，应详细检查，分析原因，及时处理并报告医生。

（8）骨突处加纱布衬垫后，方可套上牵引套。

（9）卧床病人牵引时，保持身体各部的功能位置，躯干要直，骨盆要放正，脊柱与骨盆垂直位，方可达到牵引的预期效果。

（10）下肢牵引要经常检查膝关节外侧是否受压，受压可致腓总神经受伤，病人可发生足背伸无力，出现垂足畸形。

27. 使用关节被动活动器的优点？

答：（1）减轻疼痛。

（2）加快肢体肿胀的消退，降低深静脉血栓的发生率。

（3）加快伤口愈合及软组织的修复。

（4）增加关节活动度，防治关节粘连。

（5）刺激并促进关节软骨的修复。

（6）缩短住院时间，减少医疗费用。

28. 使用关节被动活动器的注意事项有哪些？

答：（1）必须在医生的医嘱下执行。

（2）病人 X 光片证实关节位置满意，无骨折等并发症存在，方可使用。

（3）活动度应逐渐增加，从 30°开始每天增加 10°，每天 2～3 次，每次至少 1h。

（4）对疼痛敏感的病人在使用关节被动活动器时可适当的使用镇痛剂，以减轻病人疼痛，保证治疗效果。

29. 足底静脉泵的使用目的是什么？

答：（1）预防深层静脉血栓发生。足底静脉泵使用使深静脉血栓（DVT）发生率从 45%或 50%下降到 10%或 20%。

（2）通过充气的下肢静脉长统靴间歇性的充气，使小腿由远向近顺序受压从而增加静脉血流，减少血流淤滞，降低 DVT 的发生。

（3）消除患肢肿胀，减轻肢体疼痛。

30. 使用足底静脉泵的注意事项有哪些？

答：（1）操作前认真检查设备是否有漏电或漏气，各连接管按顺序连接，不能颠倒。

（2）操作中调节压力时注意压力由弱到强。

（3）病房应安静、整洁、温度适宜，冬天注意病人的保暖。

（4）足底静脉泵需保持清洁，下肢静脉长统靴应定期清洗、消毒。

三、妇产科护理技术

（一）妇产科护理技术操作规程

1. 阴道冲洗放药技术

【评估】

（1）患者年龄、病情，自理、合作程度，对阴道放药的认识程度。

（2）治疗方案及目前治疗状况。

（3）病人的婚姻状况，对操作的心理反应。

（4）环境温度及舒适、安静、隐蔽程度。

【准备】

护士：洗手并擦干，戴口罩→准备用物→操作。

物品：窥阴器1个，无菌手套1副，检查垫1个，弯盘2个，镊子3把，冲洗筒1个，肥皂水棉球2个，干棉球1个，药物（遵医嘱），消毒液1 000ml（根据病情准备）。

环境：安静、清洁、舒适、隐蔽。

病人：告之病人排空膀胱（年老体弱者需护士协助）。

【操作程序】

核对医嘱及各项用物→向病人做解释→铺检查垫于检查床上→嘱病人脱去一侧裤腿→取膀胱结石位，两腿放于腿架上暴露外阴→污物桶放检查床下→将消毒液倒于冲洗桶内（水温38～41℃）→将冲洗桶挂于输液架上，高于检查床1m左右→使病人臀部向下靠检查床缘→左手戴手套→右手将窥器轻轻放入阴道（嘱病人放松）→暴露宫颈→将窥器换左手固定→右手持镊子夹取肥皂水棉球擦洗宫颈穹窿、阴道壁，直至干净（如需要时更换棉球）→弃棉球，镊子置于另一弯盘内→右手持冲洗管用消毒液冲洗阴道壁至液体冲尽

→轻压窥器外端，使阴道冲洗液流出→持第二把镊子夹取干棉球擦干阴道积液→第三把镊子夹住药物放入阴道后穹隆→松开窥器并取出后，再松开镊子并取出→协助病人下检查床并穿裤→整理用物并浸泡消毒→洗手。

【评价】

(1) 操作中病人体位舒适，阴道内冲洗干净，无不良反应。

(2) 与病人沟通有效，配合操作。

(3) 病人无不适感。

（吴婉华　王　健）

2. 阴道栓剂置入技术

【评估】

(1) 病人病情、年龄、意识状态，是否处于月经期、妊娠期等。

(2) 病人自理能力及合作态度。

(3) 既往用药史、过敏史，此次用药的目的、药物剂量等。

(4) 病人心理状态、沟通能力、对药物的认知程度等。

(5) 环境是否隐蔽。

【准备】

护士：按要求着装，洗手并擦干。

物品：小治疗盘、弯盘、纱布、无菌手套、一次性软垫、栓剂。

环境：关门窗、挡围屏。

病人：取仰卧位、屈膝，脱裤至臀下。

【操作程序】

携物至床旁→核对后向病人解释→用屏风遮蔽病人→协助病人脱裤至臀下→仰卧位屈膝→臀部垫一次性软垫→戴无菌手套→一手垫纱布分开小阴唇→另一手用拇指及食指捏住栓剂→将药物放入阴道深处（即用食指将栓剂塞入阴道后穹窿部）→用纱布压在阴道处加压片刻，直到无排出感为止→脱下手套整理用物→嘱病人仰卧15min以确保药物吸收及防止渗漏。

【评价】

(1) 药物、剂量、时间、方法准确。

(2) 产生用药的预期效果，并对病人未造成不良影响。

注意：

(1) 指导病人在用药期间使用月经带，以保持衣裤清洁。

(2) 如果晚间睡前置入栓剂可延长药物作用时间，以提高疗效。

（罗　萍）

3. 术前阴道冲洗技术

【评估】

(1) 患者年龄、病情、自理合作程度、对阴道冲洗的认识程度。

(2) 病人婚姻状况及心理反映。

(3) 治疗方案及目前治疗状况。

(4) 环境舒适、安静、隐蔽程度。

【准备】

护士：着装规范，洗手，戴口罩，准备用物。

物品：窥阴器1个，无菌手套1副，检查垫1个，弯盘2个，镊子3把，冲洗桶1个，肥皂水棉球2个，干棉球3～4个，1%龙胆紫1瓶，2.5%碘酊，75%酒精，0.2‰碘伏液1 000ml（或其它消毒液）。

环境：安静、清洁、舒适、隐蔽。

病人：排空膀胱。

【操作程序】

核对→向病人解释→铺检查垫于检查床上→嘱病人脱去一侧裤子→取膀胱结石位，两腿放于腿架上→暴露外阴→污物桶放于床下→将消毒液倒于冲洗桶中→挂冲洗桶于输液架上，（高于检查床1m左右）→嘱病人臀部靠检查床缘→戴手套→右手将窥器轻轻放入阴道（嘱病人放松）→暴露宫颈→将窥器换左手固定→右手持镊子夹肥皂水棉球擦洗穹窿、宫颈、阴道壁直至干净→弃棉球→镊子放弯盘内→右手持冲洗管用消毒液冲洗阴道至液体流尽→轻压窥器外端，使阴道积液流出→右手持镊夹取干棉球→擦干阴道→换镊子分别取棉球蘸2.5%碘酊及75%酒精消毒宫颈口及前后穹窿→夹取棉球蘸1%龙胆紫涂宫颈口及前后穹窿→取出窥器→干棉球擦干外阴→协助病人下检查床并穿裤→整理用物并浸泡消毒→洗手。

【评价】

(1) 操作中，病人体位舒适，阴道内冲洗干净，无不良反应。

(2) 与病人沟通有效，能配合操作。

(吴婉华　王　健)

4. 为孕妇测宫高、腹围技术

【评估】

(1) 孕妇的孕周及是否为高危妊娠。

(2) 孕妇自理及合作程度。

(3) 环境温度、光线及隐蔽程度。

【准备】

护士：按要求着装，洗手，备好物品。

物品：诊察床，皮尺。

环境：温暖，光线充足，隐蔽。

孕妇：排空膀胱。

【操作程序】

查对→向孕妇解释→协助孕妇仰卧于诊察床上→仰卧屈膝位，双腿稍分开→暴露腹部→护士站于孕妇右侧→左手持皮尺零端置于子宫底→右手将皮尺向下拉开，使皮尺紧贴于腹部止于耻骨联合上缘中点→查看皮尺长度，并记录宫高→再将皮尺经脐绕腹一周→查看长度并记录腹围→测量毕→协助孕妇整理衣裤，取舒适体位→整理物品，放回原处→洗手。

【评价】

(1) 测宫高、腹围数字准确。

(2) 与孕妇沟通有效，病人配合。

(吴婉华)

5. 胎心监护仪使用技术

【评估】

(1) 孕妇的胎位及孕周。

(2) 监护指征，是否为高危妊娠。

(3) 环境光线、温度及隐蔽程度。

【准备】

护士：着装合要求，洗手，备齐用物。

物品：胎心监护仪及其装置，接触剂，卫生纸。

环境：温暖，光线充足，隐蔽。

孕妇：排空膀胱。

【操作程序】

将用物推至床前→查对→向孕妇解释→协助孕妇取半坐卧位→暴露腹部→仪器置于孕妇右侧→接通监护仪电源→双手触诊寻找胎儿背部→确认胎背后，用胎心听筒听胎心音最强处→在该处涂接触剂→将胎心探头置于胎心处→松紧带绕腹一周固定探头→将宫缩探头置于子宫底部→固定（方法同前）→打开监护仪开关→观察胎心显示及走纸情况→监测 20min（视胎心、胎动及监测情况决定是否延长监护时间）→监测毕→取下监护仪探头→卫生纸擦净孕妇腹部→协助孕妇取舒适卧位→取下监护记录纸交医生→拔下电源→监护仪推回固定位置→洗手。

【评价】

(1) 监护仪运行正常。

(2) 与孕妇沟通有效，孕妇配合操作。

(3) 监护中病人舒适，无不适。

（吴婉华）

6. 产后会阴冲洗技术

【评估】

(1) 产妇伤口情况及出血量，有无感染，伤口疼痛情况。

(2) 病人自理合作程度。

(3) 病人心理反应。

(4) 环境舒适、安静、隐蔽程度。

【准备】

护士：着装整齐，洗手，戴口罩。

物品：冲洗壶 1 个，弯盘 2 个，无菌镊子 2 把，无菌棉球 2

个，无菌纱布1块，消毒便盆1个，检查垫1个，75%酒精壶，50%硫酸镁湿纱布。

环境：温暖，隐蔽。

病人：取舒适仰卧位。

【操作程序】

治疗室：冲洗壶内配制消毒液，水温40℃左右。

病房：用物推至床旁→核对→向病人解释→协助病人脱去一侧裤腿→嘱病人仰卧屈膝位，双腿分开→臀下置检查垫→将便盆置于臀下检查垫上→右手持镊子夹取一棉球→左手持冲洗壶→依次冲洗阴阜、大腿上1/3内侧、大阴唇、小阴唇、会阴、肛门，边冲边擦，(必要时更换棉球) 直至清洁→夹取纱布擦干外阴→75%酒精壶冲（或换镊子夹酒精棉球擦）伤口（→若有会阴水肿，更换镊子夹取硫酸镁纱布敷伤口15~20min）→冲洗毕，撤去便盆及检查垫→更换卫生垫→协助病人穿裤，整理床单位→整理用物→洗手。

【评价】

(1) 病人外阴清洁，无血迹。

(2) 病人舒适，无不良反应。

(3) 病人配合操作。

（吴婉华）

7. 乳房按摩技术

【评估】

(1) 产妇对母乳喂养的认识程度。

(2) 产妇乳房充盈情况。

(3) 环境温度及隐蔽程度。

【准备】

护士：洗手。

物品：毛巾1条，脸盆内备50℃左右热水约2000ml。

环境：隐蔽，屏风遮挡。

病人：取舒适坐位。

【操作程序】

核对病人→向病人做解释→将毛巾浸于热水后拧干→湿热毛巾

敷于一侧乳房上约 5min→去掉毛巾后左手拇指与其余四指分开，于乳房下端托住乳房（手桡侧贴近病人）→右手小鱼际按顺时针方向螺旋式按摩乳房，直到乳房变软→以相同方法按摩另一侧乳房→双手的拇指与其余四指分开，尺侧贴近病人，分别托住两个乳房左右轻轻晃动约 5～6 次→协助产妇哺乳或整理衣服。

【评价】

(1) 操作中除乳房稍痛外，无其它不良反应。

(2) 乳房变软，产妇舒适。

(3) 与病人沟通有效，配合操作。

（吴婉华）

8. 教产妇用手挤奶技术

【评估】

(1) 产妇分娩经历。

(2) 产妇对母乳喂养的认识及喂哺情况。

(3) 产妇乳房情况。

(4) 新生儿含接母亲乳头姿势。

(5) 环境舒适、安静、隐蔽程度。

【准备】

护士：常规着装，温水洗手后擦干。

物品：大口清洁容器 1 个，干燥毛巾 1 条。

环境：温暖、清洁、隐蔽。

产妇：洗净手，取舒适坐位。

【操作程序】

检查乳房，同时用恰当语言告诉检查结果→请产妇一手持容器靠近乳房，另手将拇指和食指放在距乳头根部 2cm 处，二指相对，其它手指托住乳房→用拇指及食指轻轻向下触摸告诉触摸到乳窦的感觉→二指向胸壁方向轻压乳晕下的乳房组织→反复一压一放数次，使乳汁流向容器内→按顺序改变二指方向依次挤压每个乳窦→乳汁少了，换手挤压另一侧乳房，每侧乳房至少挤压 3～5min→反复数次，对手交换，挤奶持续时间 20～30min→指导产妇将乳汁放入清洁容器内，盖好，（若自己使用，放入冰箱内保管，24h 内使用；若产妇不用，将乳汁倒入医院容器内，送巴氏消毒后备用）→协助产妇整理用物，擦净乳汁再挤出一滴奶，抹在乳头上，待自然干燥穿好衣服→洗手。

【评价】

（1）与产妇沟通交流有效，挤出乳汁。

（2）产妇乳房已空虚，感到松软、舒适。

（3）产妇手法正确（类似滚动式动作），挤奶过程中，射乳反射活跃。

（陈文山）

9. 为新生儿抚触技术

【评估】

（1）产妇对抚触的认识，对孩子的期望。

（2）产妇目前状况，母乳喂养情况。

（3）新生儿出生时阿氏评分状态，目前状态有无异常。

（4）环境是否温暖，清洁，隐蔽。

【准备】

护士：按规定着装，剪指甲，温水洗手后擦干。

物品：远红外线操作台，室温计 1 个，一次性尿布 2 块，润肤物品、包被放在适宜部位。

产妇：穿好衣物，注意保暖，洗手。

新生儿：清醒，已喂哺 1h 左右。

【操作程序】

开灯，调节操作台面温度至 36℃左右→取包被平放在操作台面上→请产妇站在操作台旁→将小儿放置在包被上→解开小儿衣物，检查全身情况，及时更换尿布→用小儿衣服摭挡住儿体→双手抹润肤油→轻轻抚触全身：从眉弓开始→前额→头部→胸部→腹部→上肢→下肢→背部→臀部，根据小儿状态决定抚触时间，一般 10～15min，同时向产妇讲解，向小儿说话→穿衣→送小儿至小床。陪产妇回休养床→洗手。

【评价】

（1）产妇学会操作方法，了解抚触的意义。

（2）小儿舒适，安静。

（3）与产妇沟通交流有效，产妇满意。

（陈文山）

（二）妇产科护理技术操作考核评分标准

1. 阴道冲洗放药技术操作考核评分标准

单位＿＿＿＿＿＿班级＿＿＿＿＿＿姓名＿＿＿＿＿＿学号＿＿＿＿＿＿

项目	总分	技术操作要求	评分等级 A	B	C	D	实际得分	备注
仪表	5	服装整洁,仪表端庄,戴口罩	5	4	3	2		
评估	10	病人病情,自理、合作程度	3	2	1	0		
		病人年龄、婚姻状况,对操作的心理反应	4	3	2	1		
		环境温暖、舒适、隐蔽	3	2	1	0		
操作前准备	10	洗手	2	0	0	0		
		用物齐全,放置妥当	4	3	2	1		
		嘱病人排空膀胱	4	3	2	1		
操作过程 安全与舒适	10	查对认真	5	4	3	2		
		病人情绪稳定,体位安全,环境温暖	5	4	3	2		
操作过程 阴道放药	50	核对病人,做好解释工作	3	2	1	0		
		检查病人膀胱充盈情况	2	1	0	0		
		检查垫放置合理	1	0	0	0		
		体位正确,暴露外阴充分	3	2	1	0		
		倒消毒液无污染,冲洗桶放置位置正确	3	2	1	0		
		使用窥器方法正确,暴露宫颈充分	6	4	3	2		
		肥皂水擦阴道方法正确,擦拭充分	8	6	4	2		
		使用镊子方法正确	2	1	0	0		
		消毒液冲阴道彻底	4	3	2	1		
		放药前阴道干燥,无积水	4	3	2	1		
		药物放置方法及位置正确	7	5	3	1		
		操作中窥器固定,无脱落	3	2	1	0		
		取出窥器方法正确,擦净外阴	2	1	0	0		
		协助病人下检查床及穿裤	2	1	0	0		
操作后	5	用物整理及处理正确	3	2	1	0		
		洗手	2	0	0	0		
评价	10	动作熟练、轻柔	3	2	1	0		
		无菌概念强	4	3	2	1		
		操作时间少于 15min	3	2	1	0		
总分	100							

主考教师＿＿＿＿＿＿　　　　考核日期＿＿＿＿＿＿

2. 术前阴道冲洗技术操作考核评分标准

单位__________班级__________姓名__________学号__________

项目		总分	技术操作要求	评分等级 A	B	C	D	实际得分	备注
仪表		5	服装整洁,举止端庄,戴口罩	5	4	3	2		
评估		10	病人病情、自理程度、年龄及婚姻状况	3	2	1	0		
			与病人沟通语言、内容恰当	4	3	2	1		
			环境温暖,隐蔽,安全	3	2	1	0		
操作前准备		5	洗手	2	0	0	0		
			用物齐全,放置妥当	3	2	1	0		
操作过程	安全与舒适	10	查对认真	5	4	3	2		
			病人情绪稳定,体位安全,环境温暖	5	4	3	2		
	阴道冲洗	55	核对病人,做好解释工作	3	2	1	0		
			检查垫放置合理	1	0	0	0		
			体位正确,暴露外阴充分	3	2	1	0		
			倒消毒液无污染,冲洗桶放置位置正确	4	3	2	1		
			使用窥器方法正确,暴露宫颈充分	6	5	4	3		
			肥皂水擦阴道方法正确,擦拭充分	6	5	4	3		
			使用镊子方法正确	3	2	1	0		
			消毒液冲阴道彻底	4	3	2	1		
			干棉球擦阴道方法正确,阴道干净	3	2	1	0		
			宫颈消毒方法正确	8	6	4	2		
			龙胆紫做标记涂抹位置及面积正确,	8	6	4	2		
			取出窥器方法正确,擦净外阴	4	3	2	1		
			协助病人下检查床及穿裤	2	1	0	0		
操作后		5	用物整理及处理正确	3	2	1	0		
			洗手	2	0	0	0		
评价		10	动作熟练、轻柔	3	2	1	0		
			无菌概念强	4	3	2	1		
			操作时间少于 15min	3	2	1	0		
总分		100							

主考教师__________　　　　考核日期__________

3. 为孕妇测宫高、腹围技术操作考核评分标准

单位＿＿＿＿＿班级＿＿＿＿＿姓名＿＿＿＿＿学号＿＿＿＿＿

项目		总分	技术操作要求	评分等级 A	B	C	D	实际得分	备注
仪表		5	服装整洁，举止端庄	5	4	3	2		
评估		10	孕妇的孕周及有无合并症	4	3	2	1		
			病人自理及合作程度	3	2	1	0		
			环境温暖、隐蔽、安全	3	2	1	0		
操作前准备		10	洗手	2	0	0	0		
			用物齐全	2	1	0	0		
			环境温暖、隐蔽、安全	3	2	1	0		
			产妇排空膀胱	3	2	1	0		
操作过程	安全与舒适	10	查对认真	5	4	3	2		
			孕妇体位舒适、稳定、安全	5	4	3	2		
	测宫高腹围	50	核对病人，做好解释工作	3	2	1	0		
			孕妇体位正确，暴露腹部充分	5	4	3	2		
			护士位置准确正确	7	6	5	4		
			测量宫高方法正确	12	9	6	3		
			测量腹围方法正确	12	9	6	3		
			观察及测量数据正确	8	6	4	2		
			协助病人恢复体位	3	2	1	0		
操作后		5	物品处理恰当	3	2	1	0		
			洗手	2	0	0	0		
评价		10	动作轻柔，操作准确	5	4	3	2		
			测量数值准确	5	4	3	2		
总分		100							

主考教师＿＿＿＿＿　　　　考核日期＿＿＿＿＿

4. 胎心监护仪使用技术操作考核评分标准

单位________班级________姓名________学号________

项目		总分	技术操作要求	A	B	C	D	实际得分	备注
仪表		5	服装整洁,举止端庄	5	4	3	2		
评估		10	病人胎位及孕周 环境温暖、隐蔽、安全	5 5	4 4	3 3	2 2		
操作前准备		10	洗手 检查监护仪完好,物品齐全,放置合理 孕妇排空膀胱	2 4 4	0 3 3	0 2 2	0 1 1		
操作过程	安全与舒适	10	查对认真 孕妇体位舒适,环境温暖,安全	5 5	4 4	3 3	2 2		
	胎心监护	50	核对病人,做好解释工作 孕妇体位正确,暴露腹部 监护仪位置正确 接通电源 查明胎儿背部 胎心听诊方法正确 涂抹接触剂方法正确 胎心探头放置方法及位置正确 探头固定方法正确 宫缩探头放置和固定位置正确 打开监护仪开关 注意观察胎心显示及走纸情况 监护时间正确 关闭开关,取下探头 将孕妇腹部及探头上的接触剂擦干净 协助孕妇恢复舒适体位 取下监护记录纸,拔掉电源插头	2 2 2 2 5 3 2 6 4 6 2 3 3 2 2 2 2	1 1 1 1 4 2 1 5 3 5 1 2 2 1 1 1 1	0 0 0 0 3 1 0 4 2 4 0 1 1 0 0 0 0	0 0 0 0 2 0 0 3 1 3 0 0 0 0 0 0 0		
操作后		5	将监护仪推至固定位置 洗手	3 2	2 0	1 0	0 0		
评价		10	动作轻柔,操作正规 病人舒适,无不适 仪器运行正常	4 4 3	3 3 2	2 2 1	1 1 0		
总分		100							

主考教师________　　　　考核日期________

5. 产后会阴冲洗技术操作考核评分标准

单位__________班级__________姓名__________学号__________

项目		总分	技术操作要求	评分等级 A	B	C	D	实际得分	备注
仪表		5	服装整洁，举止端庄，戴口罩	5	4	3	2		
评估		10	病人会阴及伤口情况	3	2	1	0		
			病人自理程度及心理反应	2	1	0	0		
			与病人沟通语言及内容恰当	3	2	1	0		
			环境温暖、隐蔽	2	1	0	0		
操作前准备		5	洗手	2	0	0	0		
			物品准备齐全，放置合理	3	2	1	0		
操作过程	安全与舒适	10	查对认真	5	4	3	2		
			病人体位舒适、稳定，环境温暖	5	4	3	2		
	会阴冲洗	55	核对，解释清楚	3	2	1	0		
			病人卧位正确	7	6	5	4		
			检查垫及便盆放置正确	3	2	1	0		
			手持冲洗壶及镊子方法正确	8	7	6	5		
			会阴冲洗顺序及方法正确	15	12	8	4		
			伤口处理正确	10	8	6	4		
			撤便盆及检查垫方法正确	5	4	3	2		
			协助病人穿裤，整理床单位	4	3	2	1		
操作后		5	用物处理正确	3	2	1	0		
			洗手	2	0	0	0		
评价		10	动作轻柔，注意节力原则	2	1	0	0		
			会阴清洁，无血迹	4	3	2	1		
			无过多暴露病人	4	3	2	1		
总分		100							

主考教师__________　　　　　　考核日期__________

6. 乳房按摩技术操作考核评分标准

单位________班级________姓名________学号________

项目		总分	技术操作要求	等级评分 A	B	C	D	实际得分	备注
仪表		5	服装整齐,举止端庄	5	4	3	2		
评估		10	产妇对母乳喂养的态度	3	2	1	0		
			产妇乳房充盈情况	4	3	2	1		
			环境温暖、隐蔽	3	2	1	0		
操作前准备		7	洗手并温暖	2	0	0	0		
			物品准备齐全,温度合适	5	4	3	2		
操作过程	安全与舒适	10	查对认真	5	4	3	2		
			产妇体位舒适	5	4	3	2		
	乳房按摩	53	做好解释工作	5	4	3	2		
			热敷乳房方法及时间正确	10	8	6	4		
			左手托乳房手法正确	10	8	6	4		
			右手按摩方法正确	10	8	6	4		
			晃动乳房方法正确	13	10	7	4		
			协助产妇整理衣物	5	4	3	2		
操作后		6	能按产妇需求协助哺乳	2	1	0	0		
			用物处理恰当	2	1	0	0		
			洗手	2	0	0	0		
评价		9	动作力度合适,操作正规	3	2	1	0		
			病人舒适	3	2	1	0		
			按摩后乳房柔软	3	2	1	0		
总分		100							

主考教师________ 考核日期________

7. 教产妇用手挤奶技术操作考核评分标准

单位________ 班级________ 姓名________ 学号________

项目		总分	技术操作要求	评分等级 A	B	C	D	实际得分	备注
仪表		5	服装整洁,举止端庄	5	4	3	2		
评估		10	产妇分娩,母乳喂养等情况	4	3	2	1		
			产妇乳房情况,新生儿含接情况	4	3	2	1		
			环境温暖、舒适、清洁、隐蔽	2	2	1	0		
操作前准备		10	护士温水洗手,擦干	3	2	1	0		
			产妇洗手,擦干	3	2	1	0		
			干燥毛巾,大口容器清洁	2	1	0	0		
			环境温暖,隐蔽	2	1	0	0		
操作过程	安全与舒适	10	产妇坐位舒适,情绪稳定,有信心	2	1	0	0		
			乳房检查合格	8	6	4	2		
	教产妇用手挤奶	48	配合示教,语言通俗,解释明白						
			告诉检查乳房结果,语言恰当	5	4	3	2		
			告诉射乳反射活跃征象	5	4	3	2		
			告诉预防乳胀方法	3	2	1	0		
			产妇拇、食指放置部位正确	10	7	5	2		
			两指挤压方法正确	10	7	5	2		
			乳汁全部流入容器	5	4	3	2		
			挤出乳汁处理正确	2	1	0	0		
			操作时间合格	5	4	3	2		
			操作程序合格	3	2	1	0		
操作后		7	乳房处理正确	3	2	1	0		
			用物处理合格	2	1	0	0		
			洗手	2	0	0	0		
评价		10	与产妇沟通交流有效,乳汁流出	5	4	3	2		
			产妇已掌握了挤奶方法,乳房空虚	5	4	3	2		
			产妇舒适						
总分		100							

主考教师________ 考核日期________

(三) 妇产科护理技术操作理论问答

1. 阴道的 pH 值是多少? 为什么?

答: 阴道上皮细胞中含有丰富的糖原，糖原被阴道杆菌作用，分解为乳酸，维持阴道酸性环境，pH 值为 4~5。

2. 滴虫性阴道炎的传染方式是什么?

答: 滴虫性阴道炎可通过浴池、浴具、游泳池、坐式厕所、衣物和医疗器械等间接传染，或由性交直接传染。

3. 老年性阴道炎的病因是什么?

答: 绝经期妇女卵巢功能衰退，雌激素缺乏，阴道上皮变薄且缺乏糖原，因此，阴道酸度降低，局部抵抗力减弱，病菌易于侵入繁殖，引起炎症。

4. 妇科腹部手术前，宫颈涂龙胆紫的目的是什么?

答: 为手术做标记。

5. 阴道上药的目的是什么?

答: (1) 治疗各种阴道炎和急慢性子宫颈炎。

(2) 妇科腹部手术前的阴道准备。

6. 胎心音的特点是什么?

答: 胎心音由胎背传出，音响似钟表“滴答”声。正常胎心音每分钟 120~160 次。

7. 如何选择听胎心的部位?

答: 妊娠 6 个月以前胎心音多在脐下正中线处听到，7 个月以后应根据胎位选择不同部位听取: 纵位，头先露，听诊部位在母脐下左右两侧; 臀先露在脐上左右两侧; 横位，在脐附近。

8. 为孕妇测宫高、腹围的目的是什么?

答: 了解胎儿在子宫内发育的情况。

9. 会阴冲洗的目的是什么?

答: 清洁会阴，预防感染。

10. 会阴冲洗的适应证有哪些?

答: 会阴冲洗一般用于妇科腹部手术后保留尿管者，以及会阴、阴道手术后，产后四天内和会阴有伤口的产妇。

11. 产后会阴冲洗的注意事项有哪些？

答：（1）冲洗液的浓度要配制准确，温度适宜。

（2）冲洗时倾倒冲洗液不要过猛，以免液体浸湿上衣。

（3）镊子夹住棉球的部位尽量少，以免冲洗时镊子尖端划伤病人皮肤。

（4）冲洗时注意观察产妇恶露的颜色、性状、气味及伤口情况，如有异常，及时报告医生。

12. 乳房按摩的目的是什么？

答：使乳腺管通畅，乳房硬结消散，从而缓解因母乳喂养不当引起的乳房胀痛。

13. 乳房按摩的注意事项有哪些？

答：（1）热水温度要适宜，以免烫伤病人或起不到热敷作用。

（2）若病人乳房疼痛较严重时，按摩力量可轻些，以后再加大力量。

（3）热敷中随时观察病人的一般反应，如出现不适症状立即停止按摩。

14. 遇到乳房胀痛的病人如何处理？

答：（1）产妇分娩后，应立即协助及指导产妇进行母乳喂养，防止乳胀发生。

（2）发生乳胀后立即进行乳房按摩，缓解症状。

（3）乳胀多因母乳喂养不当引起，应及时发现及纠正母乳喂养中的不当之处，鼓励产妇让婴儿多吸吮，保持乳腺管通畅。

15. 如何准备盛奶容器？

答：选用大口径杯子、玻璃瓶或大口瓶，用洗涤灵和水将容器洗净，倒入沸水，放置几分钟后，当挤奶前，将水倒出即可。

16. 如何检查产妇乳房？

答：先询问患者自觉症状，征得产妇同意后，向产妇说明检查方法，解开衣服，露出乳房，先观察乳房形态及大小，有无肿胀，是否发红、有无疤痕；再观察乳头大小、形态、有无皲裂，有无乳汁流出；最后进行触摸，同时询问产妇有无不适感觉。触摸时，将手指并拢并伸直，用手的平面部位轻柔触摸双乳房所有部位，同时观察产妇有无疼痛或不适表情，注意手掌部的感觉，评估乳房是否是一般性充盈还是变硬、肿胀，乳房局部有无发热、变硬及肿胀，将你检查的结果用恰当语言告诉产妇，并告诉产妇试牵拉乳头，观察有无射乳反射。

17．如何预防产妇乳房肿胀？

答：分娩后马上开始，保证正确的小儿含接乳头的姿势，不要限制喂奶时间和次数，这样奶就不会在乳房内产生压力，就不会出现乳房肿胀。

18．什么叫射乳反射？

答：当婴儿吸吮时，感觉冲动从乳头传到大脑，大脑底部的垂体后叶反应性地分泌催产素，催产素经血液达到乳房，使腺泡周围的肌细胞收缩，从而使存在腺泡内的乳汁经导管流到乳窦，有的时候乳汁喷出，这就是射乳反射。

19．射乳反射活跃的征象和感觉是什么？

答：母亲可能发现在哺乳前或在哺乳中感到乳房有压挤或紧缩感，当一想到孩子或听到孩子哭时，乳汁就从乳房流出；当孩子吸吮时，乳汁从另一乳房流出；哺乳时如果她的孩子离开乳房，乳汁从乳房中细流样流出；在产后第一周哺乳时有宫缩疼，有时还有恶露流出；孩子慢而深的吸吮时也表明有乳汁流入孩子口中。以上六点只要有一个或一个以上的征象或感觉存在时，母亲就可以相信她的射乳反射是活跃的，她的奶是流畅的，但也有的母亲射乳反射其实很活跃，但她本人可能没有感觉。

20．什么是婴儿抚触？

答：是婴儿的母亲或其亲属用双手对小儿全身各部位皮肤进行有次序的抚摸和接触，从而增加小儿的舒适感，促进机体的生长和发育的一个实用性护理技术。

21．抚触对婴儿有何意义？

答：抚触可以减轻小儿的焦虑、紧张，改善睡眠，维持其机体各系统的良好功能，促进机体的生长发育和协调，增强机体对疾病的抵抗能力和小儿对自身的主动认识，并增加母婴双方的感情交流，使亲子关系得到加强，从而改善小儿身体的健康。

22．新生儿抚触的手法是什么？

答：抚触时主要用手指指腹为小儿进行全身的抚摸和接触，禁忌用力。两眉中心用双手拇指指腹交替由下向上推。抚触前额部用双手拇指由中央向两侧由下向上向颞部滑行；抚触头部是一手托头，抬头离床 1～2cm，另手食指，中指，无名指腹从一侧前额发际开始抚向后发际，依次由中心向两侧逐渐抚触半侧头部，最后停在耳后，换手抚触对侧头部；抚触胸部是用双手食、中指腹分别由胸部外下方向对侧上方滑行，象在胸部作十字交叉；抚触腹部时用双手食指、中指指腹交替由右下腹至右上腹、左上腹、左下腹做顺时针触摸，避开脐部；抚触四肢时，须一手握住儿手，另手拇指与四指分开，轻握儿臂从近端滑向远端至腕部，然后重新滑行过程中阶段性用力，挤压肢体肌肉，再从近至远抚摸手掌、手背、及每个手指，同法抚触对侧上肢，及双下肢。抚触背部是将小儿俯卧，以脊柱为中点双手食指中指指腹由颈部开始从上向下向外侧滑行至臀部处，再从上至下沿脊柱两侧向下滑行至尾骨处。抚触臀部是用双手食指、中指沿臀部做旋转式的画圈样触摸。

四、儿科护理技术

（一）儿科护理技术操作规程

1. 普通全牛奶配制技术

【评估】

(1) 患儿所需奶的种类（Ⅰ、Ⅱ、Ⅲ号），奶量，给奶次数，时间。

(2) 患儿病情、对配奶有无特殊要求（去脂）。

【准备】

护士：按要求着装，洗手、戴口罩，备齐用物。

物品：刻度奶瓶及瓶盖、配奶卡、瓶筐、漏斗、汤匙、大量杯、大搪瓷筒、牛奶或奶粉、白糖、水、床号牌。

环境：清洁，配奶前配奶室空气用紫外线消毒。

【操作】

操作前：核对配奶卡→根据配奶种类，计算每个患儿一日配奶所需牛奶、糖及水量→用天平称出一日用糖总量→分别准备好一日配奶所需牛奶及水量→按一日喂奶次数排好奶瓶，挂上床号牌。

配奶：将一日用糖总量溶于水总量中→与牛奶放于大搪瓷筒内混合均匀→用量杯量好一日奶量→将每次需喂奶液分装于瓶内→将瓶盖盖于奶瓶口上。

操作后：按床号或哺乳时间将装有配好的奶瓶放于瓶筐——将瓶筐放于消毒锅中→消毒锅内加冷水、水位至奶瓶高的2/3处→加热煮沸后20min→将蒸好的配奶连瓶取出→待凉后放于冰箱贮存→配奶用具清洗并消毒→洗手。

【评价】

(1) 奶液配制符合医嘱及婴儿需要。

（2）配制过程无污染。

2. 奶瓶喂奶技术

【评估】

（1）既往患儿进奶情况。

（2）患儿月龄（日龄）。

（3）患儿病情、特殊需要（如有无腭裂）。

【准备】

护士：按要求着装、洗手，备齐用物。

物品：新温好的牛奶、奶瓶及筐，治疗车、奶牌、小毛巾、消毒过的奶嘴、镊子、尿布，污物桶、记录单。

【操作程序】

操作前：推治疗车至患儿床旁，核对奶瓶上姓名、奶量及床头卡→更换尿布→再洗手→再次核对姓名、所需奶的种类、量、时间→选择合适奶嘴套于瓶口→检查奶头孔大小是否合适（倒立奶瓶，奶汁成滴而不成线落下为合适）。

喂奶：用毛毯包裹患儿→斜抱患儿或将卧位患儿头部抬高、头侧位→滴1~2滴奶液于手腕内测试温→将奶瓶倒置，奶嘴充满奶液→将奶嘴放入婴儿口中喂奶。

操作后：用小毛巾轻擦患儿口角旁奶汁→竖抱患儿→轻拍患儿背部→置患儿右侧卧位→整理床单位，拉好床挡→洗手→记录进奶量，尿、便情况。

整理用物：奶瓶与奶头脱离后各自以清水冲洗干净→浸泡于消毒液中初步消毒→清水冲洗干净→待高温蒸煮消毒后备用。

【评价】

患儿吃奶后无吐奶、溢奶，表现舒适、安静。

3. 婴幼儿身长测量技术（卧式身长测量床）

【评估】

（1）目测身长范围。

（2）小儿合作程度，年龄（月龄），简要病情。

【准备】

护士：按需要着装，洗手。

物品：卧式身长测量床、清洁布、记录本。

环境：温暖、舒适，光线明亮、安全。

患儿：取仰卧位。

【操作程序】

将清洁布铺于卧式身长测量床上→将小儿鞋袜、帽子脱去→使小儿平卧于测量床的中线上→固定小儿头部，使头顶轻贴床顶板→左手按住小儿双膝使腿展平→右手推动滑板至双足底→查看刻度准确读数→抱起小儿→给小儿穿戴好鞋、袜、帽，将患儿交家长抱回→洗手→记录。

【评价】

(1) 测量身长过程中小儿安全、保暖，无损伤。

(2) 测量数值准确。

4. 婴儿体重测量技术

【评估】

(1) 婴儿年龄（月龄）、合作程度、简要病情。

(2) 粗估婴儿体重范围（10kg 以内）。

【准备】

护士：按要求着装、洗手、备齐用物。

物品：婴儿磅秤、尿布、清洁布、记录本、污物筐。

环境：温暖、安全、光线明亮。

患儿：取舒适体位。

【操作程序】

将清洁布铺在婴儿磅秤上→将磅秤刻度调至零点→脱去婴儿衣物及尿布→将婴儿轻放在称盘上→左手悬于婴儿上方以便保护婴儿安全→准确查看磅秤读数→将婴儿抱回床上，取下污染布扔入筐内→给婴儿穿上衣服、更换尿布→整理床单位，拉好床挡→洗手→记录。

【评价】

(1) 测量体重过程中婴儿安全、保暖，无损伤。

(2) 测量数值准确。

5. 婴儿全身约束技术

【评估】

（1）患儿年龄、病情、身长。

（2）合作程度，周围情况（患儿所处环境条件，治疗台、手术台）。

（3）病情有无约束特殊要求。

【准备】

护士：按要求着装，洗手→准备用物。

物品：大毛巾或包被，绷带。

环境：温暖、舒适、安全。

患儿：取舒适体位。

【操作程序】

将被单或大毛巾折成患儿肩至踝长度→将患儿平卧于被单中间放好，取舒适位→被单或大毛巾一侧裹紧同侧肢体→被单经胸腹部对侧腋窝处塞于患儿后背→另一侧以同法将患儿另侧肢体包裹→被单塞于对侧肩、背及小腿下方（必要时用绷带系紧）→约束毕整理床单位→为患儿盖好被子→拉好床挡→洗手。

【评价】

（1）达到约束目的，患儿被约束但不痛苦。

（2）患儿呼吸通畅无阻。

6. 更换婴儿尿布技术

【评估】

（1）患儿年龄、身长、体重。

（2）患儿臀部皮肤情况。

（3）患儿病情有无特殊要求。

（4）环境是否温暖、安全。

【准备】

护士：按要求着装、洗手、戴口罩、准备用物。

物品：尿布 2 块、盆内盛温水、小毛巾、鞣酸软膏、棉签、尿布桶。

环境：温暖、舒适、安全。

患儿：取舒适体位。

【操作程序】

携带用物至床旁→降下床栏杆→掀开小儿下半身被褥→解开污湿尿布→轻提小儿双足使臀部抬高→用尿布清洁端擦净会阴部及臀部→有粪便或会阴部污湿时将湿尿布折于臀下，用温水冲洗臀部，小毛巾蘸干（必要时涂鞣酸软膏）→污尿布放入尿布桶→将尿布折成三角形，另一块折成长条形放在三角尿布之上→轻提小儿双足→将三角形尿布之底边放置于腰下，长条形尿布由会阴部兜至下腹部→将三角尿布两端从腰下向上包裹覆盖下腹部→将尖端由两腿之间拉上→尿布左右两角在腹部上方系好→拉平衣服→盖好被褥→整理床单位→整理用物→拉好床挡→洗手→记录。

【评价】

(1) 患儿舒适、安全、无损伤。

(2) 保暖。

7. 婴儿沐浴技术（盆浴）

【评估】

(1) 婴儿的病情。

(2) 婴儿的皮肤情况（清洁程度、有无损伤等）。

(3) 婴儿的年龄、合作程度。

【准备】

护士：按要求着装、洗手、备齐用物。

物品：毛毯上套毯套、大毛巾、小毛巾、包被、清洁衣裤、尿布、浴盆盛温水、肥皂或浴液、护理篮（内盛75%酒精、消毒石蜡油、棉签、指甲刀、梳子）、污物桶。

环境：温暖、舒适。

患儿：取舒适体位。

【操作程序】

操作前：将用物带至浴室，关闭门窗，调节室温在25～27℃→操作台铺毛毯→用前臂内侧皮肤测试水温或用温度计测试水温，40～42℃左右→推婴儿床至操作台前→脱去衣服，包上大毛巾。

沐浴：检查婴儿全身皮肤，有胶布污渍时用石蜡油擦净→有胎脂者涂石蜡油→用干净毛巾从眼睛外眦擦向内眦、耳、鼻、再擦脸→鼻孔可用毛巾的小角或净水棉签清洗→左手臂抱起小儿，使婴儿头向前方→左手如握球样抱住头部，左手拇指和中指将小儿耳廓折向前方，堵住外耳道口（必要时可塞棉花，以防水流入耳内）→右手抹肥皂或浴液，涂于小儿头部，轻轻揉搓→以清水冲净头部并用大毛巾擦干→大毛巾铺在操作台上→解开尿布，将婴儿轻放于水中→左手从婴儿背后扶左腋下，使其靠在左臂上→右手抹肥皂，涂于小儿颈下、前胸、腹部、四肢（注意皮肤皱褶，如腋下、腹股沟、会阴、手指、脚趾缝）→再用湿毛巾按上述顺序擦洗干净→换右手从前扶婴儿腋下，使其趴在右臂上→左手抹肥皂，涂于颈后、后背、会阴，肛门处，左手用水擦洗各部位（会阴、肛门部位清洗应从前向后）→洗净后迅速抱出→裹好大毛巾→擦干各部位→检查脐部→用75%酒精棉签轻擦脐部→

↗女婴将女婴阴唇分开→用消毒石蜡油棉签轻轻自上而下擦洗

↘男婴将男婴包皮往上推→用消毒石蜡油棉签轻轻将污物擦净→再将包皮推回

→兜好尿布→穿上衣服，必要时剪指甲。

操作后：清洁包被包裹婴儿→抱婴儿回床上→整理床单位→拉好床挡→送回病室→清理用物→洗手。

【评价】

(1) 婴儿全身皮肤（脐部、会阴、皮肤皱褶处）清洁、舒适。

(2) 婴儿无不良反应。

8. 新生儿脐部护理技术

【评估】

(1) 患儿日龄。

(2) 患儿脐部情况（脐轮有无红肿、脐窝内有无渗血、脓性分泌物、脐带是否脱落、脱落时间）。

【准备】

护士：按要求着装、洗手、戴口罩、备齐用物。

物品：护理篮内75%酒精、2.5%碘酊、石蜡油、3%过氧化氢、棉签等，尿布、清洁衣裤、污物桶。

【操作程序】

携用物至患儿床旁→关闭门窗（室温25~27℃）→打开包被，更换尿布→检查脐部的情况→按不同情况给予相应的脐部护理→

→脐轮无红肿、无脓性分泌物　以棉签蘸75%酒精涂擦脐带断端、根部及脐窝→旋转涂擦，可重复数次，每次用一根棉签，直至脐窝清洁无分泌物→以干棉签蘸干脐部

→脐部渗血　以棉签蘸75%酒精涂擦脐带断端、根部及脐窝→旋转涂擦，可重复数次，每次用一根棉签，直至脐窝清洁无分泌物、无陈旧血渍→以干棉签蘸干脐部→以干棉签蘸云南白药敷于脐部或按医嘱给药

→脐轮红肿、有脓性分泌物　以棉签蘸75%酒精涂擦脐带断端、根部及脐窝→旋转涂擦，可重复数次，每次用一根棉签，直至脐窝清洁无分泌物→以干棉签蘸3%过氧化氢溶液擦洗（涂擦方法同前）→蘸干→脐部涂2.5%碘酊或0.5%酪合碘→以75%酒精脱碘（用酪合碘则勿需脱碘）→再次蘸干→系好尿布→换干净衣裤→整理床单位→整理用物→洗手→记录。

【评价】

(1) 患儿脐部清洁，无分泌物、无陈旧血渍。

(2) 患儿保暖、无不良反应。

注意：

操作中必需提起脐带，暴露脐窝，以便观察和擦拭。

9. 新生儿口腔护理技术

【评估】

(1) 患儿病情，是否使用抗生素治疗。

(2) 患儿口腔内有无溃疡、鹅口疮及口唇干燥。

【准备】

护士：按要求着装、洗手、戴口罩、备齐用物、操作。

物品：治疗盘内放：温开水、棉签、根据患儿情况备3%双氧

水、2%碳酸氢钠溶液或制霉菌素溶液于小药杯内、小毛巾、手电筒、压舌板、石蜡油

环境：温暖、安全、舒适、光线明亮。

患儿：取平卧位。

【操作程序】

携用物至患儿床旁→颈下围小毛巾，头偏向一侧→口角、口唇干燥者先涂石蜡油→用压舌板轻轻撑开颊粘膜，用手电筒观察口腔内粘膜有无溃疡、鹅口疮等→用棉签沾温开水或口腔护理液涂擦口腔粘膜及舌→反复擦拭2次→擦拭毕用小毛巾擦净口角→口唇涂石蜡油→整理用物→洗手→记录。

【评价】

(1) 患儿口腔清洁。

(2) 操作中口腔粘膜无损伤。

10. 臀红烤灯照射治疗技术

【评估】

1) 患儿年龄、病情，臀红程度、范围。

(2) 患儿合作程度。

(3) 环境温度。

【准备】

护士：按要求着装，洗手，备齐用物。

物品：40W鹅颈灯或台灯、盆内盛热水、小毛巾、清洁尿布、棉签、鞣酸软膏。

环境：温暖、舒适。

患儿：取舒适卧位。

【操作程序】

以温水清洁患儿臀部→将清洁尿布垫于臀下→男婴会阴部需用尿布遮住，使患儿侧卧→暴露出臀红部位→将烤灯置于臀部上方（距臀30～40cm处）→打开电源→用前臂内侧皮肤测试有温热感→用两手扶持患儿保持体位→灯光照射20～30min后，关闭电源移开烤灯→患儿臀部皮肤涂鞣酸软膏→系好尿布（必要时更换）→整理用物，用物放回原处→整理床单位，拉好床挡→洗手→记录。

【评价】

(1) 臀红灯光照射治疗顺利,患儿臀部损伤处皮肤干燥,无烫伤。

(2) 患儿保暖。

11. 婴幼儿口服给药技术

【评估】

(1) 患儿年龄、病情、病种、服药能力。

(2) 了解药物的性质、剂量及医嘱要求。

(3) 了解病人有无药物过敏史。

(4) 合作程度。

【准备】

护士：按要求着装，洗手，戴口罩，准备用物，摆药（核对床号、姓名、药名、浓度、剂量、方法、时间)。

物品：治疗车，药杯，药盘，口服药单，药品，量杯，乳钵，搅棒或小勺，小毛巾，水壶内盛温开水，药匙，盛放消毒液容器。

环境：温暖、舒适。

患儿：取舒适体位。

【操作程序】

发药：将药片研碎→倒温开水使其溶解，用搅棒或小勺搅匀。推药车至患儿床旁→核对→发药。

喂药：将婴儿抱起，头部抬高，头侧位→小毛巾围于患儿颈部→喂药

(1) 药杯喂药

操作者左手固定患儿前额，轻捏双颊→右手持药杯从患儿口角顺口颊方向慢慢倒入药液→药杯于口角旁停留片刻至其咽下药液。

(2) 药匙喂药

药液置药匙内→顺口角放入口中舌上→药匙压在舌上→将药液缓慢倒入口内少许→待婴儿咽下药液，再继续倒入药液→反复将药液喂完再喂服少许温开水→擦掉口角药液→置患儿右侧位→再核对→将药杯、药匙放入消毒剂中消毒→整理床单位，拉好床挡→整理用物→洗手。

【评价】

服药后无呕吐。

12. 婴儿股静脉穿刺技术

【评估】

(1) 患儿年龄、诊断、病情及合作程度。

(2) 取血量及有无特殊要求（抗凝、无菌）。

(3) 环境温度，清洁程度。

【准备】

护士：两名操作者按要求着装整齐、洗手、戴口罩、备齐用物、操作。

物品：治疗盘（盘内放2.5%碘酊、75%酒精、棉签），干棉球，化验单，按要求备试管或血培养瓶，酒精灯，火柴，10ml无菌注射器2支。

环境：温暖、舒适、安全、光线明亮。

患儿：取仰卧位。

【操作程序】

穿刺：试管贴好化验单副联→携用物至床前→化验单核对床头卡→换尿布并用尿布包裹好会阴部→助患儿仰卧位暴露下身，垫高穿刺侧臀部→穿刺侧大腿外展45°，腹股沟展平，膝关节屈曲90°→助手站于患儿头侧，固定保持体位→操作者取适当位置站立于患儿足侧→常规消毒患儿穿刺局部及操作者左手食指（注意指甲）→以左食指触及股动脉搏动处（在腹股沟中1/3与内1/3交界处）→右手持注射器沿股动脉搏动处内侧垂直进针→见回血固定针头，抽取所需血量→注射器及血标本交助手处理→助手将注射器拔掉针头后将血缓慢注入试管或所需容器→送检。

穿刺后：抽取完毕后拔针→用无菌干棉球压迫局部，观察穿刺处无渗血时可停止压迫，贴好胶布→为患儿包好尿布→穿好衣裤→整理床单位，拉好床挡→注射器毁形（剪掉乳头部分或全部毁形）→消毒→洗手→操作毕记录。

【评价】

(1) 患儿无局部血肿，无渗血，无意外损伤。

（2）采集血标本符合检验要求。

（伍瑞红　孟祥宇）

13．小儿颈外静脉穿刺技术

【评估】

（1）患儿的年龄、病情（有无出血倾向，危重及严重心肺疾患）。

（2）患儿颈外侧皮肤完整性及清洁程度。

（3）环境温度及清洁程度。

【准备】

护士：按要求着装→洗手、戴口罩→备物→操作。

物品：治疗盘内置：10ml 注射器（或根据采血量准备）、7号针头、2.5%碘酊、75%酒精、无菌棉签、棉球、标本瓶。

环境：整洁、温暖、关好门窗。

患儿：按全身约束法包裹好。

【操作程序】

查对患儿后抱至治疗室→将患儿侧卧于治疗床上→助手两臂按住患儿身躯，两手扶住头部（使肩部与治疗床头端边沿相齐，头部悬空于治疗床边沿）→露出颈外静脉→操作者站患儿头端用2.5%碘酊消毒局部→75%酒精脱碘→右手持注射器→左手绷紧皮肤，待患儿啼哭，静脉显露最清晰时持针穿刺→有回血时固定针头→回抽足血量→拔针→无菌棉球按压止血→观察局部无出血将患儿抱回病床→安置好体位及床单位，拉好床挡→整理用物→洗手→血标本同检验单送检。

【评价】

（1）操作顺利、患儿安全，无不良反应。

（2）采集血标本符合检验要求。

注意事项：

（1）颈外静脉穿刺适用于三岁以下小儿取血。

（2）有严重心、肺疾患，一般情况衰弱，病情危重和有出血倾向的患儿禁用。

(3) 穿刺时患儿头及肩要妥善固定，但不可过分压迫及弯曲颈部。

(4) 如有血肿形成不可再行穿刺。

（黄剑琴）

14. 小儿头皮静脉输液技术

【评估】

(1) 患儿年龄（早产儿、新生儿、婴儿、幼儿），病情，有无卧位要求及监护仪的限制等，合作程度。

(2) 患儿头皮静脉情况。

(3) 了解药物性质，剂量及医嘱要求，有无过敏史。

(4) 环境是否温暖、舒适、安全。

【准备】

护士：按要求着装、洗手、戴口罩、备齐用物、配制药液（三查七对）。

物品：治疗车，治疗盘内放置 一次性输液器、头皮针、胶布、75%酒精、2.5%碘酊、5ml注射器（或按需要准备1ml注射器）、棉签、无菌棉球、剃发用具，约束带、输液卡、输液巡视记录单、污物碗。

环境：温暖、清洁、舒适。

患儿：取舒适体位，助排尿或换尿布。

【操作程序】

推治疗车至床旁→查对→助患儿仰卧位或侧卧位→头下垫小枕→助手站患儿一侧或足侧，两手固定患儿头部、躯干、四肢→操作者站立于患儿头端→选择静脉（静脉如在发际内应用剃发用具剃理局部）→常规消毒皮肤→左拇指与食指固定并绷紧穿刺部位前后皮肤→右手持针在距静脉最清晰点后0.3cm处，使针头与皮肤呈15～20°角刺入皮肤→沿血管方向徐徐进针→见回血，针头再进少许后固定针头→用一条胶布固定针柄→无菌棉球覆盖进针处，用胶布固定→用另一条胶布放于针头与硅胶管衔接处下方→胶布向上交叉固定针头→将硅胶管向上缠绕并用第三条胶布固定→调滴速（根据病情、药物、治疗需要调节）→观察输液情况→必要时约束小儿两手或全身约束→整理床单位，拉好床挡→处理空针→洗手→记录输液时间、药物、输液量、滴速→输液完毕取下胶布→拔针→无菌棉球压迫止血→观察无出血情况→整理床单位，拉好床挡→处理用物→洗手。

【评价】

(1) 输液通畅，无渗出。

(2) 患儿安全舒适。

15. 新生儿洗胃技术

【评估】

(1) 患儿病情（产程中有无吸入，出生后有无窒息，呕吐）。

(2) 环境是否温暖、舒适。

【准备】

护士：按要求着装、洗手、戴口罩、准备用物、操作。

物品：婴儿胃管、注射器（10ml）、弯盘2个、治疗碗内盛洗胃溶液（蒸馏水40ml+5%碳酸氢钠溶液10ml）、胶布、石蜡油、棉球、镊子、小毛巾、纱布。

环境：温暖、舒适、安全。

患儿：仰卧位。

【操作程序】

携用物至患儿床前→查对→将小毛巾围于患儿颈下→置患儿仰卧位→将弯盘内胃管前端用石蜡油润滑→测量需插管长度（应为鼻尖部至剑突再加上鼻尖部至耳垂的长度）→使患儿稍后仰→右手持镊子夹住胃管前端→左手垫纱布包裹胃管尾端→徐徐顺口或鼻插入导管（插管过程中如患儿有呛咳、憋气等情况应立即拔出，略转动方向再行插入）→顺利插入所需长度后，胃管尾端接注射器→抽吸胃液，确定胃管在胃内→贴胶布于鼻翼两侧固定胃管→用注射器吸取洗胃液5~10ml，注入胃管→回吸胃内容物至不能再吸出为止→将吸出物弃于弯盘→重复注入洗胃液并抽吸至胃内容物澄清为止→洗胃毕→夹住胃管，轻揭掀胶布、拔出胃管→胃管放另一弯盘内→以小毛巾擦患儿口鼻及面部→将患儿置舒适体位→整理床单位、拉好床挡→处理用物→洗手→记录。

【评价】

(1) 胃内容物被洗出，洗出液最后呈澄清。

(2) 操作过程中患儿安全，无不良反应。

16. 蓝光照射治疗技术

【评估】

(1) 患儿年龄（早产儿、新生儿），体温、体重、皮肤情况（黄疸、皮疹、破溃等）。

(2) 患儿有无特殊治疗（监护、静脉输液）。

(3) 环境是否温暖、安全、舒适。

【准备】

护士：着装整齐、衣帽整洁、洗手、戴口罩、准备用物、操作。

物品：光疗箱、眼罩、胶布、温度计、尿布、体温计、光疗牌。

环境：温暖、安全。

患儿：取舒适体位。

【操作程序】

光疗箱的准备：检查电线接头有无漏电、松脱→光疗箱内水槽中加入冷开水或蒸馏水→接电源→打开蓝光灯→调节箱温至30～32℃（早产儿32～36℃），湿度55%～65%。

患儿准备：核对→给患儿测体温、体重→清洁皮肤，剪指甲→戴眼罩→脱去患儿衣裤，使其裸体→更换尿布（男患儿覆盖会阴部）。

蓝光照射：将患儿置于光疗箱中→妥善处理输液、监护等（必要时约束）→开始蓝光照射治疗→记录光疗开始时间，挂光疗牌（注明姓名、起止时间）→观察病情（每2～4h测体温、脉搏、呼吸1次，每3h喂奶1次，两次奶之间喂水）→按需换尿布，准确记录出入量。

光疗结束：蓝光照射毕，抱出患儿，脱眼罩→测体温、体重→换尿布，清洁皮肤→检查皮肤情况（有无皮疹、皮肤破损）→给患儿穿衣包裹并放置舒适体位→关闭光疗箱电源→整理用物→清洁光疗箱→洗手→记录出箱时间、体温、脉搏、呼吸及黄疸等情况。

【评价】

(1) 照射中患儿安全、无损伤、符合治疗要求。

(2) 光疗箱设备完好，运转正常。

17. 婴幼儿留尿标本技术

【评估】

(1) 患儿年龄、性别。

(2) 所留尿标本有无特殊要求（量，无菌，防腐剂等)。

(3) 患儿尿道口有无红肿、畸形。

(4) 外阴部的清洁度。

【准备】

护士：按要求着装、洗手、戴口罩、备齐用物、操作。

物品：化验单、尿瓶（口径 2～3cm）或一次性尿液收集袋，胶布 4 条（5～7cm)，尿布。

环境：温暖、舒适、安全

患儿：取平卧位。

【操作程序】

留标本：向家长解释，取得合作后操作，核对化验单与床头卡→粘尿瓶（三条胶布按三等分粘于瓶口，另一条胶布围绕瓶口粘平其他三条胶布）或收集袋→换尿布（特殊者需清洗外阴）→留标本→↗男婴阴茎头放于瓶或袋内 / ↘女婴将大阴唇分开使瓶或袋口斜对尿道口→一条胶布向上贴于耻骨联合处→两条胶布分别贴于两大腿内侧→松兜尿布，托住尿瓶或袋→床头稍抬高→观察尿液收集情况→收集尿液成功后轻揭胶布取下尿瓶或袋→将留尿瓶或袋贴化验单副联→送检。

整理用物：收集标本后，换干净尿布→包裹婴儿→整理床单位，拉好床挡→洗手。

【评价】

(1) 留取尿液标本符合检验要求，无粪便污染。

(2) 留尿后局部皮肤无磨损、破溃、红肿。

（伍瑞红　孟祥宇）

（二）儿科护理技术操作考核评分标准

1. 普通全牛奶配制技术操作考核评分标准

单位＿＿＿＿＿＿班级＿＿＿＿姓名＿＿＿＿学号＿＿＿＿

项目		总分	技术操作要求	评分等级 A	B	C	D	实际得分	备注
仪表		5	服装整洁，仪表端庄，戴口罩	5	4	3	2		
评估		10	患儿所需奶的种类、奶量、次数与时间	5	4	3	2		
			患儿病情、对配乳有无特殊要求	5	4	3	2		
操作前准备		7	洗手	2	0	0	0		
			备齐用物，放置合理	5	4	3	2		
操作过程	安全与舒适	8	核对认真	4	3	2	1		
			环境清洁、安全	4	3	2	1		
	配乳	55	核对配乳卡	5	4	3	2		
			计算所需牛乳、糖及水量方法正确	5	4	3	2		
			按一日喂乳次数排好乳瓶、挂上床号牌	4	3	2	1		
			糖总量与水溶解方法正确	3	2	1	0		
			将糖水与牛乳混合均匀	5	4	3	2		
			配乳量正确	5	4	3	2		
			分装乳液于瓶内，方法、量正确	5	4	3	2		
			将瓶盖盖于乳瓶口上	2	1	0	0		
			瓶筐放于消毒锅中方法正确	5	4	3	2		
			消毒锅内加冷水水位适宜	5	4	3	2		
			加热煮沸，时间正确	5	4	3	2		
			将蒸好的配乳连瓶取出	2	1	0	0		
			待凉后放于冰箱贮存	4	3	2	1		
操作后		5	配乳用具清洗并消毒	3	2	1	0		
			洗手	2	0	0	0		
评价		10	动作准确规范	4	3	2	1		
			配制乳液符合医嘱及婴儿需要	6	4	2	1		
总分		100							

主考教师＿＿＿＿　　　　考核日期＿＿＿＿

2. 奶瓶喂乳技术操作考核评分标准

单位________ 班级______ 姓名______ 学号______

项目		总分	技术操作要求	A	B	C	D	实际得分	备注
仪表		5	服装整洁,仪表端庄	5	4	3	2		
评估		10	患儿日龄或月龄,既往患儿进奶情况	6	5	4	3		
			患儿病情、特殊需要(如有无腭裂)	4	3	2	1		
操作前准备		5	洗手	2	0	0	0		
			备齐用物,放置合理	3	2	1	0		
操作过程	安全与舒适	10	环境温暖、舒适	3	2	1	0		
			注意喂奶安全(温度、速度适宜,体位正确)	7	5	3	1		
	喂奶	52	更换尿布(换尿布方法正确)	2	1	0	0		
			核对、再次洗手	3	2	1	0		
			选择、取用奶嘴方法正确	5	4	3	2		
			检查奶嘴孔大小方法正确	3	2	1	0		
			用毛毯包裹患儿,斜抱患儿方法正确	3	2	1	0		
			卧位患儿头抬高、头侧位	3	2	1	0		
			颈前围小毛巾	2	1	0	0		
			试奶液温度方法正确	3	2	1	0		
			将奶瓶倒置,奶嘴充满奶液	6	4	2	1		
			喂奶速度适宜	8	6	4	2		
			观察患儿注意力集中	5	4	2	1		
			喂奶毕,小毛巾轻擦患儿口角旁奶汁	2	1	0	0		
			竖抱患儿(姿势正确、患儿舒适)	3	2	1	0		
			轻拍患儿背部	4	3	2	1		
操作后		10	患儿右侧卧位,整理床单位、洗手	4	3	2	1		
			记录进奶量、尿次、尿量、便次情况	4	3	2	1		
			处理用后的奶瓶、奶头(先洗净、再浸泡、待煮沸)	2	1	0	0		
评价		8	操作认真、仔细、规范	2	1	0	0		
			患儿进奶后无吐奶、溢奶,安静、舒适	6	4	2	1		
总分		100							

主考教师______ 考核日期______

3. 婴幼儿身长测量技术操作考核评分标准

单位________ 班级________ 姓名________ 学号________

项目		总分	技术操作要求	评分等级 A	B	C	D	实际得分	备注
仪表		5	服装整洁,仪表端庄,态度和蔼,语言温和恰当	5	4	3	2		
评估		10	患儿年龄(月龄),合作程度	4	3	2	1		
			粗估身长范围	6	4	2	1		
操作前准备		5	备齐用物,放置合理	3	2	1	0		
			洗手	2	0	0	0		
操作过程	安全与舒适	10	环境安排合理(温暖、安全)	5	4	3	2		
			操作中注意保护婴儿安全	5	4	3	2		
	测量	50	将清洁布铺于卧式身长测量床上	2	1	0	0		
			给小儿脱鞋袜帽动作轻柔	4	3	2	1		
			使婴儿平卧于测量床的中线上	8	6	4	2		
			固定小儿头部使头顶轻贴床顶板,轻贴但无缝隙	12	8	6	4		
			左手按住小儿双膝使腿伸平直,方法正确	12	8	6	4		
			右手推动滑板至双足底方法正确	6	4	3	2		
			准确读数(精确到 cm,保留 1 位小数)	6	4	3	2		
操作后		10	抱起小儿,给小儿穿戴好鞋、袜、帽,取下污染的布	4	3	2	1		
			洗手	2	0	0	0		
			记录	4	3	2	1		
评价		10	小儿身长测量数值正确	4	3	2	1		
			动作轻、稳	3	2	1	0		
			记录准确	3	2	1	0		
总分		100							

主考教师________ 考核日期________

4. 婴儿体重测量技术操作考核评分标准

单位________ 班级________ 姓名________ 学号________

项目		总分	技术操作要求	评分等级				实际得分	备注
				A	B	C	D		
仪表		5	服装整洁,仪表端庄,态度和蔼,语言温和恰当	5	4	3	2		
评估		10	患儿年龄(月龄),合作程度	5	4	3	2		
			粗估体重范围(10kg 以内)	5	4	3	2		
操作前准备		5	备齐用物,放置妥当	3	2	1	0		
			洗手	2	0	0	0		
操作过程	安全与舒适	10	环境安排合理(温暖、安全)	5	4	3	2		
			操作中注意保护婴儿安全	5	4	3	2		
	测量	50	将清洁布铺于磅称上	2	1	0	0		
			将磅称刻度调至零点	3	2	1	0		
			脱去小儿衣物及尿布方法正确	5	4	3	2		
			将小儿轻放在称盘上动作轻稳	10	8	6	4		
			左手悬于小儿上方以便保护小儿安全(保护意识强)	14	10	6	4		
			准确读数(以 g 为单位,精确到 50g)	10	7	4	1		
			将小儿抱回床上动作轻稳	3	2	1	0		
			给小儿穿上衣服、更换尿布	3	2	1	0		
操作后		6	整理床单位	2	1	0	0		
			洗手	2	0	0	0		
			记录	2	1	0	0		
评价		14	小儿体重测量数值准确	4	3	2	1		
			动作轻,稳、快速	2	1	0	0		
			记录准确	2	1	0	0		
			注意保护患儿安全	6	4	2	1		
总分		100							

主考教师________ 考核日期________

5. 婴儿全身约束技术操作考核评分标准

单位________ 班级________ 姓名________ 学号________

项目		总分	技术操作要求	评分等级 A	B	C	D	实际得分	备注
仪表		5	服装整洁,仪表端庄,态度和蔼,语言温和恰当	5	4	3	2		
评估		10	患儿年龄、身长,合作程度	6	4	2	1		
			患儿病情需要及周围环境是否舒适协调	4	3	2	1		
操作前准备		10	洗手	2	0	0	0		
			备齐用物,放置合理	4	3	2	1		
			将被单或大毛巾折好(按要求长度适中)	4	3	2	1		
操作过程	安全与舒适	10	患儿体位舒适、安全	6	4	2	1		
			环境安排合理	4	3	2	1		
	约束	45	将患儿平卧被单中间,卧位舒适	9	7	5	3		
			被单一侧裹紧同侧肢体	9	7	5	3		
			被单经胸腹部对侧腋窝处塞于患儿后背(裹紧、美观)	9	7	5	3		
			同法将患儿另一侧肢体裹紧	9	7	5	3		
			被单塞于对侧身下方法正确(裹紧、美观,一次裹好)	9	7	5	3		
操作后		10	床单位整理、盖好被子	4	3	2	1		
			拉好床挡	4	3	2	1		
			洗手	2	0	0	0		
评价		10	患儿舒适,呼吸通畅,约束成功	3	2	1	0		
			操作动作轻、稳、正确	3	2	1	0		
			注意节力原则	1	0	0	0		
			爱伤观念强	3	2	1	0		
总分		100							

主考教师________ 考核日期________

6. 更换婴儿尿布技术操作考核评分标准

单位__________班级________姓名________学号________

项目		总分	技术操作要求	评分等级				实际得分	备注
				A	B	C	D		
仪表		5	服装整洁,仪表端庄,态度和蔼,语言温和恰当	5	4	3	2		
评估		12	患儿年龄、身长、体重	3	2	1	0		
			患儿局部皮肤情况	5	4	3	2		
			患儿病情有无特殊要求	2	1	0	0		
			环境是否温暖、安全	2	1	0	0		
操作前准备		5	备齐用物,放置合理	3	2	1	0		
			洗手	2	0	0	0		
操作过程	安全与舒适	8	环境安排合理(温暖、安全)	4	3	2	1		
			操作中注意婴儿保暖	4	3	2	1		
	更换尿布	50	降下床栏掀开小儿被褥注意保暖	3	2	1	0		
			解开污湿尿布,轻提小儿双足方法正确	4	3	2	1		
			尿布清洁端擦会阴及臀部方法正确	4	3	2	1		
			将污湿尿布折于臀下	4	3	2	1		
			以温水冲洗臀部(清洁顺序正确,必要时涂鞣酸软膏)	6	4	2	1		
			污尿布放入尿布桶	2	1	0	0		
			叠好两块尿布方法正确	4	3	2	1		
			轻提小儿双足使臀部抬高手法轻柔	4	3	2	1		
			垫干净尿布于臀下放置正确	4	3	2	1		
			放下双足,兜好两块尿布使患儿舒适	4	3	2	1		
			尿布左右两角在腹部上方系好	5	4	3	2		
			拉平衣服	3	2	1	0		
			盖好被褥、整理床单位	3	2	1	0		
操作后		10	整理用物、拉好床挡	4	3	2	1		
			洗手	2	0	0	0		
			记录(尿、便,性状,时间,量)	4	3	2	1		
评价		10	动作轻,稳、正确	3	2	1	0		
			注意节力原则	3	2	1	0		
			有爱伤观念,未长时间暴露患儿	4	3	2	1		
总分		100							

主考教师________　　　　　　　　考核日期________

7. 婴儿沐浴技术操作考核评分标准

单位＿＿＿＿＿＿班级＿＿＿＿＿姓名＿＿＿＿学号＿＿＿＿

项目		总分	技术操作要求	评分等级 A	B	C	D	实际得分	备注
仪表		5	服装整洁，仪表端庄，态度和蔼	5	4	3	2		
评估		10	婴儿病情、皮肤情况	6	4	2	1		
			婴儿年龄、合作程度	4	3	2	1		
操作前准备		7	洗手	2	0	0	0		
			备齐用物，放置合理	5	4	3	2		
操作过程	安全与舒适	8	环境温、湿度适宜，关闭门窗	4	3	2	1		
			操作中注意安全、保暖，水温合适	4	3	2	1		
	沐浴	50	检查全身皮肤方法正确	3	2	1	0		
			初步处理难洗污渍方法正确	4	3	2	1		
			擦洗眼、耳、鼻方向、方法正确	6	4	2	1		
			洗头，方法正确、安全	8	6	4	2		
			解开尿布，将婴儿轻放入水中	3	2	1	0		
			扶持婴儿姿势正确	6	4	2	1		
			擦洗全身皮肤方法顺序正确、安全	8	6	4	2		
			洗净肥皂后迅速抱出，抱法正确	3	2	1	0		
			裹好大毛巾，擦干各部位	3	2	1	0		
			换清洁尿布，穿衣裤方法正确	3	2	1	0		
			必要时剪甲	3	2	1	0		
操作后		10	更换清洁包被	3	2	1	0		
			抱婴儿回床上，整理床单位，拉好床挡	3	2	1	0		
			处理用物	2	1	0	0		
			洗手	2	0	0	0		
评价		10	患儿皮肤清洁、舒适，无不良反应	4	3	2	1		
			动作轻、稳、准确	3	2	1	0		
			限时内完成操作	3	2	1	0		
总分		100							

主考教师＿＿＿＿＿　　　　考核日期＿＿＿＿＿

8. 新生儿脐部护理技术操作考核评分标准

单位________ 班级________ 姓名________ 学号________

项目		总分	技术操作要求	评分等级 A	B	C	D	实际得分	备注
仪表		5	服装整洁,仪表端庄,戴口罩	5	4	3	2		
评估		10	患儿日龄	3	2	1	0		
			患儿脐部情况	7	5	3	1		
操作前准备		5	洗手	2	0	0	0		
			备齐用物,放置妥当	3	2	1	0		
操作过程	安全与舒适	10	环境温暖、舒适、安全	5	4	3	2		
			患儿体位舒适	5	4	3	2		
	操作	50	携用物至床旁、关闭门窗	5	4	3	2		
			打开包被、更换尿布	5	4	3	2		
			检查脐部方法正确	9	6	4	2		
			酒精涂擦脐部方法正确、注意蘸干	12	10	8	6		
			按不同脐部情况采取相应脐部护理,方法正确	14	12	10	8		
			系好尿布、穿衣方法正确	5	4	3	2		
操作后		10	整理床单位	3	2	1	0		
			整理用物	3	2	1	0		
			洗手	2	0	0	0		
			记录	2	1	0	0		
评价		10	动作轻、稳、准确	3	2	1	0		
			患儿脐部清洁	5	4	3	2		
			有爱伤观念	2	1	0	0		
总分		100							

主考教师________ 考核日期________

9. 新生儿口腔护理技术操作考核评分标准

单位__________班级________姓名________学号________

项　目		总分	技术操作要求	评分等级				实际得分	备注
				A	B	C	D		
仪表		5	仪表端庄，服装整洁，戴口罩	5	4	3	2		
评估		10	患儿病情	4	3	2	1		
			患儿口腔内有无溃疡、鹅口疮，口唇情况	6	4	2	1		
操作前准备		5	洗手	2	0	0	0		
			备齐用物，放置合理	3	2	1	0		
操作过程	安全与舒适	10	环境安排合理(温暖、安全、舒适)	4	3	2	1		
			操作中注意小儿安全	6	4	2	1		
	口腔护理	50	给小儿颈下围小毛巾，头侧位	4	3	2	1		
			口角、唇有干燥者先涂石蜡油	5	3	2	1		
			用压舌板撑开颊粘膜，方法正确，动作轻柔	8	6	4	2		
			观察口腔方法正确	5	3	2	1		
			按病情需要，选择口腔护理溶液准确	7	5	3	1		
			擦拭口腔粘膜及舌面方法正确(棉签温度适中、涂擦均匀、轻柔)	13	10	7	5		
			用小毛巾擦净口角	4	3	2	1		
			口唇再涂石蜡油	4	3	2	1		
操作后		10	将病人安置舒适体位	2	1	0	0		
			整理用物	4	3	2	1		
			洗手	2	0	0	0		
			记录	2	1	0	0		
评价		10	患儿口腔清洁	4	3	2	1		
			动作轻、稳	2	1	0	0		
			选择口腔护理液合理	4	3	2	1		
总分		100							

主考教师________　　　　　考核日期________

10．臀红烤灯照射治疗技术操作考核评分标准

单位________班级________姓名________学号________

项目		总分	技术操作要求	评分等级 A	B	C	D	实际得分	备注
仪表		5	服装整洁,仪表端庄、态度和蔼,语言温和、恰当	5	4	3	2		
评估		10	患儿年龄、病情,臀红程度、范围	6	4	2	1		
			合作程度	4	3	2	1		
操作前准备		5	洗手,无长指甲	2	0	0	0		
			备齐用物,放置妥当	3	2	1	0		
操作过程	安全与舒适	10	查对	2	1	0	0		
			皮肤测温认真	4	3	2	1		
			室温(22～24℃)	4	3	2	1		
	灯光照射	53	温水清洁臀部方法正确	2	1	0	0		
			清洁尿布垫于臀下,男婴遮盖会阴部	4	3	2	1		
			患儿体位正确	8	6	4	2		
			暴露出臀红部位	3	2	1	0		
			烤灯放置位置、距离正确	10	6	3	2		
			打开灯源	2	1	0	0		
			测温方法正确	6	4	2	1		
			扶持	5	4	3	2		
			照射时间准确(20～30min)	6	4	2	1		
			局部皮肤涂鞣酸软膏(均匀、无遗漏)	4	3	2	1		
			系好尿布(必要时更换)	3	2	1	0		
操作后		8	给患儿盖好被褥	2	1	0	0		
			整理床单位,拉好床挡	2	1	0	0		
			洗手	2	0	0	0		
			记录	2	1	0	0		
评价		9	操作过程规范	2	1	0	0		
			患儿臀红干燥,患儿局部无损伤	3	2	1	0		
			烤灯过程患儿保暖	3	2	1	0		
			动作轻,稳,正确	1	0	0	0		
总分		100							

主考教师________　　　　考核日期________

11. 婴幼儿口服给药技术操作考核评分标准

单位__________班级________姓名________学号________

项目		总分	技术操作要求	评分等级 A	B	C	D	实际得分	备注
仪表		5	仪表端庄、服装整洁、戴口罩	5	4	3	2		
评估		10	患儿的年龄、病情、服药能力	4	3	2	1		
			合作程度	3	2	1	0		
			了解药物性质、剂量及医嘱要求，有无药物过敏史	3	2	1	0		
操作前准备		5	无长指甲、洗手	2	0	0	0		
			备齐用物、放置合理	3	2	1	0		
操作过程	安全与舒适	10	病人卧位舒适	3	2	1	0		
			注意安全，认真核对(口述核对内容)	7	5	3	1		
	摆药	20	使用量杯方法正确	4	3	2	1		
			取药方法正确(用匙)	4	3	2	1		
			药物剂量准确	4	3	2	1		
			特殊药物根据药物性质摆放	4	3	2	1		
			再次核对，研碎药片放入温开水	4	3	2	1		
	发药	37	服药体位正确	4	3	2	1		
			用小毛巾围于患儿颈部	2	1	0	0		
			操作者左手固定患儿前额轻捏双颊	5	4	3	2		
			右手拿药杯(药匙)，喂药方法正确	10	7	5	3		
			药杯在患儿口角旁停留片刻直至其咽下药物	7	5	3	2		
			服药后喂服少许温开水	3	2	1	0		
			小毛巾擦净口角	2	1	0	0		
			喂药完毕使患儿右侧位	4	3	2	1		
操作后		8	再次核对(七项)	2	1	0	0		
			观察服药后反应	2	1	0	0		
			整理用物及床单位，拉好床挡	2	1	0	0		
			洗手	2	0	0	0		
评价		5	动作轻、稳、正确	5	4	3	2		
总分		100							

主考教师________　　　　考核日期________

12．婴儿股静脉穿刺技术操作考核评分标准

单位________班级________姓名________学号________

项目		总分	技术操作要求	评分等级 A	B	C	D	实际得分	备注
仪表		5	服装整洁，仪表端庄、态度和蔼，戴口罩	5	4	3	2		
评估		10	婴儿年龄、病情、合作程度	3	2	1	0		
			取血量、有无特殊要求	3	2	1	0		
			环境温度	4	3	2	1		
操作前准备		5	洗手	2	0	0	0		
			备齐用物，放置合理	3	2	1	0		
操作过程	安全与舒适	8	查对认真	4	3	2	1		
			操作中注意患儿安全、保暖	4	3	2	1		
	穿刺	52	核对	3	2	1	0		
			换尿布，包裹好会阴部方法正确	3	2	1	0		
			助患儿仰卧，取穿刺体位正确	4	3	2	1		
			垫高穿刺区臀部	4	3	2	1		
			术者站立位置正确	3	2	1	0		
			消毒穿刺局部方法正确	6	4	2	1		
			术者左手食指消毒	3	2	1	0		
			术者左食指触及股动脉搏动处位置、方法正确	5	4	3	2		
			股静脉穿刺处，进针角度、深度正确	6	4	2	1		
			见回血后固定、抽取所需血量正确	6	4	2	1		
			拔针后压迫止血时间、方法正确	4	3	2	1		
			穿刺处贴好胶布棉球	2	1	0	0		
			将血注入试管方法正确	3	2	1	0		
操作后		12	更换清洁尿布，穿好衣裤	2	1	0	0		
			整理床单位，拉好床挡	5	3	2	1		
			正确处理用物	2	1	0	0		
			洗手	2	0	0	0		
			及时送检	1	0	0	0		
评价		8	患儿局部无血肿、渗血、意外损伤	4	3	2	1		
			动作轻柔、稳重、正确	2	1	0	0		
			一针穿刺成功	2	1	0	0		
总分		100							

主考教师________　　　　考核日期________

13. 小儿头皮静脉输液技术操作考核评分标准

单位__________ 班级________ 姓名________ 学号________

项目		总分	技术操作要求	评分等级				实际得分	备注
				A	B	C	D		
仪表		5	服装整洁，仪表端庄、戴口罩	5	4	3	2		
评估		10	患儿年龄、病情，头皮静脉情况，合作程度	5	4	3	2		
			了解药物性质、剂量及医嘱要求、过敏史、环境	5	4	3	2		
操作前准备		7	洗手	2	0	0	0		
			备齐用物，放置合理，核对七项(口述)	5	4	3	2		
操作过程	安全与舒适	8	核对认真	4	3	2	1		
			患儿卧位舒适、保暖、安全	4	3	2	1		
	输液	54	嘱病儿排尿或换尿布，洗手	2	1	0	0		
			推治疗车至床旁，再核对	3	2	1	0		
			患儿仰卧位或侧卧位，头垫小枕	2	1	0	0		
			固定患儿头部、躯干、四肢方法正确	3	2	1	0		
			选择静脉方法正确	3	2	1	0		
			剃净局部毛发方法正确	3	2	1	0		
			消毒皮肤方法、范围正确	5	4	3	2		
			左拇指与食指固定绷紧穿刺部位皮肤方法正确	5	4	3	2		
			持针、进针方法、角度正确	10	6	4	2		
			见回血后固定针头	3	2	1	0		
			胶布固定针头、硅胶管美观、牢固，便于观察	4	3	2	1		
			调节输液速度正确	4	3	2	1		
			必要时约束方法正确	3	2	1	0		
			输液完毕取下胶布，拔针	2	1	0	0		
			无菌棉球压迫	2	1	0	0		
操作后		8	整理床单位，拉好床挡	3	2	1	0		
			处理空针，废物	1	0	0	0		
			洗手	2	0	0	0		
			记录输液时间、药物、输液量、滴速	2	1	0	0		
评价		8	输液通畅	2	1	0	0		
			输液故障处理正确	2	1	0	0		
			患儿安全无不良反应	2	1	0	0		
			动作准确、规范	2	1	0	0		
总分		100							

主考教师________ 考核日期________

14. 新生儿洗胃技术操作考核评分标准

单位________班级________姓名________学号________

项目		总分	技术操作要求	评分等级 A	B	C	D	实际得分	备注
仪表		5	服装整洁,仪表端庄,戴口罩	5	4	3	2		
评估		10	患儿病情,产程中有无吸入,出生后有无窒息、呕吐	6	4	2	1		
			环境是否温暖、舒适	4	3	2	1		
操作前准备		5	洗手	2	0	0	0		
			备齐用物	3	2	1	0		
操作过程	安全与舒适	7	查对认真	4	3	2	1		
			患儿安全、体位舒适	3	2	1	0		
	洗胃	56	携用物至床旁、核对	2	1	0	0		
			小毛巾围于患儿颈下	2	1	0	0		
			患儿取仰卧位、头稍后仰	2	1	0	0		
			润滑胃管方法正确	3	2	1	0		
			插管方法正确	8	6	4	2		
			胃管插入不畅处理方法正确	8	6	4	2		
			插入长度正确	3	2	1	0		
			确定胃管在胃内方法正确	5	4	3	2		
			胃管固定方法正确	2	1	0	0		
			抽吸胃内容物方法正确	5	4	3	2		
			冲洗胃内容物方法正确	6	4	2	1		
			观察洗胃情况	4	3	2	1		
			冲洗毕、夹住胃管	1	0	0	0		
			揭去胶布动作正确	1	0	0	0		
			拔出胃管动作正确	2	1	0	0		
			以小毛巾擦净口鼻,小儿安置舒适体位	2	1	0	0		
操作后		10	整理床单位,拉好床挡	3	2	1	0		
			处理用物	3	2	1	0		
			洗手	2	0	0	0		
			记录	2	1	0	0		
评价		7	动作轻、稳、准确	2	1	0	0		
			胃内容物清洗干净	3	2	1	0		
			患儿无不良反应	2	1	0	0		
总分		100							

主考教师________　　　　考核日期________

15. 蓝光照射治疗技术操作考核评分标准

单位________班级________姓名________学号________

项目		总分	技术操作要求	评分等级 A	B	C	D	实际得分	备注
仪表		5	仪表端庄,服装整洁,戴口罩	5	4	3	2		
评估		10	患儿年龄(早产儿、新生儿)、病情,体温、体重、皮肤情况	4	3	2	1		
			患儿合作程度,有无特殊治疗	3	2	1	0		
			周围环境	3	2	1	0		
操作前准备		5	洗手	2	0	0	0		
			备齐用物、放置合理	3	2	1	0		
操作过程	安全与舒适	8	查对认真	3	2	1	0		
			操作中注意患儿安全,设备检查认真	5	4	3	2		
	光疗照射	60	检查光疗箱设备安全性认真	3	2	1	0		
			光疗箱内水盆加水方法正确	3	2	1	0		
			接电源,调节荧光灯方法正确	3	2	1	0		
			调节箱温度、湿度正确 30~32°C(早产儿 32~36°C),湿度 55%~65%	3	2	1	0		
			给患儿测体温、体重,清洁皮肤,剪指甲	3	2	1	0		
			戴眼罩,固定方法正确(牢固,完全遮眼,不影响呼吸)	5	3	2	1		
			脱去患儿衣裤使其裸体、换尿布(覆盖男患儿会阴部)	7	5	3	2		
			患儿置光疗箱中,妥善处理其他治疗监护	3	2	1	0		
			约束患儿方法正确(必要时)	2	1	0	0		
			记录光疗起止时间	6	4	2	0		
			每 2~4h 测 T、P、R 一次	3	2	1	0		
			3h 喂奶一次,两次奶之间喂水	3	2	1	0		
			随时更换尿布,记录出入量	3	2	1	0		
			治疗毕,抱出患儿、脱眼罩	2	1	0	0		
			测体温、体重方法正确	2	1	0	0		
			换尿布清洁皮肤	2	1	0	0		
			检查皮肤情况	3	2	1	0		
			穿衣包裹(舒适美观),放置舒适体位	2	1	0	0		
			关电源	2	0	0	0		
操作后		8	整理用物,清洁光疗箱	4	3	2	1		
			洗手	2	1	0	0		
			记录	2	1	0	0		
评价		4	患儿安全无损伤	2	1	0	0		
			操作规范,动作轻巧、准确	2	1	0	0		
总分		100							

主考教师________　　　　考核日期________

16. 婴幼儿留尿标本技术操作考核评分标准

单位________班级______姓名______学号______

项目		总分	技术操作要求	评分等级 A	B	C	D	实际得分	备注
仪表		5	服装整洁,仪表端庄,戴口罩	5	4	3	2		
评估		10	患儿年龄,性别	2	1	0	0		
			患儿尿道口有无红肿、畸形	2	1	0	0		
			外阴部的清洁度	3	2	1	0		
			了解尿标本有无特殊要求	3	2	1	0		
操作前准备		5	洗手	2	0	0	0		
			备齐用物、放置合理	3	2	1	0		
操作过程	安全与舒适	10	查对认真	4	3	2	1		
			操作中注意婴儿保暖、舒适、安全	6	4	2	1		
	留标本	54	取得家长合作、核对	3	2	1	0		
			粘尿瓶方法正确	2	1	0	0		
			换尿布(特殊者需清洗外阴)	5	4	3	2		
			标本瓶放置部位、方法正确	10	7	4	1		
			胶布粘贴正确(方法正确、牢固)	10	8	6	4		
			松兜尿布,托住留尿瓶或收集袋	10	8	6	4		
			床头稍抬高	5	4	3	2		
			收集尿液后取下尿瓶方法正确	7	5	3	2		
			贴化验单副联、送检	2	1	0	0		
操作后		10	给患儿换清洁尿布、包裹婴儿	2	1	0	0		
			整理床单位拉床挡	3	2	1	0		
			处理用物	3	2	1	0		
			洗手	2	0	0	0		
评价		6	尿液无粪便污染,局部皮肤无损伤	4	3	2	1		
			操作动作轻,稳	2	1	0	0		
总分		100							

主考教师______　　　　考核日期______

(三)儿科护理技术操作理论问答

1. 如何计算婴儿每日牛奶的需要量?(按体重计算)

答:婴儿体重　x(kg)

每日需要总热量(110kcal/kg):110x

每100ml牛奶加5%糖所得热量:$66+(5\times4)=86$kcal

每日需要牛奶总量(y):$100:86=y:110x$

$$y=120^{+}x$$

每日需要水分总量(150ml/kg):150x(ml)

2. 5个月的婴儿体重6kg,每日应给全牛奶多少毫升?加糖多少克?另需补充水多少毫升?

答:每日需要牛奶量:$120\times6=720$ml

每日需要糖量:$720\times5\%=36$g

另需补充水量:$6\times150-720=180$ml

3. Ⅰ、Ⅱ、Ⅲ号奶的成分?

答:Ⅰ号奶:1份牛奶加1份水,每100ml奶加糖5g

Ⅱ号奶:2份牛奶加1份水,每100ml奶加糖5g

Ⅲ号奶:3份牛奶加1份水,每100ml奶加糖5g

4. 配奶时应注意哪些?

答:(1)操作间要宽阔、明亮,每日用紫外线消毒1~2次。

(2)配制乳液过程中,所需用具、食具应消毒灭菌,低温保存。

(3)配奶前要认真核对奶牌(婴儿姓名、奶方、奶量、次数)。

(4)配奶时要准确计算牛奶、水及糖的用量。

5. 什么是婴儿配方奶粉?

答:婴儿配方奶粉是以母乳为标准,以牛乳为原料,对牛乳进行全面的改良,添加牛乳中不足或缺乏婴儿生长发育所必需的营养成分,使其符合婴儿生长和发育所需要的奶粉。

6. 乳糖不耐受的腹泻患儿应选择什么配方奶粉?

答:人体内消化乳糖的酵素称为乳糖酶,如果缺乏乳糖酶,肠道消化吸收乳糖的能力即减弱,亦即患了乳糖不耐受症。婴儿乳糖不耐受一般表现为呕吐、腹痛、腹胀、腹泻等常见消化问题,这时候婴儿较难吸收一般的婴儿奶粉，应该选择专为乳糖不耐受的婴儿准备的配方奶粉——免乳糖奶粉。

7. 冲调婴儿配方奶粉时应注意什么？

答：(1)检查婴儿奶粉是否过期，开盖的奶粉最好在两周内用完。

(2)所用食具必须严格消毒。

(3)冲调时先放温开水，后放奶粉。水温约60℃左右，特殊配方例外(如含双歧杆菌的奶粉—能恩Ⅱ，水温45℃)。

(4)用专门的量匙盛取奶粉，后用专门小刀刮平，以一平匙为准。

(5)按配方奶的说明书及医嘱的比例进行配制。

(6)冲调后的奶粉及时给小儿喂服，如有剩余应倒掉，现用现配。

8. 喂奶前应注意什么？

答：(1)配制好的乳液应放入冰箱低温保存。

(2)喂奶所用食具均应消毒灭菌并低温保存。

(3)喂奶前应加热后检查，严禁哺喂腐坏变质的乳液。

9. 如何选择合适的奶嘴？

答：要选择奶孔大小、奶头软硬适宜的奶嘴。过小易使婴儿吸吮疲劳，过大易引起呛奶；过软妨碍吮乳，过硬又感费力。

10. 奶孔大小如何选择？

答：可按婴儿年龄或喂奶量多少而定。一般3～4个月以内婴儿，奶瓶倒转时乳液可间断滴出；4～6个月可连续滴出；6个月以上可连续或成线流出。

11. 在什么部位测试乳液的温度？

答：在前臂掌侧或手背滴1～2滴以试温度。

12. 喂奶时应注意什么？

答：(1)除特殊情况外应抱起婴儿哺喂，需卧位哺乳时应将床头抬高，使小儿侧卧或头转向一侧。

(2)哺喂时乳液应充满乳头，以免吸入过多空气。

(3)喂奶过程中要精神集中，观察小儿吃奶情况如吸吮、吞咽、食欲等情况，不可边喂边与他人谈话，以免分散观察小儿的注意力。

(4)喂奶后半小时内应注意观察有无吐奶或其他情况。

13. 喂奶过程中发生呛奶时应该怎么办？

答：喂奶过程中如突然发生呛奶，应立即将小儿侧卧，轻拍背部，擦净口、鼻腔及口角边的乳液，用吸引器将口、鼻中的乳液吸出，防止患儿误吸入到呼吸道而发生窒息，并及时通知医生给予进一步诊治。

14. 正常小儿出生时、6个月时、一周岁时身长约为多少？

答：出生时平均身长50cm；6个月时65cm；一周岁时75cm

15. 2岁～12岁小儿身长如何计算？

答：身长(cm)＝年龄×5＋80

16. 用卧式身长测量床测量小儿身长时应该注意哪些？

答：(1)固定小儿头部使之轻贴床顶板上，注意要轻贴但无缝隙。

(2)双腿紧贴床板，双膝伸直。

(3)足底与床板垂直。

(4)精确读数(精确到厘米，保留小数点后1位)。

17. 测婴儿体重的目的是什么？

答：(1)指导小儿用药，计算药量。

(2)反映病情变化(如脱水、水肿等)。

(3)反映小儿的营养情况。

18. 测婴儿体重的注意事项有哪些？

答：(1)每次过磅前应将磅秤调节到零点平衡后方可使用。

(2)如需每日测量体重应在每日同一时间进行，一般均在早晨空腹测量。

(3)测量体重所得数值与前次数值差异较大时，要重新测量核对。

(4)将测量数值准确记录在病历上。

19. 一岁以内小儿体重应如何计算？

答：前半年：体重(kg)＝出生体重(kg)＋月龄×0.7

后半年：体重(kg)＝出生体重(kg)＋月龄×0.7＋(月龄－6)×0.4

20. 对婴儿全身约束的目的是什么？

答：保护患儿肢体，限制其活动，保证治疗、护理工作的完成。

21. 全身约束法的注意事项有哪些？

答：(1)姿势要舒适。

(2)包裹松紧要适宜，切勿损伤皮肤，但又不能过松因滑脱而无效。

(3)注意观察局部皮肤情况。

22. 全身约束法禁忌体位是什么?

答:禁忌俯卧位,以免发生窒息。

23. 怎样选择合适的尿布?

答:最好选择质地柔软,吸水性好,白色或浅颜色的纯棉棉布做婴儿尿布或使用一次纸尿片。

24. 换尿布时注意观察什么?

答:(1)观察患儿臀部皮肤情况。

(2)观察大小便的性状、性质及量的多少。

(3)准确记录出入量。

25. 怎样预防臀红的发生?

答:(1)凡给患儿做任何治疗、护理及查体时,都必须首先看看尿布是否污湿,做到及时发现,及时更换。

(2)夜间要勤巡视检查,随时更换。

(3)更换尿布后要将大便冲洗干净(尤其是腹泻患儿,因大便性质改变,刺激性较强,必须冲洗干净)

(4)涂鞣酸软膏等油性软膏保护局部皮肤(涂油膏时应用棉棍在皮肤上轻轻滚动,不可一下一下刷抹)

(5)避免使用油布或塑料布直接包裹患儿臀部。

(6)洗涤尿布应用清水漂净肥皂,最好在日光下暴晒干燥后备用。

26. 婴儿沐浴的目的

答:(1)使婴儿皮肤清洁、舒适。

(2)协助皮肤的排泄和散热,促进血液循环。

(3)观察病情,尤其是皮肤及全身情况。

(4)活动肌肉和肢体。

27. 给婴儿沐浴的注意事项有哪些?

答:(1)注意保暖,注意调节室温。在盆浴过程中尽量减少人员出入开门,小婴儿应减少暴露,缩短洗浴时间。洗浴后尽快穿好衣裤,以免婴儿受凉。

(2)将水温调好后再给婴儿洗浴,浴盆内的水应先放冷水后放热水,避免发生烫伤。

(3)洗浴时应注意婴儿安全。当发现婴儿面色不好、皮肤变色、发花等异常情况时,应立即停止沐浴并采取必要措施。

(4)洗头时要防止水进入外耳道,避免引起外耳道或中耳炎。

(5)动作要轻柔,洗后应用大毛巾将皮肤蘸干,避免用力擦洗,以免损伤皮肤。

(6)皮肤褶皱处应注意清洗,以免糜烂。

28. 新生儿脐带一般生后多久脱落?

答:新生儿脐带一般生后 7~10 天脱落。

29. 新生儿脐带脱落后如何处理脐部?

答:用 2.5%碘酊棉棍擦拭脐窝内,旋转擦拭,并用 75%酒精擦去脐轮周围皮肤的碘酊。

30. 对新生儿脐部护理时,如出现下列情况应如何处理?

答:(1)脐部有渗血时,局部用 75%酒精清洗后,敷云南白药。

(2)化脓感染或疑有破伤风时,脐部用 3%双氧水处理。

(3)脐部蜂窝组织炎时,可用 1:5 000 呋喃西林溶液湿敷。

(4)脐部肉芽肿,可用 1%硝酸银灼烧,再以生理盐水清洗干净。

(5)脐茸伤口不能愈合时,请外科手术。

31. 护理新生儿脐部时应注意哪些?

答:(1)新入院病人脐部有感染需做细菌培养者,待留取培养标本后,再做脐部护理。

(2)无伤口,脐带未脱落,一律不包脐带布;有伤口,无论脐带脱落与否均应包脐带布。

(3)做脐带护理前后均应洗净双手。

32. 对新生儿行口腔护理的目的是什么?

答:(1)保持口腔清洁。

(2)预防或治疗口腔感染。

(3)检查口腔情况,提供病情动态信息。

33. 根据什么选择口腔护理溶液?

答:(1)口腔粘膜无异常者可选用温开水或生理盐水。

(2)长期应用抗生素的患儿可选用 10~20mg/ml 制霉菌素溶液预防霉菌感染。

(3)有鹅口疮的患儿可选用 10~20mg/ml 制霉菌素溶液或 2%碳

酸氢钠溶液。

34. 对新生儿口腔护理注意事项有哪些?

答:(1)有家属在旁边时要作好解释工作,取得合作。

(2)动作轻柔,清洗时动作要轻,防止擦伤口腔粘膜。

(3)清洗时棉签不要插入过深,以免引起患儿呕吐。

35. 臀部烤灯照射的目的是什么?

答:通过适量的灯光照射时产生热的作用,引起患儿反射性的血管扩张,加强血液循环及组织代谢,可以加速渗出的吸收,保持局部干燥。

36. 烤灯照射治疗的距离、时间为多少?

答:灯泡与臀部距离 30~40cm。

灯光照射时间每次 20~30min。

37. 烤灯照射治疗时如何防止发生意外?

答:(1)护理人员须扶守患儿进行操作,不得离开以防止意外。

(2)注意调整好灯泡与臀部的距离,不要太近,以免发生烫伤。

(3)烤灯过程中随时观察皮肤情况。

38. 臀红的护理措施有哪些?

答:(1)及时更换尿布,禁用肥皂清洗并在使用尿布时应松兜尿布。

(2)在季节或室温条件允许时,可仅垫尿布于臀部,使臀部暴露于空气中。

(3)将患儿臀部暴露在阳光下,每日 2~3 次 每次 20~30min,注意保暖。

(4)烤灯,每日 2~3 次,每次 20~30min。

(5)局部涂鞣酸软膏、鱼肝油软膏等油膏。

39. 喂药时患儿不合作应该怎么办?

答:(1)喂药时应注意固定患儿头部,以免摆动将药弄洒。

(2)在喂药后应将小勺留在口中,以防止患儿闭合双唇而吐出或喷出药物,待咽下后再将小勺取出。

(3)如用药杯喂药,喂药后应将药杯放置于患儿口角,待咽下后再将药杯拿开。

(4)患儿不咽时,可轻轻捏动双颊使之吞咽,注意禁忌捏患儿鼻孔。

40. 怎样喂服油剂药物?

答:(1)将油剂药物滴在小勺药面上同服。

(2)在服用其他药物后可将油剂药物用滴管直接滴入患儿口中。

41. 准备药物时应该注意哪些?

答:(1)抗生素药物与乳酶生、整肠生等活菌类药物分开摆放。

(2)油剂药物摆放时,先在药杯内加少量开水,以免沾在药杯上。

(3)思密达应和其他所有药物分开摆放,服药时间隔半小时以上,最好空腹服用。

(4)地高辛等需严格控制时间及用量极少的药物应单摆、单喂。

42. 股静脉穿刺可引起哪些不良反应?

答:股静脉穿刺有引起局部血肿、髋关节感染、股动脉痉挛所致之下肢坏死的可能。

43. 股静脉取血的注意事项有哪些?

答:(1)有出血倾向者禁用。

(2)股静脉穿刺一般仅供取血,不输血。

(3)不可在一处血管反复穿刺,以免形成血肿。

(4)穿刺部位皮肤要清洁,不得有糜烂或感染。

(5)针体不要刺入太深,以免损伤髋关节或腹腔组织。

(6)针头如刺入股动脉不要惊慌,拔出针头后压迫局部止血。

44. 新生儿为什么多用头皮静脉输液?

答:新生儿头皮静脉表浅、皮下脂肪少,易于穿刺、固定和观察;体位舒适,不影响其他诊疗和护理工作,便于保暖。是输液、输血和给药最常用的途径。

45. 常用的头皮静脉有哪些?

答:额上静脉、颞浅静脉、耳后静脉、眶上静脉等。

46. 误穿刺入动脉有什么表现,如何处理?

答:如为动脉则回血鲜红,或推进液体后,血管及周围皮肤发白,应立即拔出针头压迫局部,停止出血后重新穿刺。

47. 什么药物禁用头皮静脉输入?

答:去甲肾上腺素、钙剂等渗出后易造成局部组织坏死,故禁用于头皮静脉输液。

48. 头皮静脉输液时可采取哪些约束法?

答:可采用全身约束法及单手或双手约束法。

49. 小儿输液过程中注意观察什么?

答:(1)观察静脉输液的速度并及时调整。

(2)检查有无药液渗出及患儿对输液的反应。

(3)经常检查穿刺局部皮肤情况,有无肿胀、变红、变白等异常,并及时处理。

(4)观察患儿体位,保持舒适体位及患儿安全。

50. 小儿静脉输液液体外渗时应如何处理?

答:立即拔出针头,如有红肿用25%~50%的硫酸镁湿敷,必要时请理疗科做物理治疗。

51. 新生儿洗胃的目的是什么?

答:(1)洗出新生儿吞入的羊水,以减少对胃粘膜的刺激。

(2)提供病情动态信息,指导治疗及喂养。

(3)协助诊断。

52. 胃管插入的长度是多少?

答:从耳垂至鼻尖加上鼻尖至剑突的距离。

53. 判断胃管在胃内有几种方法?

答:(1)将注射器接胃管有胃液抽出。

(2)将1~2ml空气注入胃中,在上腹部可听到气过水声。

54. 为什么临床极少用将胃管末端放入水杯的方法检查是否误入气管?

答:首先,如果误入气管,将造成患儿呛咳明显,一般不需要用此法检验;再者,此种方法使用时切记要在呼气时将胃管末端放入水杯,检查有无气体溢出,如果误入气管又在吸气时放入水中,将造成误吸发生意外。

55. 新生儿洗胃过程中应注意什么?

答:(1)注入洗胃溶液时,速度要缓慢,每次量一般不超过5~10ml,避免注入速度过快,造成胃粘膜损伤。

(2)抽吸胃液时,动作要轻,液体流出不畅时,可轻轻转动胃管或改变体位,但不可用力抽吸,以免胃管前端侧孔吸在胃粘膜上,损伤胃粘膜。

(3)注意观察洗出的胃内容物的颜色、性质及量并准确记录。

(4)洗胃过程中,如有新鲜出血,应暂停洗胃并通过医生给予处理。

56. 在蓝光治疗过程中,为什么要增加皮肤暴露面积?可采取哪些措施?

答:因为光疗是通过体表接受光的照射而使体表组织间隙中的胆红素得到分解,从而降低胆红素,所以必须尽可能暴露患儿皮肤,使之与蓝光有较大的接触面积,以便增强治疗效果。采取的措施是:使患儿四肢舒展,不可蜷曲;患儿洗浴后不要扑粉;尿布面积要小。此外,单面光疗时要每2~4h翻身一次,使背部皮肤能轮流照射;为增加侧面的照射强度,可在一侧加装蓝光灯1~2只;尽可能用双面光疗。

57. 哪些患儿不宜双面光疗?

答:(1)早产儿皮下脂肪少者(因受压皮肤易有破损)。

(2)脊椎后突畸形者。

(3)特别好动者(皮肤易磨损)。

58. 光疗有哪些副作用?

答:发热、腹泻、皮疹、青铜症。

59. 光疗时为什么要多喂水?

答:由于光疗下的小儿易哭吵、易出汗,以及在光疗时的不显性失水增加40%,稀便中水分比正常儿也要损失2倍以上,所以要多喝水,脱水者则要补液。

60. 婴幼儿留尿标本的注意事项有哪些?

答:(1)应检查标本瓶或一次性尿液收集袋有无破损。

(2)清洁外阴后再留取尿标本。

(3)尿液中不要混有粪便,以免影响检查结果。

(4)留取的标本要及时送检。

61. 留取尿标本时,如何防止损伤患儿皮肤?

答:粘贴尿瓶或尿液收集袋时,应将胶布粘于患儿两腿内侧,女婴避免粘于阴唇粘膜上。收集成功后,要轻轻撕下胶布(必要时用石蜡油擦拭),切勿撕破皮肤。

62. 留取除尿常规以外的尿标本时应注意什么?

答:(1)收集24h尿标本,要放在阴凉处,必要时加入防腐剂。

(2)受时间约束的标本,必须按时留尿,如酚红试验。

(3)凡需测量比重的尿标本,尿量不得少于100ml。

(4)留取尿培养标本,要严格执行无菌操作。

五、眼科护理技术

(一)眼科护理技术操作规程

1. 洗眼技术

【评估】

(1)病人年龄、病情、文化程度,能否合作,有无特殊需求。

(2)了解病人眼部情况(有无炎症、异物,是否化学烧伤),冲洗目的。

(3)医嘱对冲洗液有无特殊要求,病人有无药物过敏史。

(4)环境是否舒适,病人心理反应如何。

【准备】

护士:按要求着装→洗手,戴口罩→备物→操作。

物品:无菌物品　洗眼壶 1 个(内装生理盐水),生理盐水 250 ~ 1 000ml,消毒棉球或纸片 3 ~ 4 个,消炎眼药水 1 瓶,治疗巾 1 块。

一般物品　经过浸泡消毒的授水器 1 个,托盘 1 个。

环境:清洁、安静、舒适、安全。

病人:按需要取舒适体位(根据年龄、病情及全身情况,取坐位或仰卧位),必要时护士协助。

【操作程序】

治疗室:备物→并查对。

(1)查对洗眼壶消毒日期,壶内液体有无絮状物。

(2)查对消炎眼药水是否过期,轻摇有无絮状物。

(3)再次核对病人姓名、眼别→携物品至病人床旁或坐位旁。

病房:再次核对后→询问药物过敏史→向病人解释→将无菌治疗巾放于患侧下颌下,肩胸部→将授水器紧贴患侧颊部→嘱病人用手扶好授水器→操作者用左手拇指、食指轻轻分开病人上下睑→右手持洗眼壶，冲洗患眼结膜囊，同时嘱患者上下左右转动眼球，使洗眼液充分与眼球接触，并根据病情翻转眼睑（翻转眼睑方法为护士以左手拇指和食指轻轻捏起待冲洗的上眼睑皮肤，拇指上碾眼睑皮肤，食指向下按压上眼睑，同时嘱病人向下看，翻转眼睑，暴露上眼睑结膜）→洗毕用0.25%氯霉素眼药水点眼→取下授水器→擦净面部生理盐水→向病人交待注意事项→整理物品并消毒处理，使操作单位保持整洁→特殊感染物品焚烧→洗手。

【评价】

(1)正确执行医嘱，按操作规程完成治疗。

(2)向病人解释，取得病人合作和支持。

(3)操作中，病人无不良反应。

注意：

(1)根据病情及医嘱，安排冲洗液。

(2)作好三查七对，准确无误方可操作。

(3)向病人解释冲洗目的，解除病人焦虑，并取得病人合作。

(4)冲洗液温度适宜，一般在37℃左右为宜，操作者可在手背上先试一下温度，温度适宜再冲洗。

(5)冲洗时先冲眼睑皮肤，再冲洗结膜囊，使患者心理有所准备，消除紧张情绪。

(6)冲洗液不要直接冲洗角膜，洗眼壶壶嘴距眼睛距离在3～5cm，避免距离太近，污染壶嘴及碰伤眼球。

(7)化学烧伤患者必须翻转眼睑，洗眼壶嘴应距离远一些，以加大冲洗力。

(8)眼球穿通伤患者不可冲洗，以免将异物、细菌、分泌物冲入眼内，增加眼内感染机会。

(9)加强卫生宣教，如化学烧伤应就地取材，及时冲洗后再到医院诊治。

2. 滴眼药技术

【评估】

(1)病人年龄、病情、全身情况，文化、自理程度及有无特殊需求。

(2)了解病人眼部情况，炎症性质及有无药物过敏史。

(3)需用药物的目的及性质，药物浓度、用法、用量。

(4)环境是否清洁、舒适、安全。

(5)用物是否备齐。

【准备】

护士:按要求着装→洗手,戴口罩→备物→操作

物品:无菌物品　无菌滴瓶1套,消毒棉球或纸片1罐,75%酒精棉球1罐,无菌持物钳1套。

药物　散瞳药,缩瞳药,消炎眼药水。

一般物品　托盘或换药篮1个,清洁搪瓷罐1个(放污物用)。

环境:清洁,安静,舒适,和谐。

病人:按需要取舒适体位(可仰卧位或半坐卧位)。

【操作程序】

治疗室:准备用物→按医嘱查对治疗卡→查对药品名称、质量、浓度、用法→查对无菌物品是否合格、齐全→用75%酒精棉球消毒滴眼液瓶顶部塞→用消毒剪刀或无菌针头剪(刺)开瓶塞→核对→携用物至病人床旁。

病房:再次核对药名、质量、剂量、用法→查对眼别→向病人解释→助病人取坐位或仰卧位,取坐位的患者嘱其头稍后仰→左手持消毒眼纸或棉球,轻轻分开病人患眼下眼睑,嘱其向上看→右手持眼药瓶,将药液滴入患眼下穹窿结膜囊内→嘱患者闭眼3~5min→同时嘱患者转动眼球,使药液充分与眼球接触,不要揉眼→用眼纸擦净溢出药液→将用过的纸片或棉球放入污物罐中→助病人恢复舒适体位→再次核对后向病人交待注意事项→整理用物→洗手。

【评价】

(1)正确执行医嘱,符合治疗要求。

(2)向病人解释、沟通有效,取得病人合作。

(3)操作过程顺利,病人无不良反应。

注意:

(1)遵医嘱按病情需要和治疗原则,安排滴药顺序,并查对医嘱中联合用药有无配伍禁忌。

(2)查对药物,包括药名、浓度、用法、用量、有效期,药物性质(散瞳药,缩瞳药,消炎眼药),药物有无变色、沉淀、絮状物等。

(3)查对床号、姓名、眼别,用药前擦净患眼的分泌物,传染性眼病用物单独

消毒处理。

(4)向病人解释用药目的,配合方法,取得病人合作。

(5)滴药时瓶颈与眼睑保持一定距离,一般2~3cm,避免污染眼药瓶口。用剧毒药,注意压迫泪囊。

(6)操作后根据病人知识水平,讲解正确的滴眼药方法及注意事项,为出院后健康活动作准备。

3. 涂眼药膏技术

【评估】

(1)病人年龄,病情,全身情况,文化,自理程度及有无特殊需求。

(2)了解病人眼部情况,炎症性质及有无药物过敏史。

(3)需用药目的及性质,药物浓度、用法、用量。

(4)环境是否清洁、舒适、安全。

(5)用物是否备齐。

【准备】

护士:按要求着装→洗手,戴口罩→备物→操作。

物品:无菌物品　消毒玻璃棒1盒,消毒棉球或纸片1罐,75%酒精棉球1罐,无菌持物钳1套。

药品　散瞳眼药膏,缩瞳眼药膏,消炎眼药膏。

一般物品　托盘或换药篮1个,清洁搪瓷罐1个(放污物用)。

环境:清洁,安静,舒适,和谐。

病人:按需要取舒适体位(可仰卧位或半坐卧位)。

【操作程序】

治疗室:准备用物→并查对(按医嘱查对治疗卡;查对药物浓度、性质、用法,有无过期)→75%酒精消毒瓶口,用无菌剪剪开瓶颈,核对→携用物至病人床前。

病房:核对患者姓名、眼别、药名、浓度、用法→向病人解释→助病人取坐位或仰卧位→取出无菌玻璃棒,检查有无破损→然后将眼药膏起始部分挤到玻璃棒中上部→再将后部分挤出火柴头大小到玻璃棒干净一端→嘱取坐位的病人头稍后仰,眼睛向上看→涂眼药膏入眼内(上左眼时→左手取消毒棉球或纸片轻轻分开病人下眼睑→

右手持涂有眼药膏的玻璃棒，与睑缘平行，将眼药膏放入病人下眼睑穹窿结膜→同时嘱患者闭眼，将玻璃棒自外眦部抽出；上右眼时→右手取消毒棉球或纸片，轻轻分开病人下眼睑→左手持涂有眼药膏的玻璃棒，与睑缘平行，将眼药膏放入病人下睑穹窿结膜→同时嘱患者闭眼，将玻璃棒自外眦部抽出）→整理用物，将玻璃棒上油膏擦净，放入污物罐中→洗手。

【评价】

(1)正确执行医嘱，符合治疗要求。

(2)向病人解释、沟通有效，取得病人合作。

(3)操作过程顺利，病人无不良反应。

注意：

(1)操作前仔细检查玻璃棒是否完整无损，避免伤及结膜和角膜以及其它眼组织。

(2)查对药物，包括药名、浓度、用法、用量、有效期，药物性质（散瞳药，缩瞳药，消炎眼药），药物有无变色。

(3)查对床号、姓名、眼别，用药前擦净患眼的分泌物。

(4)向病人解释用药目的、配合方法，取得病人合作。

(5)涂眼药膏时睫毛不要随同玻璃棒卷入结膜囊内，以免引起眼部不适。

(6)对角膜溃疡或眼球穿通伤患者，操作时动作要轻巧，勿施加任何压力。

(7)双眼用药应分别使用玻璃棒，以防交叉感染。传染性眼病用过的物品应焚烧。

(8)根据病人知识水平，向病人讲解正确的涂眼药膏方法及注意事项，为出院后健康活动作准备。

（肖鸿香）

4. 泪道冲洗技术

【评估】

(1)病人的年龄、病情、文化程度、自理程度，有无特殊需求。

(2)了解病人眼部情况，有无急慢性泪囊炎，冲洗目的，能否合作。

(3)医嘱对冲洗液有无特殊要求，病人有无药物过敏史。

(4)环境是否舒适，病人心理反应如何。

【准备】

护士:按要求着装→洗手,戴口罩→备物→操作。

物品:无菌物品　5ml 空针 2 个,泪道冲洗弯针头 2 个,洗眼壶 1 个,泪小点扩张器 1 个,无菌棉棍 1 包,消毒棉球数只,无菌持物镊与容器一套。

药品　0.5%地卡因 1 瓶,等渗盐水,消炎眼药水 1 瓶。

一般物品　经过浸泡消毒的授水器 1 个,托盘 1 个,空罐 1 个(放污物用)。

环境:安静,清洁,舒适,安全。

病人:坐位或仰卧位(必要时护士协助)。

【操作程序】

治疗室→备物→查对洗眼壶消毒日期,壶内液体有无絮状物;查对麻醉剂及消炎眼药水是否过期,轻摇有无絮状物。

将生理盐水灌入 5ml 注射器中,放在托盘中→再次核对病人姓名、眼别,携物品至病人床旁或坐位旁。

核对→向病人解释操作目的和方法→用 0.5%地卡因表面麻醉剂麻醉患者泪小点(将浸过麻醉剂的棉棍放于患者双侧上下泪小点之间,并嘱患者闭眼 5~10min,行局部麻醉)→取下麻醉剂棉棍→挤压泪囊→观察有无脓性分泌物溢出→将授水器紧贴患侧颊部,并嘱患者用手扶好→左手轻轻分开患者下眼睑,暴露泪小点同时嘱患者向上看→右手持装有等渗盐水的注射器,将针头垂直插入患者下泪小点 1~2mm→再呈水平方向转向鼻侧→以左手固定针头柄→右手将冲洗液缓缓注入患者泪道→当患者感觉鼻腔或咽部有水,即刻退出针头→用同一方法冲洗另一只眼→冲洗毕,用 0.25%氯霉素眼药水(或其它消炎眼药)滴眼→并嘱患者半小时内不要揉眼→整理物品→洗手→记录。

【评价】

(1)正确执行医嘱,按顺序操作。

(2)与病人沟通有效,取得病人合作和支持,病人无不良反应。

注意:

(1)根据病情及医嘱,安排冲洗液。

(2)作好三查七对,准确无误方可操作。

(3)冲洗前仔细询问有无药物过敏史,如对地卡因过敏,改用 2%利多卡因麻醉,对氯霉素过敏者改用其它消炎眼药水。

(4)向病人解释冲洗目的,解除病人焦虑,并取得病人合作。

(5)操作前先挤压泪囊,看有无脓性分泌物溢出,应及时排空泪囊内脓性积液再冲洗;先冲洗健眼,再冲洗患眼;如需行内眼手术的病人,应及时通知医生暂缓手术,治疗泪囊炎,待治愈再行手术,急性泪囊炎病人禁忌冲洗。

(6)泪小点过小者,可用泪小点扩张器扩张后再冲洗,一般先由下泪小点冲洗,如不通,再由上泪小点冲洗。

(7)操作中操作者必须用左手固定注射器针柄于患侧额部,防止患者突然移动头位,针头脱落碰伤眼球。

(8)加强卫生宣教,对患有泪囊炎的患者,教会其滴眼药前挤压泪囊的正确部位,注意用药卫生,防止另一只眼感染上泪囊炎。

(肖鸿香　康玲艳)

5. 泪道探通技术

【评估】

(1)病人年龄、病情、文化、自理程度,有无特殊需求及全身情况。

(2)了解眼部情况,有无急、慢性泪囊炎。

(3)环境是否舒适,病人的心理反应。

【准备】

护士:按要求着装→洗手,戴口罩→备物→操作。

物品:无菌物品　5ml 空针 2 个、泪道冲洗弯针头 2 个、洗眼壶 1 个、泪小点扩张器 1 个、各种型号泪道探针、无菌棉棍 1 包、消毒棉球或纸片、无菌持物钳。

0.5%地卡因 1 瓶、等渗盐水、消炎眼药水 1 瓶。

一般物品　经过浸泡消毒的授水器 1 个、托盘 1 个、空罐 1 个(放污物用)。

环境:安静,清洁,舒适,安全。

病人:按需要取舒适体位(必要时护士协助)。

【操作程序】

治疗室→备物→并查对。

护士核对后→向病人解释泪道探通的目的、方法→嘱病人坐位或仰卧位→向需探通眼滴 0.5%地卡因或用 0.5%地卡因浸湿棉棍麻醉需探通的泪道 5~10min→以左手分开患者下眼睑,暴露出下泪小点→用泪小点扩张器扩张患者下泪小点(或上泪小点)→右手持泪道探针垂直放入下泪小点1~2mm→再呈水平方向沿下泪小管向前推进→当探针达到鼻侧骨壁时,将探针垂直经泪囊进入鼻泪管→停留探针于泪道20min后退出探针→再按泪道冲洗法冲洗泪道。

【评价】

(1)正确执行医嘱,按顺序操作。

(2)与病人沟通有效,取得病人合作和支持,病人无不良反应。

注意:

(1)探通时操作宜轻巧,不宜次数太多,如遇阻力不可强行推进探针,以免造成假道。

(2)探通后详细记灵使用的探针号数和阻力所在部位。

(3)探通时如已有瘢痕粘连而探通无效,应即停止探通,以免形成新的创伤性瘢痕和假道。

(4)婴幼儿探通,必须仰卧位,将头部妥善固定,并按住手及全身,以保操作安全。

(肖鸿香　康玲艳)

6. 泪道X线造影碘化油注射技术

【评估】

(1)病人的年龄、病情。

(2)泪道分泌物性质,泪道阻塞情况,观察泪囊炎是否处于急性期。

(3)检查造影剂的有效期,询问病人有无过敏。

(4)病人自理、合作程度,对泪道X线造影的知识水平。

【准备】

护士:按要求着装→洗双手擦干→戴口罩→备物→操作。

物品:注射器5ml、2ml各一,碘化油、泪道冲洗弯针头4号、7号各一,消毒后备用。消毒的干棉块、消毒棉棍,无菌0.9%等渗盐水,表面麻醉剂,泪点扩张器。

环境:安静、清洁、舒适、和谐。

病人:坐位或仰卧位。

【操作程序】

核对→向病人解释检查目的、方法→患眼滴表面麻醉剂→或将浸有表面麻醉剂的棉棍放置在患眼内眦部，嘱病人闭眼夹住约10min→指压泪囊部，使分泌物流出→用干棉块擦除分泌物→用无菌等渗盐水冲洗泪道→使分泌物自泪点排净为止→再次指压泪囊→将抽好的碘化油注射器换上泪道弯针头，针头的粗细可根据泪点大小选择→用泪点扩张器扩大下泪点→注入碘化油0.2～0.3ml→可见上泪点有碘化油返出→用棉块轻擦溢出的造影剂→嘱病人立即作X线摄片（正位或侧位）。

【评价】

（1）执行医嘱正确，符合检查需要、病人无不良反应。

（2）病人了解检查目的，配合操作。

注意：

（1）注入造影剂前必须排净泪道内潴留的分泌物。

（2）泪囊急性炎症禁忌作此项检查。

7. Schirmer氏泪液试验

【评估】

（1）病人的年龄，合作程度。

（2）眼部情况，有无分泌物、肿胀，能否闭合。

（3）病人有无面神经麻痹、眼睑痉挛、眼睑外伤、眼睑外翻。

【准备】

护士：按要求着装→洗手擦干→备物→操作。

物品：消毒滤纸（长35～40mm，宽5mm），带毫米刻度的直尺（或带有刻度的，一端为圆钝的消毒滤纸），记录单，笔。

环境：安静、清洁、舒适、和谐、一般光线或弱光。

病人：坐位→背光而坐。

【操作程序】

核对→向病人解释检查目的及方法→嘱病人背光而坐→将滤纸一端（5mm）处折叠→以食指放在患眼下睑中央→向下牵拉→嘱病人向上看→把折叠的一端置于下睑内或中1/3穹窿处→滤纸其余部分悬挂于下睑皮肤外面→嘱病人轻闭双眼5min→取下滤纸→测量被浸湿的长度（放置于下穹窿内的折叠端5mm不计算在内）→记录测量结果→填写测量报告→嘱病人于检查半小时内勿揉眼→洗手。

【评价】

(1)病人能说出 Schirmer 氏泪液试验的检查目的,并配合操作。

(2)检查中病人眼部无刺激症状。

注意:

若病人已滴眼药,则于半小时后方可做此项检查。

8. 结膜下注射技术

【评估】

(1)病人年龄、病情。

(2)了解患眼结膜及血管等情况。

(3)需注入药物的性质、深度、作用。

(4)病人的合作程度、心理反应,对结膜下注射的知识水平。

【准备】

护士:按要求着装→洗双手擦干→戴口罩→备物→操作。

物品:无菌物品　无菌持物钳、注射器、4~5 号针头、眼垫、棉棍、棉块、玻璃棍、表面麻醉剂(0.5%地卡因或其它麻醉剂)。

一般物品　3M 胶带、小砂轮。

药品　查对药品性质、浓度、剂量、有效期。

环境:安静,清洁,舒适。

病人:坐位或仰卧位。

【操作程序】

查对医嘱及药物并检查药物质量→向病人解释治疗目的和方法→取得患者合作→嘱病人取坐位或仰卧位→患眼内滴表面麻醉剂(0.5%地卡因滴眼,连续三次,每隔 3~5min1 次)→嘱病人休息片刻→用注射器先抽麻醉药→再抽抗生素及其它药→棉棍擦去患眼的分泌物(或用生理盐水冲洗结膜囊)→分开上下睑,暴露结膜→嘱患者眼球固定注视→注射器更换针头(4~5 号)→注射时针头斜面背离角膜,避开伤口、血管→注射针与眼球结膜呈 15~30°进针→注射毕拔出针头→眼内上眼药膏、盖眼垫→嘱病人坐起→向病人讲解注意事项→整理用物→洗手→记录。

【评价】

(1)医嘱执行正确,符合治疗需要。

(2)病人无不良反应。

(3)与病人沟通有效,病人配合操作。

注意:

(1)注射时不要用力过猛,防止损伤巩膜。

(2)注射时针头与角膜平行,避免伤及角膜。

(3)注射时应尽量避开血管,以免出血。

(4)需多次注射时,可更换注射部位,以免形成粘连。

(康玲艳)

9. 球后注射技术

【评估】

(1)病人年龄,文化及自理合作程度,有无特殊需求。

(2)了解病人全身情况,有无药物过敏史。

(3)了解病人眼部情况,炎症性质,对注射液有无特殊要求。

(4)了解麻醉目的及对药液的要求。

(5)环境是否舒适,病人心理反应如何。

【准备】

护士:按要求着装→洗手→戴口罩→备物→操作。

物品:无菌物品 一次性 2ml、5ml 注射器各 1 支,棉棍 1 包,25 号针头 1 个(或标好记号的长针头 1 个),无菌持物钳 1 套。

药品 2%普鲁卡因 1 支、2.5%碘酊 1 瓶、75%酒精 1 瓶、需注射用药 1 支。

一般物品 托盘 1 个、胶布 1~2 条、小锯 1 个、盛污染物容器 1 个。

环境:清洁、安静、舒适、安全。

病人:按需要取舒适仰卧位(必要时护士协助)。

【操作程序】

治疗室:备物→并查对→用 2.5%碘酊消毒麻醉药和注射液瓶颈→75%酒精脱碘→小锯锯瓶颈→再用 2.5%碘酊和 75%酒精消毒麻醉药和注射液瓶瓶颈→左手握瓶体→右手握住瓶颈并掰开→右手

取一次性注射器，抽取2%普鲁卡因0.3～0.5ml→再抽出所需注射用的药液→携用物到病人床旁。

病房：再次核对（病人床号、姓名、眼别、药名、剂量、用法、用量）→助病人取舒适仰卧位→向病人解释，解除恐惧焦虑心理，取得合作→嘱病人放松闭眼→2.5%碘酊消毒注射眼下眼睑皮肤（消毒范围：上至下眼睑睫毛根部，下至颧骨，外侧外眦至内侧鼻梁部。）→75%酒精脱碘→以左手持消毒干棉棍轻轻触压需注射眼的下眼睑外1/3处→选择注射部位→右手持吸好药液的注射器，在所注射眼的下眼睑外1/3与2/3交界处，沿眶缘进针（进针深度为3～3.5cm）→并用右手固定针柄→左手回抽无回血时→方可缓慢推入药液→注射毕，快速拔出针头→用无菌干棉棍按压注射部位3～5min后→无菌棉球、胶布贴盖注射部位→嘱病人回家后再除去棉球→助病人恢复体位→向病人交待注意事项→整理用物（并再次核对药名）→洗手。

【评价】

(1)正确执行医嘱，符合无菌操作要求。

(2)向病人解释、沟通有效，取得病人合作和支持。

(3)严格执行无菌操作规程，操作中病人无不良反应。

注意：

(1)操作前后认真做好三查七对，防止注射错误。

(2)消毒皮肤后，须待碘酊、酒精干燥，再嘱病人睁眼，以免酒精进入眼内或因酒精未挥发干而致病人睁眼困难。

(3)注射时嘱病人固定注视，注射右眼往左上看，注射左眼往右上看。

(4)不可在下睑正中及内眦部进针，以免伤及血管或其它眼组织，也不可注射过深，以免伤及视神经组织。

(5)注射时必须用手固定好针柄，防止因病人眼球转动而伤及眼球。

(6)进针后抽吸如有回血，应拔出针头，重新注射。

10. 球侧注射技术

【评估】

(1)病人年龄，文化及自理、合作程度，有无特殊需求。

(2)了解病人全身情况，有无药物过敏史。

(3)了解病人眼部情况，炎症性质，对注射液有无特殊要求。

(4)环境是否舒适，病人心理反应如何。

【准备】

护士：按要求着装→洗手→戴口罩→备物→操作。

物品：无菌物品　一次性 2ml、5ml 注射器各 1 支，棉棍 1 包，无菌钳 1 套。

药品　2%普鲁卡因 1 支，2.5%碘酊 1 瓶，75%酒精 1 瓶，需注射用药 1 支。

一般物品　托盘 1 个、胶布 1 条、小锯 1 个、盛污染物容器 1 个。

环境：清洁、安静、舒适、安全。

病人：按需要取仰卧位，(必要时护士协助)。

【操作程序】

治疗室：备物→查对→用 2.5%碘酊消毒麻醉药和注射液瓶颈→75%酒精脱碘→小锯锯瓶颈→再用 2.5%碘酊和 75%酒精消毒麻醉药和注射液瓶颈→左手握瓶体→右手握住瓶颈并掰开→右手取一次性注射器，抽取 2%普鲁卡因 0.3～0.5ml→再抽出所需注射用的药液→携用物到病人床旁。

病房：再次核对病人床号、姓名、眼别、药名、浓度、剂量、用法、用量→向病人解释，解除焦虑心理，以取得合作→助病人取舒适仰卧位→嘱病人放松闭眼→2.5%碘酊消毒注射眼下眼睑皮肤(范围：下睑睫毛根部至颧骨，外侧外眦至内侧内眦部)→75%酒精脱碘→以左手持消毒棉棍，在病人下眼睑外 1/3 处轻轻触压→选择注射部位→右手持吸好药液的注射器，在患眼下眼睑外 1/3 与 2/3 交界处，沿眶缘进针，进针深度为 6 号半针头的 2/3 长，约 2cm→并用右手固定针柄→左手回抽无回血→方可缓慢推入药液→注射完毕，快速拔出针头→用无菌棉棍按压注射部位 3～5min 后→用无菌棉球、胶布贴盖注射部位→嘱病人回家后再除去棉球→助病人恢复体位→向病人交待注意事项→整理用物(并再次核对)→洗手。

【评价】

1. 正确执行医嘱，符合无菌操作要求。

2. 向病人解释，沟通有效，取得病人合作和支持。

3. 严格执行操作规程，操作中病人无不良反应。

注意：

(1)操作前后认真做好三查七对。

(2)消毒皮肤后,须待碘酊、酒精干燥,再嘱病人睁眼,以免酒精进入眼内或因酒精未挥发干而致病人睁眼困难。

(3)注射时嘱病人固定注视。注射右眼往左上看,注射左眼往右上看。

(4)不可在下睑正中及内眦部进针,以免伤及血管或其它眼组织。

(5)注射时必须用手固定好针柄,防止因病人眼球转动而伤及眼球。

(6)进针后抽吸如有回血,应拔出针头,重新注射。

(肖鸿香)

11. 眼外直肌按摩牵拉技术

【评估】

(1)病人一般情况,了解患眼按摩处结膜有无红肿。

(2)了解有无其它神经性疾病。

(3)病人对眼外直肌按摩知识水平、心理状况、合作程度。

【准备】

护士:按要求着装→洗双手擦干→戴口罩→备物→操作。

物品:无菌物品　无菌持物钳,消毒玻璃棍,消毒眼垫、棉块,备有牙镊。

药品　抗生素眼药水、表面麻醉剂(0.5%地卡因或其他表面麻醉剂)。

环境:安静、清洁、舒适。

病人:仰卧位。

【操作程序】

核对→向病人解释治疗目的和方法→嘱病人取仰卧位→将所需按摩眼滴表面麻醉剂(0.5%地卡因滴眼,连续三次,每隔3~5min 1次)→分开上下睑→暴露外直肌结膜→嘱病人向鼻侧注视→用玻璃棍按摩外直肌50~100次→需牵拉者持有牙无菌镊夹住外直肌或附着点水平牵拉50次→按摩毕眼内滴抗生素眼液(如0.25%氯霉素)→嘱病人坐起→整理用物→洗手→记录。

【评价】

(1)执行医嘱正确,符合治疗要求。

(2)与病人沟通有效,病人配合治疗。

注意:

按摩用力均匀,勿损伤结膜血管。　(康玲艳)

12. 睑板腺按摩技术

【评估】

(1)病人年龄,文化及自理程度,能否合作,心理反应如何,有无特殊需求。

(2)了解病人眼部情况,有无急慢性炎症。

(3)病人全身情况。

(4)环境是否清洁、舒适、安全。

【准备】

护士:按要求着装→洗手,戴口罩→备物→操作。

物品:无菌物品　托睑板1个(Hotz氏金属板)、棉棍1包、棉球2个、弯盘1个、无菌持物钳一套。

药物　0.5%地卡因1瓶、0.25%氯霉素眼药水1瓶、0.5%红霉素眼药膏1支。

一般物品　托盘1个、备用罐1个(放污物)。

环境:清洁,舒适、安静、安全。

病人:仰卧位(必要时护士协助)。

【操作程序】

携物到病人床旁→核对姓名、眼别→向病人解释操作目的方法→患眼滴0.5%地卡因表面麻醉剂3次,每3~5min一次→取0.5%红霉素眼药膏(或其它抗生素眼药膏)涂于托睑板凹面少许→将托睑板放于患眼上睑(或下睑)→用左手扶起托睑板(Hotz氏金属板)→右手将棉棍逐渐由轻到重(以病人能忍受为止)按摩眼睑,直到没有分泌物及阻塞物挤出为止→取出托睑板→擦净溢出的分泌物及眼药膏→滴0.25%氯霉素眼药水→向病人交待注意事项→洗手→整理用物→记录。

【评价】

(1)与病人沟通有效,病人配合操作,无不良反应。

(2)操作符合治疗要求。

注意:

(1)注意保护病人角膜。

(2)按摩应逐渐用力,不给病人造成痛苦。　(肖鸿香　康玲艳)

13. 角膜异物取出技术

【评估】

(1)病人年龄,文化及自理、合作程度,有无特殊需求。

(2)了解病人全身情况,有无药物过敏史。

(3)了解病人眼部情况,角膜异物发生时间,异物位置、性质、深度,包括眼部刺激症状和结膜充血情况。

(4)环境是否清洁、舒适,病人心理反应如何。

【准备】

护士:按要求着装→洗手→戴口罩→备物→操作。

物品:无菌物品　角膜异物针1把,一次性2ml注射器2支,消毒棉球3~4个或眼纸若干,棉棍1包,装有生理盐水的洗眼壶1个,无菌持物钳1套,眼垫罐1个。

药物　0.5%地卡因1瓶,2%普鲁卡因1瓶,0.25%氯霉素眼药水1支,0.5%红霉素眼药膏1支,2.5%碘酊1瓶,75%酒精1瓶。

一般物品　托盘1个,手电筒1把,胶布1卷,5列绷带1卷,存放污染物品容器1个。

环境:清洁、安静、舒适、安全。

病人:按需要取舒适体位。

【操作程序】

治疗室:备物→查对→携用物至床旁。

病房:再次核对姓名、眼别→向病人解释,以取得合作→助病人取舒适体位→取异物。

(1)附着在角膜表面的异物

给患者眼内滴0.5%地卡因表面麻醉剂2次(间隔3~5min一次),滴完嘱病人闭眼→待麻醉有效后→操作者以左手拇、食指轻轻分开病人上下眼睑,并固定在额头部→右手持用生理盐水浸湿的无菌棉棍,轻轻擦拭异物,既可见异物脱落→用放大镜检查有无遗漏的角膜异物→确认无异物遗留后→给病人眼内滴消炎眼药水(0.25%氯霉素眼药水)→再涂消炎眼药膏(0.5%红霉素眼药膏)→消毒眼垫盖眼→向病人交待注意事项→整理用物→洗手→记录。

(2)嵌于角膜表层的异物

用生理盐水冲洗患眼结膜囊(同洗眼法)→患眼内滴0.5%地卡因表面麻醉剂2~3次,间隔3~5min一次→麻醉有效后→以左手拇、食指轻轻分开病人上下眼睑,并固定在额头部→嘱病人固定注视→右手持角膜异物针,与角膜呈45°角,轻轻拨取异物→用浸有生理盐水的湿棉棍轻拭取下的异物→用放大镜仔细检查有无遗漏的角膜异物→确认无异物遗留后→患眼内滴消炎眼药水(0.25%氯霉素眼药水),再涂消炎眼药膏(0.5%红霉素眼药膏)→消毒眼垫盖眼→向病人交待注意事项→整理用物→洗手→记录(如需注射药物时在治疗室抽吸麻醉药及注射液,注射方法同结膜下注射法)。

(3)角膜铁锈取出术

方法　用生理盐水冲洗患眼结膜囊(同洗眼法)→患眼内滴0.5%地卡因表面麻醉剂2~3次(间隔3~5min一次)→麻醉有效后→以左手拇、食指轻轻分开病人上下眼睑,并固定在额头部→嘱病人固定注视→右手持角膜异物针,与角膜呈45°角,轻轻拨取铁锈(必要时在裂隙灯下拨取),取毕用浸有生理盐水的湿棉棍轻拭取下的铁锈→用放大镜仔细检查有无遗漏的角膜铁锈→确认无铁锈遗留后→患眼内滴消炎眼药水(0.25%氯霉素眼药水),再涂消炎眼药膏(0.5%红霉素眼药膏)→消毒眼垫盖眼→向病人交待注意事项→整理用物→洗手→记录。(如需注射药物时同结膜下注射法。)

原则

①角膜铁锈的处理原则是应尽可能一次取净,如铁锈太深,超过角膜实质层的铁锈可分次拨取,以免加重损伤。

②如在外院取过角膜异物,而异物或铁锈未取净,在角膜上皮损伤不严重的情况下,可马上取,不要留待次日,但取后应结膜下或球侧注射消炎药,以免增加感染机会。

【评价】

(1)正确执行医嘱,符合无菌操作要求。

(2)向病人解释、沟通有效,取得病人合作和支持。

(3)严格执行无菌操作规程,操作中病人无不良反应。

注意:

(1)取前仔细检查异物位置、深浅、性质,是单个还是多个。

(2)取前向病人做好解释工作,解除顾虑,取得合作。

(3)拨取时注意保护正常角膜,拨取方向应背离角膜中心区。

(4)针尖不要直指角膜,以免病人移动头位或转动眼球,造成眼球损伤。

(5)拨取完用放大镜仔细检查有无遗漏,应尽量一次取净,但爆炸伤应分次取。

(6)嘱病人第二天必须复诊,以便观察角膜修复情况。

14. 结膜结石取出技术

【评估】

(1)病人年龄,文化及自理合作程度,心理反应如何,有无特殊需求。

(2)了解病人全身情况,有无药物过敏史。

(3)了解病人眼部情况,结膜充血与否,有无炎症,结石所在部位。

(4)环境是否清洁、舒适、安全。

【准备】

护士:按要求着装→洗手→戴口罩→备物→操作。

物品:无菌物品　一次性 7 号针头 1 个,棉棍 1 包,棉球或眼纸若干。

药物　0.5%地卡因 1 瓶,0.25%氯霉素眼药水 1 支。

一般物品　托盘 1 个,装污染物容器 1 个(弯盘或治疗碗)。

环境:清洁、安静、舒适、安全。

病人:按需要取舒适体位(仰卧位或坐位),必要时护士协助。

【操作程序】

治疗室:备物→并查对→携物至病人床旁。

病房:再次核对病人姓名、床号、眼别→结石所在位置→询问有无药物过敏史→向病人解释以取得合作→嘱病人取仰卧位或半坐卧位→给病人滴 0.5%地卡因表面麻醉剂 3 次,每次间隔 3 ~ 5min,麻醉有效后→以左手轻轻翻开病人眼睑,暴露患处→右手持针头轻轻拨取露出于结膜面的结石→结石取出后,患眼滴 0.25%氯霉素眼药水→嘱病人闭眼 3 ~ 5min→向病人交待注意事项→整理用物→洗手

→记录。

【评价】

(1)正确执行医嘱,符合治疗要求。

(2)严格执行无菌操作规程。

(3)向病人解释,沟通有效,取得合作。

(4)操作中注意、保护眼球及正常结膜。

注意:

(1)做好查对工作,如是单眼还是双眼,了解药物过敏史。

(2)操作前做好解释工作,以解除病人顾虑,取得病人合作。

(3)操作中严格执行无菌操作,避开血管并注意保护病人眼球。

(4)大量结石应分次取,不宜过多损伤正常结膜。

(5)结石位置较深者,不宜拨取,否则形成瘢痕,增加异物感,应突出结膜表面再取。

(6)女病人在月经期,不宜拨取。

15. 电解倒睫术

【评估】

(1)病人年龄、文化及自理程度,能否合作,有无特殊需求,心理反应如何。

(2)病人眼部情况,倒睫位置,是否适宜作电解倒睫。

(3)病人全身情况,有无心、脑血管疾病及糖尿病,有无药物过敏史。

(4)环境是否清洁、舒适、安全。

【准备】

护士:按要求着装→洗手→戴口罩→备物→操作。

物品:无菌物品　一次性 1ml、2ml 注射器各 1 个,$4\frac{1}{2}$ 号或 5 号针头 1~2 个,睫毛镊 1 把,消毒棉签 1 包,无菌钳 1 套,消毒瓷碗或药杯 1 个,电解针 1 支,眼纸或棉片若干。

药物　2%普鲁卡因 1 支,75%酒精 1 瓶,2.5%碘酊 1 瓶,0.25%氯霉素眼药水 1 支,生理盐水 20ml(放消毒瓷碗内)。

一般物品　电解器 1 个,托盘 1 个,治疗盘或治疗碗 1 个(放污物用)。

环境:清洁、安静、舒适、安全。

病人:按需要取舒适仰卧位(必要时护士协助)。

【操作程序】

治疗室:备物,检查电解器是否完好,电流是否通畅,电解针是否尖锐→查对(查对病人姓名、眼别,住院病人核对床号;核对麻醉药使用日期)后→用75%酒精消毒麻醉药瓶颈→用小锯划瓶颈并掰开→抽吸麻醉药1~1.5ml,放托盘中备用→携物到病人床旁。

病房:再次核对病人姓名、眼别,倒睫位置→向病人解释以取得合作→先做麻醉药皮试,皮试阴性后→助病人仰卧,嘱其闭眼→用2.5%碘酊消毒眼睑周围皮肤→75%酒精脱碘(消毒皮肤范围上眼睑为上至眉弓,下至睫毛根部,内侧至鼻梁内侧,外侧至外眦部;下眼睑为上至下眼睫毛根部,下侧至眶缘,内至鼻梁,外至外眦部)→向病人提示开始注射麻醉药,使其心理有所准备→将抽好的麻药在倒睫根部近睑缘进针(可深达睑板层),回抽无回血后推注2%普鲁卡因0.3~0.5ml→退出注射器后,用消毒棉棒轻轻按摩注射部位,使药物充分散开→将电解器阳极相连的小锌版或铜片,裹以生理盐水浸湿的棉片或纸片,放于病人面颊部,紧贴皮肤→嘱病人向上或向下看,左手持消毒棉棍轻推眼睑皮肤,暴露出睑缘及倒置的睫毛→右手持连接阴极的电解针,顺睫毛方向刺入毛囊根部约1~2mm,用1~3mA的电流通电20~30s→即有小白泡沫从毛囊根部冒出→拔出电解针→用睫毛镊将电解过的睫毛夹出→电解术后用放大镜仔细检查有无遗漏的倒睫→确认没有倒睫时,病人眼内滴0.25%氯霉素眼药水或其它消炎眼药水→观察病人有无不良反应,并交待注意事项→助病人恢复舒适体位→整理用物→消毒处理→洗手→记录。

【评价】

(1)正确执行医嘱,符合治疗要求。

(2)严格执行无菌操作规程,病人无不良反应。

(3)向病人解释、沟通有效,取得病人合作。

注意:

(1)操作前仔细检查倒睫部位、根数,因注射麻醉药后眼睑水肿,不易分辨倒睫的确切位置。

(2)电解的目的是破坏毛囊,如毛囊未被破坏,睫毛不易夹出,应重新电解不可强行拔出,否则睫毛可再生,而达不到电解的目的。

(3)电解针必须顺睫毛方向刺入毛囊,如与睫毛成一角度,易使睫毛中断而再生。

(4)成束排列的倒睫不易行电解术,因电解后局部瘢痕收缩而产生新的更多的倒睫,应施内翻倒睫矫正术。

(5)电解术后用放大镜仔细检查有无遗漏的倒睫,尤其是白色小绒毛。

16. 内睑腺炎切开术

【评估】

(1) 病人年龄、文化及自理、合作程度。

(2) 了解病人眼部情况,有无药物过敏史,有无特殊需求。

(3) 了解病人全身情况,有无心、脑血管,糖尿病等疾患。

(4) 病人的心理反应如何,环境是否舒适。

【准备】

护士:按要求着装→洗手并擦干→戴口罩→备物→操作。

物品:无菌物品　无菌棉棍1包、切开刀1把、无菌眼垫2~4块、玻璃棒1盒、眼纸或棉球若干、无菌持物钳1套,弯盘1个。

药品　0.5%地卡因表面麻醉剂1瓶、0.25%氯霉素眼药水1支、0.5%红霉素眼药膏1支。

一般物品　弯盘1个(放污物用)。

环境:清洁、安静、舒适、和谐。

病人:取舒适仰卧位(需要时护士协助)。

【操作程序】

治疗室:备用物→查对医嘱、床号、姓名→携用物至病人床旁。

病房:再次查对床号、姓名、眼别→向病人解释→助病人取仰卧位→护士用棉棍轻轻分开病人下眼睑,同时嘱病人向上看→将0.5%地卡因表面麻醉剂滴入下穹窿结膜→并嘱病人闭眼→间隔3~5min再滴二次,共滴三次→待麻醉有效后→以左手翻开病人眼睑,暴露手术部位→嘱病人固定注视某位置(如上睑向下看,下睑向上看)→右手持手术刀在波动感最明显处取垂直睑缘的低位切口

（切口大小0.3～0.5cm），待脓流出后，用消毒棉棍擦干→给病人眼内滴0.25%氯霉素眼药水→再涂0.5%红霉素眼药膏→用眼垫遮盖患眼→观察有无出血情况→向病人交待注意事项→整理用物（特殊感染物品焚烧）→洗手→记录。

【评价】

1. 执行医嘱正确，符合治疗要求。
2. 向病人解释、沟通有效，取得病人合作与支持。
3. 遵守操作规程，操作中病人无不良反应。

注意：

（1）操作前作好三查七对，并询问有无药物过敏史。

（2）操作前作好解释工作，解除心理障碍及恐惧心理。

（3）切开前仔细检查炎症是否局限，应在波动感最明显处切开，切忌在炎症未成熟时切开。

（4）内睑腺炎切开时顺睑板腺方向切口，切忌横切，以免切断睑板腺，并注意保护睑缘。

（5）切口要足够大，低位切口有利引流。

（6）切忌挤压，以免引起其它不良后果。

17. 外睑腺炎切开术

【评估】

（1）病人年龄、文化及自理合作程度。

（2）了解病人眼部情况，有无药物过敏史，有无特殊需求。

（3）了解病人全身情况，有无心、脑血管，糖尿病等疾患。

（4）病人的心理反应如何，环境是否舒适。

【准备】

护士：按要求着装→洗手并擦干→戴口罩→备物→操作。

物品：无菌物品　无菌棉棍1包、切开刀1把、无菌眼垫2～4块、引流条1～2条、玻璃棒1盒、眼纸或棉球若干、无菌持物钳1套、弯盘1个。

药品　2.5%碘酊、75%酒精各一瓶、0.25%氯霉素眼药水1支、0.5%红霉素眼药膏1支。

一般物品　弯盘1个（放污物用）。

环境：清洁、安静、舒适、和谐。

病人：取舒适仰卧位（需要时护士协助）。

【操作程序】

治疗室：备用物→查对医嘱、床号、姓名→携用物到病人床旁。

病房：再次查对姓名、床号及眼别→向病人解释→助病人取仰卧位→嘱病人放松闭眼→用2.5%碘酊消毒皮肤待干→再用75%酒精脱碘。（消毒皮肤范围：上眼睑：上至眉弓，下至睫毛根部，内侧至鼻根部，外侧眉梢至外眦角。下眼睑：上至下眼睑睫毛根部，内侧至鼻骨内侧，外侧至外眦部，下侧至眶骨下缘。）→操作者右手持手术刀，在波动感最明显位置作与睑缘平行的横切口（切口大小视脓肿大小而定，应占脓肿的1/2。）→待脓流出后，用消毒棉棍擦干→根据切口大小选择合适的引流条，放入脓腔→眼内滴0.25%氯霉素眼药水→再涂0.5%红霉素眼药膏→用眼垫遮盖患眼→观察出血情况→向病人交待注意事项→整理用物（特殊感染物焚烧）→洗手→记录。

【评估】

（1）执行医嘱正确，符合治疗要求。

（2）向病人解释，沟通有效，取得病人合作与支持。

（3）遵守操作规程，操作中病人无不良反应。

注意：

（1）操作前作好三查七对，并询问有无药物过敏史。

（2）操作前作好解释工作，解除心理障碍及恐惧心理。

（3）切开前仔细检查炎症是否局限，应在波动感最明显处切开，切忌在炎症未成熟时切开。

（4）外睑腺炎切开按皮肤纹理方向切口，垂直切开则张力大，伤口不易愈合，易留瘢痕。

（5）切口要足够大，低位切口有利引流。

（6）切忌挤压，以免引起其它不良后果。

（7）选择合适引流条，充填脓腔时不要太紧，并保持切口敞开，换药时应逐渐退缩引流条。

（肖鸿香）

18．自血疗技术

【评估】

(1) 病人的一般情况，家庭亲属健康状况。

(2) 患眼结膜情况，有无外伤。

(3) 局部血管、皮肤状况（皮肤完整性、血管充盈程度）。

(4) 心理反应及合作程度。

【准备】

护士：按要求着装→洗双手擦干→戴口罩→备物→操作。

物品：无菌物品　无菌持物钳、注射器、消毒眼垫、棉棍、棉块、75%酒精、2.5%碘酊、表面麻醉剂（0.5%地卡因或其他麻醉剂）、球后针头、7号针头、4～5号针头。

一般物品　止血带、抽血纸巾、3M胶带。

环境：安静、清洁、舒适。

病人：仰卧位。

【操作程序】

核对医嘱→向病人解释治疗目的、方法→嘱病人仰卧→自血注射：

(1) 结膜下自血注射→嘱病人睁眼→将麻醉剂滴入眼内球结膜上（滴表面麻醉剂2～3次，每次间隔3min），→嘱病人休息片刻→选择肢体静脉并扎止血带→用2.5%碘酊、75%酒精常规消毒皮肤→用2ml注射器静脉穿刺→取患者自血0.5～1ml，拔针→用干棉块按压静脉穿刺部位→换4～5号针头→立即注入结膜下→注射毕拔针，患眼盖眼垫→贴胶带。

(2) 球后自血注射→常规消毒下眼睑外1/3与中1/3交界处皮肤（范围约3～4cm，消毒时不可将消毒剂侵入眼内）→按静脉取血法自患者静脉取血1.5ml→拔针后，换球后针头（或7号针头）→针头垂直刺入约1cm后→针头再向鼻上方倾斜，向眶尖方向进针约3～3.5cm→注入自血入球后→注射毕拔针→注射部位用消毒棉块按压10～15min→嘱病人坐起→整理用物→洗手→记录。

【评价】

(1) 执行医嘱正确，病人无不良反应。

(2) 操作中无污染。

注意：

(1) 操作遵守无菌原则。

(2) 结膜下或球后注射部位注意选择和定位准确。

(3) 6个月以内婴儿可用健康母血。

(4) 自血疗法禁用于化脓性和感染性眼病。

19. 角膜烧灼技术

【评估】

(1) 病人的一般情况，病情。

(2) 观察患眼角膜情况，有无穿孔、虹膜脱出。

(3) 了解烧灼所用药的性质、作用。

(4) 注意病人的心理反应，是否了解角膜烧灼技术的知识。

【准备】

护士：按要求着装→洗双手擦干→戴口罩→备物→操作。

物品：化学烧灼剂（20%三氯醋酸、5%碘酊、5%硝酸银、龙胆紫等），消毒棉棍、专用烧灼细棉签、表面麻醉剂、无菌 0.9%等渗盐水，备开睑器、无菌持物镊、授水器。

环境：安静、清洁、舒适、和谐。

病人：仰卧位。

【操作程序】

核对医嘱→向病人解释治疗目的、方法→嘱病人仰卧→患眼滴表面麻醉剂 2~3 次（每 3min 一次）→以手或开睑器开睑→暴露角膜→以无菌等渗盐水冲洗或用棉棍清除角膜上分泌物及坏死组织→用干棉棍擦干溃疡面→暴露欲烧灼部位→嘱病人固定注视某方向→以专用烧灼细棉签→蘸适量烧灼剂，遵医嘱选择药液、浓度→涂于角膜欲烧灼处→烧灼后立即用无菌等渗盐水冲洗（如用 5%碘酊烧灼时，可滴用 0.5%地卡因中和即可）→烧灼毕遵医嘱用抗生素、散瞳剂及其他药点眼→必要时盖眼垫包扎→整理用物→洗手→记录。

【评估】

(1) 烧灼剂选用符合治疗要求。

(2) 与病人沟通有效，病人配合操作；烧灼后无不良反应。

注意：

（1）烧灼面不可超过病变区，烧灼剂切勿滴在正常组织上。

（2）烧灼后冲净表面残留物。

（3）操作时勿给眼球施加压力。

20. 结膜囊细菌培养技术

【评估】

（1）病人年龄、病情。

（2）患眼局部情况，眼睑有无红肿，结膜囊能否暴露。

（3）病人自理、合作程度及心理反应。

【准备】

护士：按要求着装→洗手擦干→戴口罩→备物→操作。

物品：无菌转送培养基拭子、酒精灯、火柴、胶水。

环境：安静、清洁、舒适、和谐。

病人：坐位或仰卧位。

【操作程序】

核对医嘱及眼别→向病人解释培养目的及方法→嘱病人坐位或仰卧位→检查培养基拭子的质量、保质期→打开培养基管袋→将化验单标号贴在培养基拭管上→点燃酒精灯→打开培养基拭子袋→取出培养基拭子→左手将患眼下睑向下牵拉→充分暴露下眼睑穹窿→以拭子放在下穹窿内1/3处→外旋转拭子轻轻擦拭→擦拭毕→松开下眼睑→将培养管口打开→在酒精灯外焰处旋转消毒→再将拭子准确地插入培养管中→再次火焰消毒管口→盖好管口→连同检验单及时送检。

【评价】

（1）采集标本符合检查要求。

（2）病人了解检查的目的，配合操作。

注意：

（1）拭子切勿触及睫毛和睑缘皮肤。

（2）操作中注意遵守无菌操作的原则。

21. 耳尖放血技术

【评估】

(1) 病人的年龄、一般情况。

(2) 患眼同侧外耳皮肤有无湿疹、红肿。

(3) 病人的心理反应、合作程度、对耳尖放血的知识水平。

【准备】

护士：按要求着装→洗双手擦干→备物→操作。

物品：无菌持物镊、75%的酒精棉球、消毒采血针、无菌纱垫、无菌干棉块。

环境：安静、清洁、舒适。

病人：坐位。

【操作程序】

核对→向病人解释治疗目的、方法→嘱病人坐位→用酒精棉球消毒患眼同侧外耳尖皮肤→将外耳对折→以采血针将其对折顶点刺破→立即挤压→使皮肤出血→挤血 30 ~ 50 滴→放血后用干无菌棉块擦去外耳血迹→整理用物→洗手→记录。

【评价】

(1) 执行医嘱正确，操作中病人无不良反应。

(2) 病人了解治疗目的，配合操作。

注意：

(1) 对小儿及不能自理、合作者需家属陪护。

(2) 严重血液病患者禁用。

（康玲艳）

22. 眼压测量技术

（压陷眼压计、压平眼压计、非接触眼压计）

【评估】

(1) 病人年龄，文化及自理合作程度，有无特殊需求。

(2) 病人眼部情况，包括视力及眼部刺激症状轻重。

(3) 病人全身情况，有无药物过敏史。

(4) 环境是否舒适，心理反应如何。

【准备】

护士：按要求着装→洗手→备物→操作。

物品：无菌物品　玻璃棒 1 盒、干棉球 1 罐、棉签 1 包、75%

酒精棉球1瓶。

药品 0.5%地卡因表面麻醉剂1支、0.25%氯霉素眼药水1支、2%荧光素滴眼液1支。

一般物品 眼压计1件、托盘1个、弯盘或治疗碗1个（放污物用）。

环境：清洁、安静、舒适、安全。

病人：按需要取仰卧位（必要时护士协助）。

【操作程序】

(1) 压陷眼压计测量技术

治疗室→备物→查对→消毒眼压计（用75%酒精消毒眼压计足板）→干棉球擦干待用，并校对眼压计的准确性→携用物到病人床旁→再次核对病人姓名、眼别→询问有无药物过敏史→并向病人解释取得合作→助病人取仰卧位→按滴眼药方法给病人眼内滴0.5%地卡因表面麻醉剂2~3次（间隔3~5min一次）→确认麻醉有效后→再次校正眼压计是否在零位→以左手轻轻分开病人上下眼睑，并固定在上下眼眶缘部→同时嘱病人固定注视正上方不动→右手持眼压计，轻轻将眼压计足板放于病人角膜正中央→迅速读出读数→当操作者用标准5.5g砝码[注]测眼压时，眼压计上的指针如在3以内，说明病人眼压至少在25mmHg以上→应加上7.5g砝码再测，如仍在3以内，应取下7.5g的砝码，换上10g砝码再测，以此类推直到得出眼压实际数值。测毕给病人眼内滴0.25%氯霉素眼药水→嘱病人不要揉眼→休息片刻，恢复舒适体位→查阅眼压实际数据→从眼压计上所得数值并不是实际眼压数值，应在压陷眼压计数值对照表中查出实际眼压数值。

方法：先从表的横标目中找到砝码位置，再从纵标目中找到眼压计所测数值位置，与二者相对应的数字就是病人的实际眼压数值。

记录方法：右眼：眼压计所测值/砝码重量 = 实际眼压(mmHg)

左眼：眼压计所测值/砝码重量 = 实际眼压（mmHg）

例：3.5/5.5 = 22.4mmHg

测毕向病人交待注意事项→并整理用物→洗手→记录。

[注]：压陷眼压计有4个砝码，眼压计本身是5.5g重的砝码，另外还有7.5g、10g、15g三个砝码。

注意：

①测眼压前消毒眼压计，一定要等到酒精挥发干净再测。

②操作者在分开病人上下眼睑时勿施加任何压力，以免影响测眼压准确性。

③操作者将眼压计足板放于病人角膜时，动作要轻，不可施加压力以免影响测眼压准确性，也不可来回摆动以免擦伤角膜。

④测毕嘱病人勿揉眼，以免伤及角膜。

⑤急性发作病人，安排提前诊治，抢救病人视力。

（2）压平眼压计测量技术

治疗室→备物→查对→携用物到病人座位旁→再次核对病人姓名、眼别→有无药物过敏史→向病人解释取得合作→按滴药方法给病人眼内滴0.5%地卡因表面麻醉剂2~3次，间隔2~3min一次→待麻醉有效→取消毒玻璃棒→经检查无破损后方可应用→左手持玻璃棒→右手将2%荧光素滴眼液滴于玻璃棒上2滴→荧光素滴管放回玻璃瓶中→右手分开病人下眼睑→嘱病人向上看→左手持滴有荧光素滴眼液的玻璃棒，将滴眼药涂于病人结膜囊内→将用过的玻璃棒放入污物罐中→带病人进入暗室→请病人坐在眼压计前→用75%酒精棉球消毒眼压计测压头及颌托架→再次向病人解释，取得合作→并用干棉球再次擦拭测压头和颌托架（擦干酒精）→嘱病人将下颌放于颌托架上，前额贴紧前方，眼睛睁大固定注视→以左手分开病人上下眼睑→右手扶裂隙灯手柄轻轻向前推，直到测压头接触角膜为止（此时操作者可从目镜中看到两个上下相对不连接的半圆环），同时迅速用右手调节刻度旋钮，直到两个半圆环的内缘相接→回撤裂隙灯→读出眼压实际数值→记录测量结果→消毒眼压计测压头→整理用物→给病人眼内滴0.25%氯霉素眼药水→并交待注意事项→洗手。

注意：

①测压前严格消毒眼压计测压头，并待酒精挥发干净再测。

②操作前做好解释工作，解除病人焦虑心理，取得合作和支持。

③分开病人眼睑时，勿对眼球施加任何压力，以免影响眼压准确性。

④测眼压时，测压头接触角膜时动作要轻，不要来回摆动，也不要施加

任何压力，以免伤及角膜。

⑤测毕嘱病人勿揉眼，以免伤及角膜。

⑥急性发作病人，安排提前诊治，抢救病人视力。

(3) 非接触眼压计测量技术

治疗室：接到治疗条→核对后→带病人到暗室→向病人解释非接触眼压计与接触式眼压计不同之处，测量原理，取得病人合作→75%酒精棉球消毒颌托架，待干→干棉球再次擦干→嘱病人将下颌放于颌托架上，头部固定，眼睛注视前方的绿点，全身放松，不要憋气→右手推动眼压计操纵柄，将眼压计推至病人眼前0.5cm处→对准角膜正中（此时从荧光屏上可以看到病人眼位及角膜正中有一个白色闪光点）→调节操作柄，观察荧光屏图像→直到计算机系统自动得出眼压数值→连续测量3次，取其平均值→打印结果→向病人交待注意事项→整理用物。

注意：

①测压前耐心做好解释，以取得病人合作。

②不合作病人，助其分开上下眼睑，或让病人稍事休息再测。

③消毒后一定要等酒精挥发净再测。

④测量时分开病人眼睑的手勿对眼球施加任何压力，否则影响眼压准确性。

⑤急性发作病人应提前安排诊治，抢救病人视力。

【评价】

(1) 正确执行医嘱，符合无菌操作要求。

(2) 向病人解释、沟通有效，取得病人的合作和支持。

(3) 严格执行无菌操作规程，病人无不良反应。

（肖鸿香）

（二）眼科护理技术操作考核评分标准

1. 洗眼技术操作考核评分标准

单位________ 班级________ 姓名________ 学号________

<table>
<tr><th rowspan="2" colspan="2">项目</th><th rowspan="2">总分</th><th rowspan="2">技术操作要求</th><th colspan="4">评分等级</th><th rowspan="2">实际得分</th><th rowspan="2">备注</th></tr>
<tr><th>A</th><th>B</th><th>C</th><th>D</th></tr>
<tr><td colspan="2">仪表</td><td>5</td><td>仪表端庄、服装整洁，戴口罩</td><td>5</td><td>4</td><td>3</td><td>2</td><td></td><td></td></tr>
<tr><td colspan="2" rowspan="3">评估</td><td rowspan="3">10</td><td>病人病情及眼部情况</td><td>4</td><td>3</td><td>2</td><td>1</td><td></td><td></td></tr>
<tr><td>病人自理程度，认真听取病人的反应及需要</td><td>3</td><td>2</td><td>1</td><td>0</td><td></td><td></td></tr>
<tr><td>解释耐心，指导配合</td><td>3</td><td>2</td><td>1</td><td>0</td><td></td><td></td></tr>
<tr><td colspan="2" rowspan="2">操作前准备</td><td rowspan="2">5</td><td>洗手，无长指甲</td><td>2</td><td>0</td><td>0</td><td>0</td><td></td><td></td></tr>
<tr><td>物品备齐，放置合理</td><td>3</td><td>2</td><td>1</td><td>0</td><td></td><td></td></tr>
<tr><td rowspan="12">操作过程</td><td rowspan="2">安全与舒适</td><td rowspan="2">10</td><td>环境整洁、安排合理、病人体位舒适</td><td>5</td><td>4</td><td>3</td><td>2</td><td></td><td></td></tr>
<tr><td>认真核对（口述核对内容），注意安全</td><td>5</td><td>4</td><td>3</td><td>2</td><td></td><td></td></tr>
<tr><td rowspan="4">准备冲洗液</td><td rowspan="4">20</td><td>开启洗眼壶，无污染</td><td>5</td><td>4</td><td>3</td><td>1</td><td></td><td></td></tr>
<tr><td>开启盐水瓶，无污染</td><td>5</td><td>4</td><td>3</td><td>1</td><td></td><td></td></tr>
<tr><td>往洗眼壶内灌注液体，无污染</td><td>5</td><td>4</td><td>3</td><td>1</td><td></td><td></td></tr>
<tr><td>冲洗液温度合适</td><td>5</td><td>4</td><td>3</td><td>1</td><td></td><td></td></tr>
<tr><td rowspan="6">冲洗</td><td rowspan="6">32</td><td>再次核对</td><td>3</td><td>2</td><td>1</td><td>0</td><td></td><td></td></tr>
<tr><td>授水器放置位置正确</td><td>3</td><td>2</td><td>1</td><td>0</td><td></td><td></td></tr>
<tr><td>尊重病人意愿，取得合作</td><td>4</td><td>3</td><td>2</td><td>1</td><td></td><td></td></tr>
<tr><td>冲洗，操作有序</td><td>13</td><td>11</td><td>9</td><td>7</td><td></td><td></td></tr>
<tr><td>翻转眼睑方法正确，病人无痛苦</td><td>5</td><td>3</td><td>2</td><td>1</td><td></td><td></td></tr>
<tr><td>壶嘴与眼睛距离合适，无污染</td><td>4</td><td>3</td><td>2</td><td>1</td><td></td><td></td></tr>
<tr><td colspan="2" rowspan="3">操作后</td><td rowspan="3">8</td><td>合理安置病人与床单位</td><td>4</td><td>3</td><td>2</td><td>1</td><td></td><td></td></tr>
<tr><td>用物处理正确</td><td>2</td><td>1</td><td>0</td><td>0</td><td></td><td></td></tr>
<tr><td>洗手</td><td>2</td><td>0</td><td>0</td><td>0</td><td></td><td></td></tr>
<tr><td colspan="2" rowspan="2">评价</td><td rowspan="2">10</td><td>操作有序，动作稳准，严格无菌操作</td><td>6</td><td>5</td><td>4</td><td>3</td><td></td><td></td></tr>
<tr><td>病人感觉良好</td><td>4</td><td>3</td><td>2</td><td>1</td><td></td><td></td></tr>
<tr><td colspan="2">总分</td><td>100</td><td></td><td></td><td></td><td></td><td></td><td></td><td></td></tr>
</table>

主考教师________ 考核日期________

2. 滴眼药技术操作考核评分标准

单位__________ 班级__________ 姓名__________ 学号__________

<table>
<tr><td colspan="2" rowspan="2">项目</td><td rowspan="2">总分</td><td rowspan="2">技术操作要求</td><td colspan="4">评分等级</td><td rowspan="2">实际得分</td><td rowspan="2">备注</td></tr>
<tr><td>A</td><td>B</td><td>C</td><td>D</td></tr>
<tr><td colspan="2">仪表</td><td>5</td><td>仪表端庄,服装整洁,戴口罩</td><td>5</td><td>4</td><td>3</td><td>2</td><td></td><td></td></tr>
<tr><td colspan="2">评估</td><td>12</td><td>了解病人病情及眼部情况,炎症性质
了解药物性质及作用情况
评估病人自理程度,认真听取病人的反应及需要
解释耐心,指导病人配合,取得合作</td><td>3
3
3
3</td><td>2
2
2
2</td><td>1
1
1
1</td><td>0
0
0
0</td><td></td><td></td></tr>
<tr><td colspan="2">操作前准备</td><td>5</td><td>洗手,无长指甲
物品备齐,放置合理</td><td>2
3</td><td>0
2</td><td>0
1</td><td>0
0</td><td></td><td></td></tr>
<tr><td rowspan="3">操作过程</td><td>安全与舒适</td><td>10</td><td>环境整洁安静,病人感觉体位舒适
认真核对(口述核对内容)药品、浓度、眼别、用法</td><td>4
6</td><td>3
5</td><td>2
4</td><td>1
3</td><td></td><td></td></tr>
<tr><td>准备</td><td>12</td><td>取用药液,无污染
开启瓶口,无污染</td><td>7
5</td><td>5
4</td><td>4
3</td><td>3
2</td><td></td><td></td></tr>
<tr><td>滴药过程</td><td>38</td><td>再次核对,特别是散瞳药、缩瞳药及眼别
尊重病人意愿,取得合作
滴药方法正确,操作有序,无污染
分开病人眼睑方法正确,病人无不适感
瓶颈与眼睛保持距离合适,无污染</td><td>6
4
12
12
4</td><td>4
3
10
10
3</td><td>3
2
8
8
2</td><td>2
1
6
6
1</td><td></td><td></td></tr>
<tr><td colspan="2">操作后</td><td>8</td><td>安置病人合理
用物处理正确
洗手</td><td>3
3
2</td><td>2
2
0</td><td>1
1
0</td><td>0
0
0</td><td></td><td></td></tr>
<tr><td colspan="2">评价</td><td>10</td><td>操作步骤正确、动作轻稳
病人感觉良好</td><td>6
4</td><td>5
3</td><td>4
2</td><td>3
1</td><td></td><td></td></tr>
<tr><td colspan="2">总分</td><td>100</td><td></td><td></td><td></td><td></td><td></td><td></td><td></td></tr>
</table>

主考教师________ 考核日期________

3. 涂眼药膏技术操作考核评分标准

单位________ 班级________ 姓名________ 学号________

项目		总分	技术操作要求	A	B	C	D	实际得分	备注
仪表		5	仪表端庄、服装整洁,戴口罩	5	4	3	2		
评估		12	了解病人病情及眼部情况,炎症性质	3	2	1	0		
			了解药物性质及作用情况	3	2	1	0		
			评估病人自理程度,认真听取病人的反应及需要	3	2	1	0		
			解释耐心,指导病人配合,取得合作	3	2	1	0		
操作前准备		5	洗手,无长指甲	2	0	0	0		
			物品备齐,放置合理	3	2	1	0		
操作过程	安全与舒适	10	环境整洁、安静	4	3	2	1		
			认真核对(口述核对内容)药品、浓度、眼别、用法	6	3	2	1		
	准备	10	取用玻璃棒及使用方法正确,无污染	4	3	2	1		
			检查玻璃棒是否完整	3	2	1	0		
			药物是否过期	3	2	1	0		
	涂眼膏过程	38	再次核对,特别是散瞳药、缩瞳药及眼别	6	4	2	1		
			尊重病人意愿,取得合作	4	3	2	1		
			涂眼药膏方法正确,无污染	12	10	8	6		
			操作有序,严谨	10	8	6	4		
			病人无不适感	6	5	4	2		
操作后		10	安置病人合理	4	3	2	1		
			用物处理正确	4	3	2	1		
			洗手	2	0	0	0		
评价		10	操作步骤正确、动作轻稳	6	5	4	2		
			病人感觉良好	4	3	2	1		
总分		100							

主考教师______ 考核日期______

4. 泪道冲洗技术操作考核评分标准

单位________ 班级________ 姓名________ 学号________

项目		总分	技术操作要求	评分等级 A	B	C	D	实际得分	备注
仪表		5	仪表端庄、服装整洁,戴口罩	5	4	3	2		
评估		10	了解病人病情及眼部情况	4	3	2	1		
			评估病人自理程度,认真听取病人的反应及需要	3	2	1	0		
			解释耐心,指导病人配合	3	2	1	0		
操作前准备		5	洗手,无长指甲	2	0	0	0		
			物品备齐,放置合理	3	2	1	0		
操作过程	安全与舒适	10	环境整洁、安排合理	3	2	1	0		
			病人体位舒适	2	4	3	2		
			认真核对(口述核对内容)注意安全	5	4	3	2		
	准备	20	开启洗眼壶无污染	5	4	3	1		
			开启盐水瓶无污染	5	4	3	1		
			往洗眼壶内灌注液体,无污染	5	4	3	1		
			往注射器内注入冲洗液,无污染	5	4	3	1		
	冲洗	34	再次核对	3	2	1	0		
			授水器放置位置正确	3	2	1	0		
			尊重病人意愿,取得合作	4	3	2	1		
			冲洗方法正确	15	12	10	8		
			操作有序,病人无痛苦	5	3	2	1		
			洗毕滴药方法正确,无污染	4	3	2	1		
操作后		6	合理安置病人与床单位	2	1	0	0		
			用物处理正确,记录	2	1	0	0		
			洗手	2	0	0	0		
评价		10	操作有序,动作稳准,严格无菌	6	5	4	3		
			病人感觉良好	4	3	2	1		
总分		100							

主考教师________ 考核日期________

5. 泪道探通技术操作考核评分标准

单位________ 班级________ 姓名________ 学号________

项目		总分	技术操作要求	评分等级 A	B	C	D	实际得分	备注
仪表		5	仪表端庄、服装整洁,戴口罩	5	4	3	2		
评估		10	了解病人病情及眼部情况	4	3	2	1		
			评估病人自理程度,认真听取病人的反应及需要	3	2	1	0		
			解释耐心,指导病人配合	3	2	1	0		
操作前准备		5	洗手,无长指甲	2	0	0	0		
			物品备齐,放置合理	3	2	1	0		
操作过程	安全与舒适	10	环境整洁、安排合理,病人体位舒适	5	4	3	2		
			认真核对(口述核对内容),注意安全	5	4	3	2		
	泪道探通过程	48	再次核对	3	2	1	0		
			向病人解释	3	2	0	0		
			麻醉方法正确,无污染	4	3	2	1		
			泪点扩张方法正确	6	4	3	2		
			尊重病人意愿,取得合作	6	4	3	1		
			探通时动作准确	15	12	10	8		
			冲洗方法正确	8	6	4	3		
			冲洗后滴药方法正确,无污染	3	2	1	0		
操作后		12	安置病人合理	4	2	1	0		
			用物处理正确	4	2	1	0		
			洗手	2	0	0	0		
			记录	2	1	0	0		
评价		10	操作步骤正确,动作轻稳	6	5	4	3		
			病人感觉良好	4	3	2	1		
总分		100							

主考教师________ 考核日期________

6. 泪道X线造影碘化油注射技术操作考核评分标准

单位________ 班级________ 姓名________ 学号________

项目		总分	技术操作要求	评分等级				实际得分	备注
				A	B	C	D		
仪表		5	仪表端庄,服装整洁,戴口罩	5	4	3	2		
评估		10	病人的年龄、病情、自理程度,询问有无过敏史	4	3	2	1		
			泪囊炎是否处于急性期,分泌物性质,阻塞情况	4	3	2	1		
			与病人沟通语言内容正确恰当	2	1	0	0		
操作前准备		5	洗手	2	0	0	0		
			备齐用物,放置合理	3	2	1	0		
操作过程	安全与舒适	10	环境安静、舒适、清洁	5	4	3	2		
			病人体位舒适	5	4	3	2		
	泪道碘化油注射	55	核对	5	4	3	2		
			病人取坐位或仰卧位	2	1	0	0		
			患眼滴表面麻醉剂方法正确	3	2	1	0		
			指压泪囊部位正确	6	4	3	2		
			将分泌物擦除	4	3	2	0		
			冲泪道方法正确	10	8	6	4		
			再指压泪囊部	5	4	3	2		
			注射造影剂方法正确	15	10	5	0		
			嘱病人立即拍片,作好解释	5	4	3	2		
操作后		6	整理用物	2	1	0	0		
			洗手	2	0	0	0		
			记录	2	1	0	0		
评价		9	操作动作准确规范	5	4	2	0		
			病人无不良反应	4	3	2	1		
总分		100							

主考教师________ 考核日期________

7.Schirmer氏泪液试验技术操作考核评分标准

单位________ 班级________ 姓名________ 学号________

项目		总分	技术操作要求	评分等级 A	B	C	D	实际得分	备注
仪表		5	仪表端庄，服装整洁，戴口罩	5	4	3	2		
评估		10	病人的年龄	2	1	0	0		
			眼部情况，分泌物及眼睑肿胀程度，能否闭合	3	2	1	0		
			有无面神经麻痹，眼睑痉挛眼睑外伤	3	2	1	0		
			与病人沟通语言内容正确恰当	2	1	0	0		
操作前准备		5	洗手	2	0	0	0		
			备齐用物，放置妥当	3	2	1	0		
操作过程	安全与舒适	10	环境清洁舒适，光线适宜(暗光)	5	4	3	2		
			病人体位舒适、稳定	5	4	3	2		
	泪液试验	55	核对	3	2	1	0		
			向病人解释	2	1	0	0		
			病人背光而坐	5	4	3	2		
			将试纸一端折叠长度准确	5	4	3	2		
			放置试纸部位准确	5	4	3	2		
			夹试纸时间准确	20	10	5	0		
			取下滤纸，测量浸湿的长度准确	10	8	6	4		
			记录结果，出报告	5	4	2	0		
操作后		5	洗手	2	0	0	0		
			向病人交待注意事项	3	2	1	0		
评价		10	操作轻、准、无刺激	5	4	3	2		
			病人无不良反应	5	4	3	2		
总分		100							

主考教师________ 考核日期________

8. 结膜下注射技术操作考核评分标准

单位________班级________姓名________学号________

项目		总分	技术操作要求	评分等级 A	B	C	D	实际得分	备注
仪表		5	仪表端庄,服装整洁,戴口罩	5	4	3	2		
评估		10	了解病人患眼的眼睑、结膜、血管情况	6	4	2	1		
			病人全身情况,自理、合作程度	2	1	0	0		
			耐心解释操作,指导病人配合	2	1	0	0		
操作前准备		5	洗手	2	0	0	0		
			备齐用物,放置合理	3	2	1	0		
操作过程	安全与舒适	10	病人卧位合理	5	4	3	2		
			操作中注意安全	5	4	3	2		
	结膜下注射	55	查对	5	4	3	2		
			眼内滴麻醉剂方法正确	5	4	3	2		
			抽药无污染	5	4	3	2		
			再次核对	5	4	3	2		
			结膜下注射部位正确	5	4	3	2		
			结膜下注射手法、角度正确	10	8	6	4		
			注射药物准确	10	8	6	4		
			拔针方法正确	5	4	3	2		
			上药膏、盖眼垫	3	2	1	0		
			注意事项	2	1	0	0		
操作后		6	整理用物	3	2	1	0		
			洗手	2	0	0	0		
			记录	2	1	0	0		
评价		9	操作动作准确、规范,执行无菌观强	5	4	3	2		
			病人无不良反应	4	3	2	1		
总分		100							

主考教师________　　　　考核日期________

9. 球后注射技术操作考核评分标准

单位__________班级__________姓名__________学号__________

项目		总分	技术操作要求	评分等级 A	B	C	D	实际得分	备注
仪表		5	仪表端庄、服装整洁，戴口罩	5	4	3	2		
评估		10	病人全身情况，自理程度，反应及需求，有无药物过敏史	3	2	1	0		
			病人眼部情况，药物性质，刺激性大小	4	3	2	1		
			耐心解释，积极指导配合	3	2	1	0		
操作前准备		7	洗手	2	0	0	0		
			备齐物品，放置合理	5	3	2	1		
操作过程	安全与舒适	10	环境安排合理、病人体位舒适	5	4	3	2		
			认真核对(口述核对内容)	5	4	3	2		
	准备	15	使用无菌钳方法正确，无污染	4	3	2	1		
			消毒安瓿、麻药瓶方法正确，无污染	4	3	2	1		
			抽吸药液，无污染	7	5	3	2		
	注射	33	再次核对，取得病人合作	5	3	2	1		
			消毒皮肤方法正确，无污染	3	2	1	0		
			选择注射部位方法准确，无污染	8	6	4	2		
			进针位置、深度准确，无污染	6	4	3	2		
			推药缓慢，病人无不适反应	6	4	3	2		
			拔针快，病人无痛苦	5	3	2	1		
操作后		10	合理压迫注射部位，认真交待注意事项	5	4	3	1		
			用物处理正确，操作单位整洁	3	2	1	0		
			洗手	2	0	0	0		
评价		10	程序正确，动作熟练稳准，无菌操作规范	6	5	4	2		
			病人感觉良好	4	3	2	1		
总分		100							

主考教师__________　　　　考核日期__________

10. 球侧注射技术操作考核评分标准

单位__________ 班级__________ 姓名__________ 学号__________

项目		总分	技术操作要求	评分等级 A	B	C	D	实际得分	备注
仪表		5	仪表端庄、服装整洁,戴口罩	5	4	3	2		
评估		10	病人全身情况,自理程度,反应及需求,有无药物过敏史	3	2	1	0		
			病人眼部情况,药物性质,刺激性大小	4	3	2	1		
			耐心解释,积极指导配合	3	2	1	0		
操作前准备		7	洗手	2	0	0	0		
			备齐物品,放置合理	5	3	2	1		
操作过程	安全与舒适	10	环境安排合理、病人体位舒适	5	4	3	2		
			认真核对(口述核对内容)	5	4	3	2		
	准备	15	使用无菌钳方法正确,无污染	4	3	2	1		
			消毒安瓿、麻药瓶方法正确,无污染	4	3	2	1		
			抽吸药液方法正确,无污染	7	5	3	2		
	注射	33	再次核对,取得病人合作	5	3	2	1		
			消毒皮肤范围方法正确,无污染	3	2	1	0		
			选择注射部位方法准确,无污染	8	6	4	2		
			进针位置、深度准确,无污染	6	4	3	2		
			推药缓慢,病人无不适反应	6	4	3	2		
			拔针快,病人无痛苦	5	3	2	1		
操作后		10	合理压迫注射部位,认真交待注意事项	5	4	3	1		
			用物处理正确,操作单位整洁	3	2	1	0		
			洗手	2	0	0	0		
评价		10	程序正确,动作熟练,稳准,无菌操作规范	6	5	4	2		
			病人感觉良好	4	3	2	1		
总分		100							

主考教师________ 考核日期________

11. 眼外直肌按摩索引技术操作考核评分标准

单位________班级________姓名________学号________

项目		总分	技术操作要求	评分等级				实际得分	备注
				A	B	C	D		
仪表		5	仪表端庄,服装整洁,戴口罩	5	4	3	2		
评估		10	病人的一般情况,眼外直肌部位、球结膜有无红肿	4	3	2	0		
			有无其它神经性疾病	3	2	1	0		
			与病人沟通语言内容正确恰当	3	2	1	0		
操作前准备		5	洗手	2	0	0	0		
			备齐用物,放置妥当	3	2	1	0		
操作过程	安全与舒适	10	环境安静、舒适、清洁	5	4	3	2		
			病人体位舒适	5	4	3	2		
	眼按摩	55	核对	5	4	3	1		
			嘱病人仰卧	4	2	0	0		
			滴麻醉剂	6	4	2	0		
			手法正确,分开眼睑,暴露外直肌结膜	15	10	5	0		
			病人向鼻侧注视	10	6	4	0		
			按摩外直肌或牵拉手法正确	10	6	4	0		
			点眼药方法正确	5	4	2	0		
操作后		6	整理用物	2	1	0	0		
			洗手	2	0	0	0		
			记录	2	1	0	0		
评价		9	操作动作规范,用力适当,病人无不良反应	5	4	2	0		
			执行医嘱正确,符合治疗要求	4	3	2	1		
总分		100							

主考教师________ 考核日期________

12. 睑板腺按摩技术操作考核评分标准

单位__________班级__________姓名__________学号__________

项目		总分	技术操作要求	评分等级				实际得分	备注
				A	B	C	D		
仪表		5	仪表端庄、服装整洁,戴口罩	5	4	3	2		
评估		12	病人病情及眼部情况,炎症性质	4	2	1	0		
			评估病人自理程度,认真听取病人的反应及需要	4	2	1	0		
			解释耐心,指导病人配合,取得合作	4	2	1	0		
操作前准备		5	洗手,无长指甲	2	0	0	0		
			物品备齐,放置合理	3	2	1	0		
操作过程	安全与舒适	12	环境整洁、安静	3	2	1	0		
			向病人解释	3	2	1	0		
			病人感觉体位舒适	3	2	1	0		
			认真核对(口述核对内容)	3	2	1	0		
	按摩过程	12	往托睑板上涂眼药膏方法正确,无污染	6	5	4	3		
			将托睑板放入眼内方法正确,无污染	6	5	4	3		
		36	尊重病人意愿,取得合作	4	3	2	1		
			按摩眼睑方法正确	16	12	8	6		
			取出托睑板方法正确	16	12	8	6		
操作后		10	安置病人合理	4	2	1	0		
			用物处理正确	4	2	1	0		
			洗手	2	0	0	0		
评价		8	操作步骤正确,动作、轻稳	4	3	2	1		
			病人感觉良好	4	3	2	1		
总分		100							

主考教师__________　　　　考核日期__________

13. 角膜异物取出技术操作考核评分标准

单位________ 班级________ 姓名________ 学号________

项目		总分	技术操作要求	评分等级				实际得分	备注
				A	B	C	D		
仪表		5	仪表端庄、服装整洁，戴口罩	5	4	3	1		
评估		10	病人全身情况，自理程度，反应及需要	3	2	1	0		
			病人眼部情况，异物位置、性质、深度	4	3	2	1		
			耐心解释异物存在的利害关系及配合指导	3	2	1	0		
操作前准备		5	洗手，无长指甲	2	0	0	0		
			备齐用物，放置合理	3	2	1	0		
操作过程	安全与舒适	10	环境整洁、安排合理，病人体位舒适	4	3	2	1		
			认真核对，注意保护正常角膜及眼球	6	4	3	1		
	麻醉及注射准备	20	使用无菌钳、容器方法正确，无污染	4	3	2	1		
			取用异物针、注射器方法正确，无污染	6	4	3	1		
			滴麻药方法正确，无污染	5	4	3	1		
			抽药方法正确，无污染	5	4	3	1		
	取异物	32	再次检查异物所在位置	4	3	2	1		
			拨取异物方法正确，不过多损伤正常角膜	8	6	4	2		
			异物针与角膜呈一定角度，保护眼球	5	4	3	1		
			拨取时背离角膜中心区	5	4	3	1		
			操作熟练，稳准	10	9	8	6		
操作后		8	仔细检查有无遗漏异物，认真交待注意事项	3	2	1	0		
			用物处理正确	3	2	1	0		
			洗手	2	0	0	0		
评价		10	步骤正确，动作熟练，无菌操作规范	6	4	3	2		
			病人感觉良好	4	3	2	1		
总分		100							

主考教师________ 考核日期________

14. 结膜结石取出技术操作考核评分标准

单位________ 班级________ 姓名________ 学号________

项目		总分	技术操作要求	评分等级				实际得分	备注
				A	B	C	D		
仪表		5	仪表端庄、服装整洁,戴口罩	5	4	3	2		
评估		12	病人全身情况,自理程度,反应及需要	4	3	2	1		
			眼部情况	4	3	2	1		
			耐心解释取结石方法,配合指导	4	3	2	1		
操作前准备		5	洗手,无长指甲	2	0	0	0		
			备齐物品,放置合理	3	2	1	0		
操作过程	安全舒适	12	认真核对(口述核对内容),注意安全	4	3	2	1		
			环境整洁、安静,安排合理	4	3	2	1		
			病人体位舒适,解释耐心	4	3	2	1		
	麻醉	8	滴麻药方法正确,无污染	8	6	4	3		
	取石	38	再次核对	4	3	2	1		
			翻转眼睑方法正确,病人无疼痛感	5	3	2	1		
			使用针头方法正确,无污染	4	3	2	1		
			使用异物针方法正确,无污染	5	3	2	1		
			拨取方向正确,注意避开血管	10	8	6	4		
			动作稳准,熟练	10	8	6	4		
操作后		10	合理安置病人,用物处理正确	4	3	2	1		
			详细交待病人注意事项	4	3	2	1		
			洗手	2	0	0	0		
评价		10	步骤正确,严格无菌操作	6	4	3	2		
			病人感觉良好,无不良反应	4	3	2	1		
总分		100							

主考教师________ 考核日期________

15. 电解倒睫技术操作考核评分标准

单位________班级________姓名________学号________

项目		总分	技术操作要求	A	B	C	D	实际得分	备注
仪表		5	仪表端庄，服装整洁，戴口罩	5	4	3	2		
评估		12	病人全身情况，有无药物过敏史	3	2	1	0		
			病人眼部情况，倒睫位置	3	2	1	0		
			病人心理反应及需要	3	2	1	0		
			耐心解释，指导病人配合，取得合作	3	2	1	0		
操作前准备		5	洗手，无长指甲	2	0	0	0		
			物品备齐，放置合理	3	2	1	0		
操作过程	安全与舒适	10	认真核对(口述核对内容)，注意安全	4	3	2	1		
			环境整洁，安排合理，病人体位舒适	6	4	3	2		
	麻醉	24	使用无菌钳、容器方法正确，无污染	4	3	2	1		
			取用注射器、针头方法正确，无污染	4	3	2	1		
			使用药瓶(安瓿)方法正确，无污染	4	3	2	1		
			抽吸麻药方法正确，无污染	4	3	2	1		
			注射麻药位置准确，麻醉目的达到	8	6	4	3		
	电解	26	再次核对	4	3	2	1		
			尊重病人意愿，操作轻柔	4	3	2	1		
			消毒皮肤范围方法正确	4	3	2	1		
			电解时进针稳准，操作熟练	10	8	6	4		
			夹取睫毛方法正确	4	3	2	1		
操作后		8	合理安置病人与床单位	3	2	1	0		
			用物处理正确	3	2	1	0		
			洗手	2	0	0	0		
评价		10	步骤正确，动作稳准，无菌操作规范	5	4	3	2		
			电解成功，病人感觉良好	5	4	3	2		
总分		100							

(评分等级：A、B、C、D)

主考教师________　　　　考核日期________

16. 内睑腺炎切开技术操作考核评分标准

单位________班级________姓名________学号________

项目		总分	技术操作要求	评分等级 A	B	C	D	实际得分	备注
仪表		5	仪表端庄、服装整洁，戴口罩	5	4	3	2		
评估		10	病人全身及眼部情况	4	3	2	1		
			病人自理程度，反应及需要	3	2	1	0		
			耐心解释切开方法及配合指导	3	2	1	0		
操作前准备		5	洗手，无长指甲	2	0	0	0		
			备齐物品，放置合理	3	2	1	0		
操作过程	安全与舒适	10	环境整洁、安排合理、病人体位舒适	5	4	3	2		
			注意安全，认真核对(口述核对内容)	5	4	3	2		
	麻醉	10	使用表面麻醉剂方法正确，无污染	5	4	3	2		
			滴药时，病人无不适反应	5	4	3	2		
	切开	45	再次核对	4	3	2	1		
			使用无菌钳、取用切开刀方法正确，无污染	5	3	2	1		
			翻转眼睑动作轻柔，病人无不适	6	4	3	2		
			尊重病人意愿，选择切口位置正确	5	4	3	2		
			切开时稳、准，一次成功，及时清理分泌物	13	11	10	8		
			滴消炎眼药水，涂消炎眼药膏方法正确无污染	8	6	4	3		
			使用眼垫方法正确，无污染	4	3	2	1		
操作后		7	合理安置病人与床单位	3	2	1	0		
			用物处理正确	2	1	0	0		
			洗手	2	0	0	0		
评价		8	步骤正确，动作稳准，无菌操作规范	4	3	2	1		
			切口适中，引流通畅，病人感觉良好	4	3	2	1		
总分		100							

主考教师________　　　　考核日期________

17. 外睑腺炎切开技术操作考核评分标准

单位__________班级__________姓名__________学号__________

项目		总分	技术操作要求	评分等级 A	B	C	D	实际得分	备注
仪表		5	仪表端庄,服装整洁,戴口罩	5	4	3	2		
评估		10	病人全身及眼部情况	4	3	2	1		
			病人自理程度,反应及需要	3	2	1	0		
			耐心解释切开方法及配合指导	3	2	1	0		
操作前准备		5	洗手,无长指甲	2	0	0	0		
			备齐物品,放置合理	3	2	1	0		
操作过程	安全与舒适	10	环境整洁、安排合理、病人体位舒适	5	4	3	2		
			注意安全,认真核对(口述核对内容)	5	4	3	2		
	准备	10	使用无菌钳方法正确,无污染	4	3	2	1		
			消毒皮肤范围、方法正确,病人无不适	6	4	2	1		
	切片	45	再次核对	4	3	2	1		
			尊重病人意愿,选择切口位置正确	5	4	3	2		
			触压眼睑皮肤,动作轻柔,病人无不适	6	4	3	2		
			切开时稳准,一次成功,及时清理分泌物	13	10	8	6		
			放置引流条方法正确,无污染	5	4	2	1		
			滴消炎眼药水,涂消炎眼药膏方法正确无污染	8	6	4	2		
			使用无菌眼垫方法正确,无污染	4	3	2	1		
操作后		7	合理安置病人与床单位	3	2	1	0		
			用物处理正确	2	1	0	0		
			洗手	2	0	0	0		
评价		8	步骤正确,动作稳准,无菌操作规范	4	3	2	1		
			切口适中引流通畅,病人感觉良好	4	3	2	1		
总分		100							

主考教师________　　　　考核日期________

18. 自血疗法技术操作考核评分标准

单位__________班级__________姓名__________学号__________

项目		总分	技术操作要求	评分等级 A	B	C	D	实际得分	备注
仪表		5	仪表端庄,服装整洁,戴口罩	5	4	3	2		
评估		10	病人一般情况,亲属健康状况	2	1	0	0		
			患眼结膜有无外伤,局部静脉、皮肤、血管情况	5	4	3	2		
			与病人沟通语言内容恰当	3	2	1	0		
操作前准备		5	洗手	2	0	0	0		
			备物齐全,放置合理	3	2	1	0		
操作过程	安全与舒适	10	环境安静、舒适、清洁	5	4	3	2		
			病人体位舒适	5	4	3	2		
	自血注射	50	核对	5	4	3	2		
			嘱病人仰卧	2	1	0	0		
			滴麻醉剂方法正确	3	2	1	0		
			取血方法正确	10	8	6	4		
			消毒局部皮肤范围方法正确	10	8	6	4		
			进针部位深度正确	10	8	6	4		
			注血方法正确	5	4	3	2		
			拔针方法正确	2	1	0	0		
			拔针后按压时间适宜	3	2	1	0		
操作后		6	整理用物	2	1	0	0		
			洗手	2	0	0	0		
			记录	2	1	0	0		
评价		14	操作动作熟练,无菌观念强	9	8	6	4		
			病人感觉良好	5	4	3	2		
总分		100							

主考教师________　　考核日期________

19. 角膜烧灼疗法技术操作考核评分标准

单位__________ 班级__________ 姓名__________ 学号__________

项目		总分	技术操作要求	评分等级 A	B	C	D	实际得分	备注
仪表		5	仪表端庄,服装整洁,戴口罩	5	4	3	2		
评估		10	病人的病情,患眼角膜情况,有无穿	2	1	0	0		
			孔虹膜脱出	4	3	2	1		
			烧灼所用药的性质、作用	2	1	0	0		
			耐心解释治疗目的、注意病人心理反应,积极指导合作	2	1	0	0		
操作前准备		5	洗手	2	0	0	0		
			备齐用物,放置合理	3	2	0	0		
操作过程	安全与舒适	10	环境安静、清洁、舒适	5	4	2	1		
			病人体位舒适,注意安全	5	4	2	1		
	角膜烧灼	55	查对	3	2	1	0		
			向病人解释	2	1	0	0		
			病人仰卧位	2	1	0	0		
			检查烧灼剂的浓度	3	2	1	0		
			患眼滴表面麻醉剂方法正确	5	4	3	1		
			暴露角膜方法正确	10	8	6	4		
			处理分泌物、坏死组织方法正确	10	8	6	4		
			烧灼方法正确	15	10	5	1		
			患眼给药方法正确	3	2	1	0		
			向病人交待注意事项	2	1	0	0		
操作后		6	洗手	2	0	0	0		
			整理用物	2	1	0	0		
			记录	2	1	0	0		
评价		9	正确执行医嘱,符合治疗要求	3	2	1	0		
			操作中动作准确、规范,无菌观念强	3	2	1	0		
			病人无不良反应	3	2	1	0		
总分		100							

主考教师________ 考核日期________

20. 结膜囊细菌培养技术操作考核评分标准

单位＿＿＿＿＿＿班级＿＿＿＿＿＿姓名＿＿＿＿＿＿学号＿＿＿＿＿＿

项目		总分	技术操作要求	评分等级 A	B	C	D	实际得分	备注
仪表		5	仪表端庄，服装整洁，戴口罩	5	4	3	2		
评估		10	病人的一般情况	3	2	1	0		
			患眼局部炎症情况	4	3	2	1		
			解释检查的目的、方法，指导病人配合	3	2	1	0		
操作前准备		5	洗手	2	0	0	0		
			备齐用物，放置妥当，查培养基内容正确	3	2	1	0		
操作过程	安全与舒适	10	环境安静、清洁、舒适	5	4	3	2		
			病人体位舒适，注意安全	5	4	3	2		
	结膜囊普通细菌培养	55	查对	5	4	3	1		
			向病人解释	4	3	2	0		
			病人取坐位或仰卧位	6	4	2	0		
			点燃及熄灭酒精灯方法正确	2	1	0	0		
			打开培养基拭子袋方法正确	8	6	4	2		
			暴露需培养部位正确	10	5	1	0		
			采集标本方法正确	10	5	1	0		
			采集标本无污染	10	5	1	0		
操作后		5	洗手	2	0	0	0		
			整理用物，送标本	3	2	1	0		
评价		10	标本符合检查要求	4	3	2	1		
			操作时动作准确、保持无菌	6	4	2	0		
总分		100							

主考教师＿＿＿＿＿＿　　　　考核日期＿＿＿＿＿＿

21. 耳尖放血技术操作考核评分标准

单位__________ 班级__________ 姓名__________ 学号__________

项目		总分	技术操作要求	评分等级 A	B	C	D	实际得分	备注
仪表		5	仪表端庄,服装整洁,戴口罩	5	4	3	2		
评估		10	病人的一般情况、年龄	4	3	2	1		
			患眼同侧外耳皮肤有无湿疹、红肿	4	3	2	1		
			与病人沟通语言内容正确恰当	2	1	0	0		
操作前准备		5	洗手	2	0	0	0		
			备齐用物,放置妥当	3	2	1	0		
操作过程	安全与舒适	10	环境清洁、舒适、安静	5	4	3	2		
			病人体位舒适	5	4	3	2		
	耳尖放血	55	核对	5	4	3	2		
			向病人解释	5	4	3	2		
			病人取坐位	3	2	1	0		
			用酒精棉球消毒外耳尖部皮肤方法正确	10	8	6	4		
			将外耳对折方法正确	10	8	6	4		
			耳尖放血方法正确	10	5	2	1		
			放血量适宜	10	8	6	4		
			擦净血迹	2	1	0	0		
操作后		6	整理用物	2	1	0	0		
			洗手	2	0	0	0		
			记录	2	1	0	0		
评价		9	操作步骤正确、规范、无污染	4	3	2	1		
			病人无不良反应	5	4	3	2		
总分		100							

主考教师________ 考核日期________

22. 眼压测量技术操作考核评分标准

单位________ 班级________ 姓名________ 学号________

项目	总分	技术操作要求	评分等级 A	B	C	D	实际得分	备注
仪表	5	仪表端庄、服装整洁，戴口罩	5	4	3	2		
评估	12	病人全身情况，自理程度，特殊需求	3	2	1	0		
		病人眼部情况，发病时间，视力，眼刺激症状	5	4	3	2		
		解释耐心，取得合作，反应及需要	4	3	2	1		
操作前准备	5	洗手，无长指甲	2	0	0	0		
		备齐物品，放置合理	3	2	1	0		
操作过程·安全与舒适	15	环境整洁、安排合理，病人体位舒适	3	2	1	0		
		动作迅速，积极安排就诊	8	6	4	2		
		解释耐心，积极配合，指导病人协作	4	3	2	1		
操作过程·准备	16	认真核对眼别，仔细询问药物过敏史	4	3	2	1		
		持滴管方法正确，无污染	4	3	2	1		
		滴药方法正确，无污染	4	3	2	1		
		涂荧光素方法正确，无污染	4	3	2	1		
操作过程·测眼压	29	消毒眼压计方法正确，无污染	5	4	3	1		
		分开病人眼睑方法正确，不施加压力	5	4	3	1		
		持眼压计方法正确，不压迫眼球	5	4	3	1		
		病人放松，不憋气	4	3	2	1		
		操作熟练，稳准，步骤准确	10	8	6	4		
操作后	8	认真交待注意事项	3	2	1	0		
		用物处理正确	3	2	1	0		
		洗手	2	0	0	0		
评价	10	操作轻柔，未损伤角膜	6	4	4	3		
		病人感觉良好，能积极配合	4	3	2	1		
总分	100							

主考教师________ 考核日期________

（三）眼科护理技术操作理论问答

1. 洗眼的目的是什么？

答：洗眼的目的是

（1）清洁结膜囊内及附着在角膜表面的异物。

（2）清洁结膜囊内脓性分泌物，促进药液的吸收。

（3）术前清洁结膜囊，预防感染。

（4）清洁结膜囊内化学物质及中和化学物质。

2. 滴眼药的目的是什么？

答：滴眼药的目的是避免全身用药的血－房水屏障，且用量小，保持眼内有效浓度大，是治疗外眼病的常用方法。

3. 涂眼药膏的目的是什么？

答：涂眼药膏的目的是

（1）保护创面，有利伤口愈合。

（2）药物作用持久，便于吸收。

4. 泪道冲洗的目的是什么？

答：（1）探查泪溢患者的泪道是否通畅。

（2）内眼手术前检查泪道是否通畅，有无慢性泪囊炎，如有及时通知暂缓手术。

（3）治疗作用：慢性泪囊炎伴有严重前房积脓性角膜溃疡或全身病不能做泪囊手术者，用 NS 冲洗后注入抗生素，以暂时保持泪囊清洁，达到治疗作用。

5. 泪道冲洗时怎样判断泪道阻塞部位？

答：（1）泪道狭窄，水自患侧鼻孔流出，但不通畅，呈滴状，冲洗时阻力很大，上泪小点有水回流。

（2）下泪小管阻塞，针头不能触及骨壁，进水阻力大，水由原道回流，自上泪小管冲洗，泪道通畅。

（3）泪总管阻塞（泪囊高位阻塞），从下泪小点冲洗，水自上泪点射出，压力较大，鼻咽部无水。

（4）鼻泪管阻塞，自下泪小点冲洗，水自上泪小点回流，呈旋涡状，鼻咽部无水。

6. Schirmer 氏泪液试验的正常值及意义？

答：滤纸被泪液浸湿 15mm 为正常，若浸湿范围小于 5mm，则表明泪液分泌减少，大于 15～20mm 者视为分泌量过多。

7. 结膜下注射的目的是什么？

答：将药物注射在球结膜或穹窿部结膜下，以使药物在房水、前葡萄膜、晶状体以及玻璃体的前部获得较高的浓度。

8. 结膜下注射有哪些适应症？

答：常用于治疗眼前部炎症，化学性烧伤早期，角膜炎和角膜斑翳等各种眼病，也用于眼球手术的局部浸润麻醉。

9. 球后注射的目的是什么？

答：(1) 提高眼内药物浓度，降低全身用药到达眼内浓度低之缺陷。

(2) 因药液刺激，可使眼球组织代谢旺盛，抗体增高，起到消炎和吸收的作用。

(3) 增加渗透压，促进眼内液的吸收。

(4) 协助治疗。手术前用药，达到眼球固定及麻醉目的。

10. 球侧注射的目的是什么？

答：(1) 提高眼内药物浓度，药物作用持久。降低全身用药到达眼内浓度低之缺陷。

(2) 使眼球组织代谢旺盛，抗体增高，起到消炎和吸收的作用。

(3) 增加渗透压，促进眼内液的吸收。

11. 内外直肌腱止于角膜缘后多少 mm？

答：内直肌，肌腱止于鼻侧角膜缘后 5.5mm。

外直肌，肌腱止于颞侧角膜缘后 6.9mm。

12. 施角膜异物取出术的目的是什么？

答：是为了去除角膜表面异物及角膜深层的铁锈，减轻炎症反应及眼部刺激症状，促使角膜愈合。

13. 施结膜结石取出术的目的是什么？

答：是为了去除突出结膜面的结石，减轻患者眼部的不适。

14. 施电解倒睫术的目的是什么？

答：对患者少数散在，不伴有睑内翻的倒睫，用电解法摘除，以减轻局部刺激症状，减少角膜溃疡的发生。

15. 内睑腺炎切开的目的及切口方向是什么？

答：当内睑腺炎脓肿局限，有波动感时，切开引流可以促进炎症的吸收，达到消肿和治疗的目的。取垂直睑缘的切口。

16. 外睑腺炎切开的目的及切口方向是什么？

答：当外睑腺炎脓肿局限，有波动感时，切开引流可以促进炎症的吸收，达到消肿和治疗的目的。按皮肤纹理方向取横切口。

17. 自血疗法的目的是什么？常用于治疗哪些眼病？

答：利用自体的血液或血清作用于眼组织，依靠其非特异性免疫作用治疗某些与免疫功能有关的眼病，并有改善局部血液循环和营养状况的作用。

常用于较严重的眼化学性烧伤或热灼伤，对促进创面愈合，防止角膜穿孔和减轻睑球粘连有一定效果。

18. 自血疗法的适应症有哪些？

答：其适应症为树枝状角膜炎，角、结膜化学性烧伤或热灼伤，反复发作的麦粒肿，球后视神经炎，慢性葡萄膜炎。

19. 角膜烧灼疗法的适应症有哪些？

答：角膜烧灼疗法常用于病毒性角膜溃疡，细菌性角膜溃疡，顽固性丝状角膜炎以及进行性角膜溃疡、真菌性角膜溃疡药物治疗效果欠佳者和虹膜脱出，不宜手术复位缝合者。

20. 眼压测量的目的是什么？

答：测得病人眼压的准确数据，协助诊断和治疗。

六、耳鼻喉科护理技术

（一）耳鼻喉科护理技术操作规程

1.气道吸痰技术

【评估】

(1) 病人年龄、心肺功能、呼吸状态、气道痰液粘稠度。

(2) 病人心理反应，沟通能力。

(3) 环境的温度、湿度，给氧的设备状态。

【准备】

护士：按要求着装→洗手，戴口罩→备物→操作。

物品：无菌物品　痰管一盒，滴瓶 2 个（0.9%等渗盐水、0.5%新霉素溶液)，带盖搪磁罐，镊子罐一套，弯盘二个，内放止血钳一把，纱布二块，开口纱布六块（大弯盘扣小弯盘)。

一般物品　氧气装置、吸引器、超声雾化器、气管切开护理车、治疗盘、等渗盐水、带盖容器内放清洗消毒液(1:200 比例)。

环境：温度、湿度适宜，安静、清洁。

病人：取舒适体位，仰卧，头偏向一侧。

【操作程序】

携物至病室→向病人解释吸痰的方法→将等渗盐水倒入消毒罐内备用→打开吸引器开关→用无菌镊夹取吸痰管尾端与吸引器接头衔接→右手持止血钳夹取吸痰管试吸盐水→左手折叠吸引器导管→右手持止血钳将吸痰管前端 10cm 处垂直插入气管套管内 9～15cm 处→放松折叠的导管→从深部，左右旋转向外提出，吸净痰液（每次吸引时间小于 15s）→再吸引盐水冲洗管腔→可反复吸引干净→

吸痰毕，拔下吸痰管泡入消毒液内→关闭吸引器→沿气管套管壁滴入0.5%新霉素溶液3~4滴→气管口盖纱布二层→用盐水将纱布滴湿→整理用物→整理床单位→洗手。

【评价】

(1) 病人呼吸道通畅，无痰鸣音。

(2) 观察病人感觉舒适，可以入睡。

注意：

(1) 吸痰后将吸引器导管盘绕放入布口袋，固定于床头或治疗车上备用。

(2) 危重病人痰多者先吸痰，后翻身拍背，拍背后再次吸痰。

(3) 痰液粘稠不易吸出时，可滴入无菌等渗盐水稀释痰液，再次吸痰。

(4) 治疗盘内各种物品每日更换消毒一次，贮液瓶内痰液每日倾倒清洗二次，并在瓶内放置100ml消毒液。

(5) 遵医嘱每日须为病人做超声雾化吸入4~6次。

2. 鼻腔滴药技术

【评估】

(1) 病人年龄、病情及自理程度。

(2) 鼻腔粘膜充血及分泌物情况。

(3) 须滴入药物的性质，剂量及医嘱要求。

【准备】

护士：按要求着装→洗手，戴口罩→备物→操作。

物品：滴管或眼药瓶1个，药液（遵医嘱）。

环境：安静、清洁、舒适。

病人：取舒适卧位。

【操作程序】

仰卧垂头滴鼻药法：核对后携物至病人身边→向病人解释滴鼻给药的方法、目的→助病人轻轻擤出鼻内分泌物→让病人仰卧→双肩下垫枕头→头后仰前鼻孔向上→手持滴管吸药→将药液滴入鼻腔→每侧3滴后用食指拇指轻按鼻翼→嘱病人休息3~5min→整理用物→洗手。

侧卧位滴鼻药法：嘱病人侧卧位患侧向下→将药液滴入患侧鼻腔内，(每次3~5滴)→5min后即可坐起。

【评价】

(1) 达到鼻腔给药目的。

(2) 病人了解滴鼻给药的目的、方法，配合操作。

注意：

滴药时滴管或滴瓶应置于前鼻孔上方，勿触及鼻孔以免污染药液。

3. 鼻腔喷雾给药法

【评估】

(1) 病人年龄、病情及自理程度。

(2) 鼻腔粘膜充血及分泌物的多少。

(3) 须喷入药物的性质，剂量及医嘱要求。

【准备】

护士：按要求着装→洗手，戴口罩→备物→操作。

物品：鼻镜、喷雾器、药液（遵医嘱）。

环境：安静、清洁、舒适。

病人：取半坐卧位。

【操作程序】

核对后携物至病人身边→向病人解释方法与目的→助病人取半坐位，头向后仰→左手持鼻镜撑开病人前鼻孔→右手将喷雾器对准病人鼻腔→捏喷雾器气球 3～4 下喷药→喷药毕擦净面部，助病人恢复体位→整理用物→洗手。

【评价】

(1) 鼻腔喷药有效。

(2) 病人配合操作，无不良反应。

注意：

(1) 喷雾器头用 75%酒精棉球擦拭消毒后才可用于下一个病人。

(2) 喷雾器每 10 天彻底清洗消毒更换。

4. 鼻腔冲洗技术

【评估】

(1) 病人年龄、病情，自理及耐受程度。

(2) 冲洗药液的性质，剂量及医嘱要求。

【准备】

护士：按要求着装→洗手，戴口罩→备物→操作。

物品：灌洗桶、橡胶管、橄榄头（鼻腔专用）、冲洗液（温热等渗盐水或遵医嘱）、输液架。

环境：安静、清洁、舒适。

病人：取舒适坐位。

【操作程序】

携物至病人身边→向病人解释冲洗的方法与目的→助病人取坐位，头向前倾→备水盆放置病人正前方以便接冲洗液→将冲洗液倒入灌洗桶悬挂于输液架上→调节高度（比病人头部高于50cm处）→将连接灌洗桶之橄榄头塞入病人前鼻孔内→开放控制夹→嘱病人张口发出“啊”音→桶内的盐水缓缓注入一侧鼻腔→冲洗液由另一侧鼻腔流出→鼻腔内分泌物，痂皮等随水冲出→两侧鼻腔交替冲洗→冲洗完毕擦净病人面部整理用物→洗手。

【评价】

(1) 鼻腔内冲洗干净。

(2) 病人了解鼻腔冲洗目的，配合操作。

注意：

(1) 鼻腔有急性炎症时禁用此法，以免炎症扩散。

(2) 水温要接近正常体温，不宜太热或太凉。

(3) 灌洗桶不宜悬挂过高，过高则压力加大水流过急，有可能将分泌物冲入咽鼓管，引起中耳炎。

5. 鼻腔手术备皮操作法

【评估】

(1) 病人年龄、病情及自理程度。

(2) 鼻腔粘膜有无充血，分泌物的多少，皮肤有无疖肿、感染。

【准备】

护士：按要求着装→洗手，戴口罩→备物→操作。

物品：眼科剪、凡士林油、75%酒精、棉签、额镜、头灯（五官科专用灯）。

环境：安静、舒适、清洁。

病人：取舒适坐位。

【操作程序】

嘱病人到检查室→向病人解释备皮目的与方法→助病人取正坐位，头稍向后仰→护士坐于病人对面→开头灯→额镜对光→用棉签取凡士林油膏涂于病人双侧鼻孔→左手拇指将病人鼻尖轻轻抬起→右手持剪刀沿鼻毛根部（剪刀凸面贴近鼻前庭皮肤）剪除鼻毛→用棉签将鼻前庭内鼻毛全部擦出→检查是否剪净→75%酒精清洁消毒鼻前庭→交待术前注意事项（男病人剃除胡须）→整理用物→洗手。

【评价】

（1）病人鼻毛清除干净，操作中无损伤。

（2）病人了解鼻手术备皮的目的、方法，配合操作。

注意：

（1）操作要轻巧，以免损伤鼻粘膜。

（2）嘱咐病人备皮后用清水冲洗鼻腔。

（3）备皮剪泡入消毒液内待用。

6. 鼻窦变压替换疗法

【评估】

（1）病人年龄（儿童适用于鼻窦炎，成人适用于慢性全副鼻窦炎）。

（2）病人合作情况，了解有无禁忌证。

【准备】

护士：按要求着装→洗手，戴口罩→备物→操作。

物品：电吸引器，玻璃置换头，纸片，1%麻黄素液，新麻液。

环境：安静、舒适、清洁。

病人：取舒适仰卧位。

【操作程序】

查对后向病人解释置换疗法的目的→嘱病人擤净鼻涕→助病人仰卧，头向后仰肩下垫枕→两侧鼻腔先滴入1%麻黄素2~3滴（收缩2~3min）→一侧鼻腔先滴新麻液2~3ml用玻璃置换头紧塞鼻孔→手持一纸片捏紧另一侧鼻孔→开动吸引器→嘱病人发出“克……克”的声音→进行间歇吸引10次左右→然后做对侧→每侧做二次→做毕滴入新麻液3～5滴→轻揉鼻翼→助病人恢复体位→冲洗玻璃置换头泡入消毒罐内→关闭吸引器→整理用物→洗手。

【评价】

(1) 鼻腔内吸净分泌物。

(2) 达到鼻窦充分给药目的。

注意：

(1) 急性鼻炎，急性鼻窦炎，鼻出血，鼻部手术后伤口未愈，高血压等病人不宜使用本法。

(2) 吸引器产生的负压不宜太大，一般不超过180mmHg。

7. 上颌窦穿刺冲洗技术

【评估】

1. 病人的年龄、病情及合作程度。
2. 上颌窦穿刺冲洗的目的。

【准备】

护士：按要求着装→洗手，戴口罩→备物→操作

物品：无菌物品　上颌窦穿刺包（穿刺针5ml注射器、弯盘、换药碗、鼻镜、治疗巾、冲洗管2个、枪状镊）50ml注射器

一般物品　温生理盐水一瓶、棉片、1%麻黄素液、1%地卡因

环境：安静、舒适、清洁。

病人：取舒适坐位。

【操作程序】

查对后向病人解释穿刺目的→取坐位→嘱其擤净鼻涕→橡皮围裙（治疗巾）围于病人颈部→将浸有1%地卡因+1%麻黄素的棉片置于下鼻道顶部，（距下鼻甲前端约1～1.5cm处）作表面麻醉5min注意观察病人有无过敏反应→操作时一手固定头部，一手持穿刺针→置针于下鼻道近下鼻甲附着处，距下鼻甲前端后方约1cm→以45°角朝眼外眦方向穿刺→当穿入窦腔时有突然无阻力感觉→

如未穿透骨壁，可将穿刺点后移或作旋转钻进→穿入窦腔后，抽出针芯→令患者低头双手捧托弯盘→接上针筒试吸→如能抽出空气或脓液表示已刺入窦腔内→可注入盐水冲洗→嘱患者张口呼吸→至洗出液澄清为止→根据病情排出余液，注入适当抗生素液或甲硝唑液→冲洗完毕，拔出穿刺针→用1%麻黄素棉片填塞于下鼻道内止血→10min后取出→整理用物→洗手并记录冲洗结果。

【评价】

(1) 一次穿刺成功。

(2) 了解窦腔脓液性质。

(3) 明确诊断。

注意：

(1) 操作过程中，若病人有虚脱现象应立即拔针。

(2) 未确定针穿入上颌窦腔前禁止注入空气，不要进行冲洗。

(3) 穿刺部位及穿刺方向要正确，以免引起眼眶及面颊部肿胀诱发炎症。

(4) 7岁以下儿童上呼吸道急性炎症及身体衰弱、严重高血压、心脏病或血液病患者不宜穿刺。

8. 下鼻甲粘膜下注射技术

【评估】

(1) 病人年龄，病情及合作程度。

(2) 疾病性质及诊断。

【准备】

护士：按要求着装→洗手，戴口罩→备物→操作。

物品：无菌物品　鼻镜、枪状镊、5ml注射器、20~22号长针头。

药品　1%地卡因、1%麻黄素液、50%葡萄糖、80%甘油、20%磺胺嘧啶钠注射液、5%鱼肝油酸钠。

环境：安静、舒适、清洁。

病人：取舒适坐位。

【操作过程】

核对后向病人解释治疗目的与方法→取坐位，头靠于椅垫上→持枪状镊将浸有1%地卡因+1%麻黄素棉片贴于患侧下鼻甲作粘膜麻醉→5～10min后取出棉片→左手持鼻镜撑开前鼻孔→右手持已抽吸所需药液的注射器→由下鼻甲前端刺入→在粘膜下潜行至下鼻甲后端→抽吸无回血后缓缓地边退边注入2～4ml药液→注射后拔针用干棉球压迫刺入点→然后再注另一侧→整理用物→洗手。

【评价】

(1) 注射部位正确

(2) 达到给药目的。

注意：

(1) 注射后1～2天内有鼻堵加重现象，应先告知患者，以免产生顾虑，一般每周注射1次，3次为一疗程。

(2) 注射点要选择鼻甲肥大部分，防止局限于一点或限于鼻甲前端。

(3) 防止注射液漏入咽部。

(4) 棉片压迫好注射部位以防出血。

(5) 注意病人情况，当有虚脱发生时，应立即停止注射，使病人平卧。

9. 咽喉部喷雾技术

【评估】

(1) 病人年龄、病情、自理程度及文化程度。

(2) 咽喉部充血状况及炎症程度。

(3) 需用药物的性质、剂量及医嘱要求。

【准备】

护士：按要求着装→洗手，戴口罩→备物→操作。

物品：电喷雾器，连接管，无菌镊子罐1套，带盖塘磁罐2个（1个内装消毒液，1个装等渗盐水），0.5%新霉素液，氟美松，糜旦白酶等。

环境：安静、舒适、清洁。

病人：取舒适体位，情绪稳定。

【操作程序】

查对后向病人解释喷雾目的与方法→按医嘱配好药液→用无菌镊从消毒液内夹取接头→再将接头在等渗盐水中冲洗后接在喷雾器上→打开开关喷出雾状气体→请病人一手持雾化器接管，张口将喷雾器接头对准喉部喷药→嘱病人在喷雾中用口作深呼吸运动→喷雾时间 15min→喷雾毕关闭雾化器→将接头泡入消毒液罐内→整理用物→助病人取舒适体位→洗手。

【评价】

(1) 喷雾中病人舒适，无不良反应。

(2) 病人配合操作。

注意：

(1) 喷雾接头 1 个病人更换 1 次，随时消毒，浸泡 10min 即可。

(2) 喷雾一般 4～6 次为一疗程，隔日或每日 1 次。

10. 咽部封闭技术

【评估】

1. 病人年龄、病情。

2. 专科疾病适应证。

【准备】

护士：按要求着装→洗手，戴口罩→备物→操作。

物品：额镜，头灯，压舌板，5ml 注射器，7 号长针头。

强地松龙 0.2～0.4ml + 维生素 B_{12} 500μg + 利多卡因 2～3ml。

环境：安静、清洁、舒适。

病人：取舒适坐位，情绪稳定。

【操作程序】

查对后向病人解释封闭目的与方法→助病人取坐位，张口→用注射器抽吸药液→换 7 号长针头→右手持针，左手用压舌板压舌→针头刺入咽后壁左侧粘膜下→缓慢注入 1.5～2ml 药液→再刺入咽后壁右侧粘膜下→缓慢注入 1.5～2ml 药液→拔针→整理用物→洗手。

【评价】

(1) 操作后患者咽痒、干咳，异物感减轻或好转。

(2) 病人配合操作无不良反应。

注意：

(1) 注射时嘱咐病人尽量放松，感觉恶心时不要猛然扭动。

(2) 操作时动作要轻柔，进针勿太深。

11. 外耳道冲洗技术

【评估】

(1) 病人年龄、病情、自理程度及文化程度。

(2) 药液的性质、剂量及医嘱要求。

【准备】

护士：按要求着装→洗手，戴口罩→备物→操作。

物品：弯盘、洗耳球、治疗碗、20ml 注射器、等渗盐水、棉签。

环境：安静、清洁、舒适。

病人：取侧坐位。

【操作程序】

查对后向病人解释冲洗目的与方法→助病人侧坐位头偏向健侧→将弯盘置于患耳下方→嘱病人用手托弯盘→左手将病人耳廓向后上方轻轻牵拉→右手持盛满等渗盐水的洗耳球（或用 20ml 注射器从治疗碗内吸引盐水）→向外耳道壁缓缓地注入，借水的回流作用将耵聍或异物冲出→冲净为止→用干棉签将外耳道拭干→擦净病人面颊部整理用物→洗手。

【评价】

(1) 冲洗过程顺利，病人无不良反应。

(2) 病人配合操作。

注意：

(1) 冲洗所用盐水不可过冷或过热，以免刺激内耳，引起眩晕。

(2) 冲洗方向应斜对外耳道后上壁，不可直对鼓膜，以免损伤鼓膜，亦不可直对耵聍栓塞或异物，以免将之冲入深部。

(3) 有急性、慢性中耳炎病人不应冲洗。

12. 滴耳技术

【评估】

(1) 病人年龄、病情、自理程度及文化程度。

(2) 须用药液的性质、剂量及医嘱要求。

【准备】

护士：按要求着装→洗手，戴口罩→备物→操作。

物品：滴管、滴耳药、消毒棉球、棉签。

环境：安静、舒适、清洁。

病人：取舒适侧卧位。

【操作程序】

核对后向病人解释点耳目的与方法→助病人侧卧位，患耳向上→用棉签将耳道脓液拭净→左手将外耳道拉直→右手持滴管将药液顺外耳道后壁滴入3～5滴→用手指反复轻压耳屏数次→保持原体位5min→外耳道塞以消毒棉球→整理用物→洗手。

【评价】

(1) 正确无误达到给药目的。

(2) 病人配合操作。

注意：

(1) 药液温度应接近体温，过冷时须加温，以免滴入后出现前庭反应。

(2) 滴管不可触及外耳道壁，以免污染。

13. 耳手术备皮技术

【评估】

(1) 病人年龄，性别，病情及局部皮肤情况。

(2) 按医嘱要求备皮范围。

【准备】

护士：按要求着装→洗手，戴口罩→备物→操作。

物品：理发剪、推子、备皮刀、围裙、皂液、毛刷。

环境：安静、舒适、清洁。

病人：取坐位。

【操作程序】

核对后向病人解释备皮目的与方法→助病人坐位，围上围裙→用理发剪将患耳周围长头发剪掉（耳廓外三指为界，男病人可用推子）→再用毛刷涂皂液→备皮刀刮干净皮肤→毛巾擦净备皮区（嘱病人备皮后洗头）→女病人次日晨护士协助用发夹梳理头发露出手术区→整理用物→洗手。

【评价】

手术区皮肤清洁，符合手术要求。

注意：

(1) 交待病人备皮后洗澡，洗澡时防止污水进入耳内。

(2) 备皮时注意不要刮破皮肤，如有破口、疖肿等感染情况及时汇报，并用2.5%碘酊涂拭。

14. 耳包扎技术

【评估】

(1) 病人年龄、性别、病情及合作程度。

(2) 局部头发及皮肤情况。

【准备】

护士：按要求着装→洗手，戴口罩→备物→操作。

物品：绷带、纱布、网套。

环境：安静、清洁、舒适。

病人：取舒适坐位。

【操作程序】

核对后向病人解释包扎方法助正坐位→单耳包扎将绷带之起端置于患耳前、上、下各余出6～7cm，以便最后打结→绷带反折回额部绕至健侧耳后及枕部→在头部先绕2圈→至第三圈时由枕部绕至患耳下部→以后每圈压住上一圈的2/3包扎→以胶布固定绷带尾端→将预先留的带头打结→双耳包扎同单耳，但在两耳前均预留打结端。

【评估】

包扎固定牢固、美观。

注意：

(1) 在包扎前患耳后应垫纱布。

(2) 包扎松紧要适度，如过紧则可使病人头痛不适，过松则易滑脱。

(3) 新型头部网套，代替绷带包扎固定方便、省事，传统包扎法适用于加压包扎。

15. 耳廓抽液石膏技术

【评估】

(1) 病人年龄、病情及局部皮肤情况。

(2) 病人自理程度及合作情况。

【准备】

护士：按要求着装→洗手，戴口罩→备物→操作。

物品：弯盘、5ml注射器、石膏绷带、干棉球、2.5%碘酊、75%酒精、棉签、治疗巾。

环境：安静、清洁、舒适。

病人：取舒适坐位。

【操作程序】

核对后向病人解释操作目的与方法→助病人取侧坐位患耳向外→治疗巾铺于患耳下肩部→2.5%碘酒棉签消毒耳廓积液穿刺点（积液下方）→75%酒精棉签脱碘→用5ml注射器针穿刺抽吸皮下积液→抽净后用干棉球压迫→剪成耳廓形状石膏绷带用水浸湿→贴于耳廓内→用手擦平石膏待干→用肩部治疗巾擦净耳旁石膏粉→整理用物→洗手→嘱病人10天~2周前来拆除石膏。

【评价】

(1) 病人配合操作，并能说出拆除石膏的时间。

(2) 抽液及放石膏托操作符合治疗要求。

注意：

(1) 石膏松紧应适度，过紧压迫影响血液循环，过松局部仍可生长积液。

(2) 交待病人如有不适随时就诊。

16. 咽鼓管吹胀鼓膜按摩技术

【评估】

(1) 病人年龄、病情。

(2) 病人自理情况。

【准备】

护士：按要求着装→洗手，戴口罩→备物→操作。

物品：通气球、按摩球、温开水、一次性口杯。

环境：安静、清洁、舒适。

病人：取舒适坐位。

【操作程序】

核对后向病人解释操作目的与方法→助病人取坐位→将鼻涕擤

净→准备温开水一杯→嘱患者口含温开水→操作者将通气球堵住一侧鼻孔，左手将另一侧鼻孔捏紧→然后嘱患者咽水，同时急速用通气球向鼻腔吹气→使高压气流进入中耳，病人两耳内有感觉→反复做2~3次→通气后用按摩球轻轻做鼓膜按摩，1~2min→4次为1疗程→整理用物→洗手。

【评价】

（1）病人“耳闷、耳堵”感减轻。

（2）听力有所恢复。

注意：

（1）急性上呼吸道炎症期或鼻腔有积脓者不宜作吹胀法。

（2）打气不要太猛，以免将鼓膜吹破。

（张　平）

（二）耳鼻喉科护理技术操作考核评分标准

1. 气道吸痰技术操作考核评分标准

单位＿＿＿＿＿班级＿＿＿＿＿姓名＿＿＿＿＿学号＿＿＿＿＿

项目		总分	技术操作要求	评分等级				实际得分	备注
				A	B	C	D		
仪表		5	仪表端庄，服装整洁，戴口罩	5	4	3	2		
评估		10	病人病情、呼吸状态及痰液情况	5	4	3	2		
			与病人沟通有效，语言恰当	5	4	3	2		
操作前准备		6	备齐物品放置妥当	2	1	0	0		
			检查吸引器与氧气装置、空气消毒	2	1	0	0		
			洗手	2	0	0	0		
操作过程	安全与舒适	5	助病人卧位舒适安全	3	2	1	0		
			环境安静、整洁、舒适	2	1	0	0		
	气管内吸痰	60	向病人解释	2	1	0	0		
			助病人取仰卧位，头偏向一侧	2	1	0	0		
			打开吸引器并连接吸痰管方法正确	3	2	1	0		
			夹持吸痰管手法正确	12	8	4	2		
			吸痰管插入气管套管内长度、角度适当	12	8	4	2		
			一次吸痰时间小于15s	6	5	4	3		
			盐水冲洗吸痰管泡入消毒液	6	5	4	3		
			关闭吸引器，盘绕皮管放置合适	6	5	4	3		
			气管套管内滴药方法正确	9	7	5	3		
			气管套管口盖湿纱布	2	1	0	0		
操作后		6	物品处理正确	2	1	0	0		
			病人安置舒适，床单位整洁	2	1	0	0		
			洗手	2	0	0	0		
评价		8	操作方法正确，节力、有效	2	1	0	0		
			呼吸道通畅，无痰鸣音	2	1	0	0		
			操作过程中无菌、清洁、无污染	2	1	0	0		
			病人感觉舒适	2	1	0	0		
总分		100							

主考教师＿＿＿＿＿　　　　考核日期＿＿＿＿＿

2. 鼻腔滴药技术操作考核评分标准

单位________班级________姓名________学号________

项目		总分	技术操作要求	评分等级				实际得分	备注
				A	B	C	D		
仪表		5	仪表端庄，服装整洁	5	4	3	2		
评估		10	病人年龄、病情、鼻腔粘膜充血及分泌物情况	3	2	1	0		
			需滴药液性质、剂量及病人自理程度、知识水平	3	2	1	0		
			与病人沟通语言、内容恰当，态度真诚	4	3	2	1		
操作前准备		5	备齐物品，放置妥当	3	2	1	0		
			洗手	2	0	0	0		
操作过程	安全与舒适	10	查对认真	4	3	2	1		
			病人体位舒适	4	3	2	1		
			环境整洁、温暖	2	1	0	0		
	鼻腔滴药	56	再次核对	2	1	0	0		
			向病人解释或指导滴药方法	5	4	3	2		
			嘱病人擤出鼻内分泌物	5	4	3	2		
			助病人仰卧，肩下垫枕、头后仰、鼻孔向上	8	6	4	2		
			手持滴管滴药方法正确	15	12	8	6		
			每侧鼻腔滴药剂量正确（每侧3滴）	8	6	4	2		
			滴药后轻按鼻翼	8	6	4	2		
			嘱病人休息3～5min	5	4	3	2		
操作后		6	整理用物及床单位	2	1	0	0		
			病人安置舒适体位	2	1	0	0		
			洗手	2	0	0	0		
评价		8	操作方法规范、熟练、节力	5	4	3	2		
			病人感觉舒适，无不良反应	3	2	1	0		
总分		100							

主考教师________　　　　考核日期________

3. 鼻腔喷雾技术操作考核评分标准

单位________班级________姓名________学号________

项目		总分	技术操作要求	评分等级 A	B	C	D	实际得分	备注
仪表		5	仪表端庄,服装整洁	5	4	3	2		
评估		10	病人年龄、病情、鼻腔粘膜充血及分泌物情况	3	2	1	0		
			喷入药物性质、剂量	3	2	1	0		
			与病人沟通语言、内容恰当,态度真诚	4	3	2	1		
操作前准备		5	备齐用物,放置妥当	3	2	1	0		
			洗手	2	0	0	0		
操作过程	安全与舒适	10	查对认真	4	3	2	1		
			病人体位舒适	4	3	2	1		
			环境整洁、温暖,光线明亮	2	1	0	0		
	鼻腔喷药	56	再次核对	2	1	0	0		
			向病人解释	5	4	3	2		
			助病人取半卧位,头向后仰	7	6	5	4		
			一手持鼻镜手法正确	6	5	4	3		
			鼻镜撑开前鼻孔方法正确	12	10	8	6		
			一手持喷雾器喷药方法正确	14	12	10	8		
			喷药剂量合适	8	6	4	3		
			喷药毕擦净面部	2	1	0	0		
操作后		6	整理用物及床单位	2	1	0	0		
			助病人安置舒适体位	2	1	0	0		
			洗手	2	0	0	0		
评价		8	操作方法规范、熟练	5	4	3	2		
			病人感觉舒适,无不良反应	3	2	1	0		
总分		100							

主考教师________　　　　考核日期________

4. 鼻腔冲洗技术操作考核评分标准

单位________班级________姓名________学号________

项目		总分	技术操作要求	评分等级 A	B	C	D	实际得分	备注
仪表		5	仪表端庄,服装整洁	5	4	3	2		
评估		10	病人病情,冲洗药液的性质及医嘱要求	3	2	1	0		
			病人自理、耐受程度	3	2	1	0		
			与病人沟通语言、内容恰当,态度真诚	4	3	2	1		
操作前准备		5	备齐用物,放置妥当	3	2	1	0		
			洗手	2	0	0	0		
操作过程	安全与舒适	10	查对认真	4	3	2	1		
			病人体位舒适	3	2	1	0		
			环境整洁、安全,光线明亮	3	2	1	0		
	鼻腔冲洗	58	再次核对	2	1	0	0		
			向病人解释	2	1	0	0		
			助病人取坐位,头向前倾	5	4	3	2		
			灌洗桶悬挂位置、高度适宜(高于头部约50cm)	5	4	3	2		
			橄榄头连接灌洗桶方法正确	4	3	2	1		
			橄榄头塞入病人鼻孔深度合适	4	3	2	1		
			开放控制夹冲洗鼻腔方法正确	15	12	10	6		
			指导病人张口发“啊”音	7	5	4	3		
			两侧鼻腔交替冲洗方法正确	12	8	6	5		
			冲洗毕擦洗面部	2	1	0	0		
操作后		6	整理用物及床单位	2	1	0	0		
			病人安置舒适体位	2	1	0	0		
			洗手	2	0	0	0		
评价		6	操作方法规范、熟练	3	2	1	0		
			鼻腔冲洗干净、病人无不良反应	3	2	1	0		
总分		100							

主考教师________　　　　考核日期________

5. 鼻腔手术备皮技术操作考核评分标准

单位________ 班级________ 姓名________ 学号________

项目		总分	技术操作要求	评分等级 A	B	C	D	实际得分	备注
仪表		5	仪表端庄、服装整洁,戴口罩	5	4	3	2		
评估		10	病人病情,鼻腔病变情况,手术对皮肤准备的要求	3	2	1	0		
			病人的自理、合作程度	3	2	1	0		
			与病人沟通语言、内容恰当,态度真诚	4	3	2	1		
操作前准备		5	备齐用物,放置合另	3	2	1	0		
			洗手	2	0	0	0		
操作过程	安全与舒适	10	查对认真	4	3	2	1		
			病人体位舒适	4	3	2	1		
			环境整洁、温暖,光线明亮	2	1	0	0		
	鼻腔备皮	55	再次核对	2	1	0	0		
			向病人解释	2	1	0	0		
			助病人取坐位,头稍后仰	3	2	1	0		
			额镜对光	2	1	0	0		
			双侧鼻孔涂凡士林适量	6	5	4	3		
			左手拇指抬起鼻尖	4	3	2	1		
			右手持剪刀沿鼻毛根部剪除鼻孔方法正确	18	14	10	6		
			擦净鼻毛	2	1	0	0		
			再次检查是否剪净	3	2	1	0		
			酒精消毒鼻前庭	10	8	6	4		
			交待注意事项(男病人剃胡须)	3	2	1	0		
操作后		5	整理用物	3	2	1	0		
			洗手	2	0	0	0		
评价		10	操作动作轻巧,规范	4	3	2	1		
			病人舒适,鼻腔准备符合要求	6	5	4	3		
总分		100							

主考教师________ 考核日期________

6. 咽喉部喷雾技术操作考核评分标准

单位＿＿＿＿＿班级＿＿＿＿＿姓名＿＿＿＿＿学号＿＿＿＿＿

项目		总分	技术操作要求	评分等级 A	B	C	D	实际得分	备注
仪表		5	仪表端庄、服装整洁，戴口罩	5	4	3	2		
评估		10	病人病情，咽部炎症情况及治疗要求	3	2	1	0		
			需用药物的性质	3	2	1	0		
			与病人沟通语言、内容恰当，态度真诚	4	3	2	1		
操作前准备		5	备齐用物，放置合理	3	2	1	0		
			洗手	2	0	0	0		
操作过程	安全与舒适	10	查对认真	4	3	2	1		
			病人体位舒适	3	2	1	0		
			环境整洁、光线明亮	3	2	1	0		
	咽喉喷药	59	再次查对	2	1	0	0		
			向病人解释	2	1	0	0		
			按医嘱配好药液	2	1	0	0		
			无菌镊夹取接头不污染	8	6	4	3		
			接头用无菌等渗盐水冲洗不污染	8	6	4	3		
			接头接喷雾器	4	3	2	1		
			喷雾器接头对准喉部喷药方法正确	10	8	6	4		
			喷雾中指导病人深呼吸	10	8	6	4		
			喷药时间 15min	7	5	4	3		
			喷雾毕接头泡入消毒液中	4	3	2	1		
			擦净病人面部	2	1	0	0		
操作后		5	整理用物，助病人取舒适体位	3	2	1	0		
			洗手	2	0	0	0		
评价		6	操作规范、熟练	3	2	1	0		
			病人舒适，无不良反应	3	2	1	0		
总分		100							

主考教师＿＿＿＿＿　　　　考核日期＿＿＿＿＿

7. 滴耳技术操作考核评分标准

单位__________班级__________姓名__________学号__________

项目		总分	技术操作要求	评分等级 A	B	C	D	实际得分	备注
仪表		5	仪表端庄,服装整洁	5	4	3	2		
评估		10	病人病情,所用药液性质、剂量、医嘱要求	4	3	2	1		
			病人自理程度,对滴耳技术的知识水平	3	2	1	0		
			与病人沟通语言、内容恰当,态度真诚	3	2	1	0		
操作前准备		5	备齐用物,放置妥当	3	2	1	0		
			洗手	2	0	0	0		
操作过程	安全与舒适	10	查对认真	4	3	2	1		
			病人体位舒适	3	2	1	0		
			环境整洁、温暖、光线明亮	3	2	1	0		
	滴耳	58	再次核对	3	2	1	0		
			向病人解释	3	2	1	0		
			助病人体位正确(患耳在上)	6	5	4	3		
			拭净耳道脓液	6	5	4	3		
			一手牵拉外耳道方法正确	12	10	8	6		
			一手滴药(药液顺外耳道后壁滴入)	12	10	8	6		
			手指轻压耳屏	8	6	4	2		
			指导病人休息 5min 左右	6	5	4	3		
			外耳道塞以棉球	2	1	0	0		
操作后		6	整理用物及床单位	2	1	0	0		
			洗手	2	0	0	0		
			病人安置舒适卧位	2	1	0	0		
评价		6	操作方法正确、熟练、节力	3	2	1	0		
			病人感觉舒适,无不良反应	3	2	1	0		
总分		100							

主考教师________ 考核日期________

七、口腔科护理技术

（一）口腔科护理技术操作规程

1.Bass刷牙技术

【评估】

(1) 服务对象的年龄、文化程度、卫生习惯及心理需要。

(2) 服务对象的口腔保健知识。

【准备】

护士：按要求着装→洗手→备物。

物品：牙殆模型、保健牙刷

环境：安静、清洁。

【操作程序】

讲解：

①什么是牙菌斑？菌斑的形成和危害。

菌斑是由大量不同细菌聚集在一起并粘附于牙面上的，软而不能被水冲掉的或不能漱掉的沉积物，它是引起牙周组织疾病的主要原因。

菌斑是牙周病发生的主要原因，它是粘附在牙齿表面的细菌团块。牙周组织炎症主要是菌斑的菌体和毒素引起的，菌斑在牙周不断形成时构成对牙周组织的威胁。

②什么是去除菌斑最有效的方法？

水平颤动Bass刷牙法是去除菌斑最有效的方法

③刷牙的次数及时间？

每天刷牙两次，每次2~3min。早、晚刷牙，睡前（晚）刷牙最重要。

④牙刷及牙膏的选择。

牙刷的选择：选择磨毛牙刷，刷毛要软，牙刷头的长度≤30mm，宽度≤11mm，毛束排数≤3~4排，刷毛长≤11mm。

牙膏的选择：选用含氟牙膏，不依赖药物牙膏。

⑤牙刷的更换及保养。

牙刷的更换：牙刷一般在使用2~3个月后即应更换。牙刷使用后，刷毛变形、弯曲开叉应及时更换，以免刺伤牙龈。

牙刷的保养：刷牙后把牙刷洗净、甩干，刷头朝上竖直放置，以保持清洁干燥，避免细菌繁殖。

示教：

①将刷毛放于牙颈部，刷毛指向龈缘与牙面呈45°角→轻轻加压，使毛束末端一部分进入龈沟，一部分进入牙间隙；

②轻压刷毛→在原位做4~6次前后向的水平颤动；

③重复同样的动作，按一定的顺序刷牙→移动牙刷时要有重叠，切勿遗漏，尤其是最后一颗牙的远中面及牙弓转折处；

④刷上、下前牙的舌面，可将牙刷头竖起→以刷头的前部接触牙齿→做上、下颤动；

⑤刷牙殆面，刷毛紧压殆面使毛端伸入点间隙内，牙刷做短的前后向颤动。

⑥刷牙的重点部位为龈沟内、牙间隙。

【评价】

(1) 服务对象了解什么是菌斑、菌斑的形成及危害。

(2) 服务对象掌握Bass刷牙法。

(3) 服务对象了解牙刷、牙膏的选择，牙刷的保养和更换，刷牙的时间和次数。

（李文秀）

2. 牙线洁牙技术

【评估】

(1) 服务对象的年龄、文化程度、卫生习惯及心理需要。

(2) 服务对象的口腔保健知识。

【准备】

护士：按要求着装→洗手→备物。

物品：牙线、牙殆模型。

环境：安静、清洁。

【操作程序】

洗手→向服务对象解释使用牙线的注意事项→取 0.5m 长的牙线一根→两端分别缠在左右手中指上；

清洁右上后牙：右手拇指和左手食指掌面绷紧牙线→将牙线拉锯式通过两牙间接触点（牙缝）→使牙线进入牙龈沟→拇指在牙的颊侧帮助将面颊牵开→两手食指蹦紧牙线→将牙线包绕在一侧牙齿邻面并包绕邻面颈部→由上至下刮除邻面菌斑及软垢→每牙上下刮除 4～6 次→反之刮除另一牙邻面菌斑及软垢→将牙线紧贴一侧牙齿邻面→由上至下将牙线拉锯式从两牙间接触点（牙缝）取出→用清水漱口，冲净被刮下的食物软垢等物。

清洁左上后牙：方法同清洁右上后牙；

清洁右下后牙：两手食指掌面绷紧牙线→将牙线包绕在一侧牙齿邻面并包绕邻面颈部→由下至上刮除邻面菌斑及软垢→其他方法同清洁右上后牙；

清洁左下后牙：方法同清洁右下后牙。

清洁上前牙：两手拇指掌面绷紧牙线→将牙线拉锯式通过两牙间接触点（牙缝）→使牙线进入牙龈沟→将牙线紧贴一侧牙齿邻面并包绕邻面颈部→由上至下刮除邻面菌斑及软垢→每牙上下刮除 4～6 次→反之刮除另一牙邻面菌斑及软垢→将牙线紧贴一侧牙齿邻面→由上至下将牙线拉锯式从两牙间接触点（牙缝）取出→用清水漱口，冲净被刮下的食物软垢等物；清洁下前牙，两手食指掌面绷紧牙线→将牙线紧贴一侧牙齿邻面并包绕邻面颈部→由下至上刮除邻面菌斑及软垢→其他方法同清洁下前牙。

操作后→洗手→处理用物。

【评价】

1. 服务对象能复述牙线洁牙方法和目的。

2. 服务对象基本掌握牙线洁牙操作方法。

（李文秀　季桂敏）

3. 下颌阻生齿拔除术配合与击锤技术

【评估】

(1) 病人病情、年龄、牙位、药物过敏史、有无拔牙禁忌证。

(2) 病人耐受力和心理反应。

【准备】

护士：按要求着装→洗手、戴口罩→备物

物品：检查器一套、口杯、敷料、牙钳、牙挺、牙龈分离器、拔牙窝刮匙、凿子、锤子、孔巾、手套、口角拉勾、刀柄、刀片、骨膜分离器、缝针线、持针器、根尖挺、注射器、麻药、2.5%碘酊、75%酒精，必要时备涡轮机、手机、钻针。

环境：清洁、安静、舒适。

病人：取合适坐位，张口时下殆牙合面与地面平行。

【操作程序】

拔牙：准备好用物→向病人解释拔牙过程中的注意事项→给病人系好胸巾→给口杯注水→调灯光、椅位、头托→让病人漱口→酒精棉球消毒口周皮肤→铺无菌孔巾→协助医生核对牙位→根据医嘱抽吸麻药→协助医生用拉钩拉开口角→医生操作时用吸唾器吸净唾液或血液→需劈开拔牙时，医生使用凿子操作，此时护士需用锤子→击锤前提醒病人注意，作好心理准备→左手托护下颌角→右手握锤→注意击锤力量适中→连击两次（一轻二重或一重二轻）击锤速度快、准→必要时协助医生止血、剪线→术中密切观察和询问病人有无不适→备好碘仿海绵或碘仿纱条交医生处理拔牙窝。

拔牙后：向病人交待拔牙后注意事项→嘱病人在候诊椅休息半小时，如无不适方可离院→整理用物→浸泡清洗灭菌器械→物归原处→洗手。

【评价】

(1) 病人了解拔牙后注意事项，拔牙目的和意义，术中配合好。

(2) 操作顺利，病人无不良反应。

(3) 术中医护配合默契，击锤方法正确。

（李文秀）

4. 印模材调拌技术

【评估】

（1）病人年龄、体质，应对能力。

（2）对修复体的认识程度。

（3）有无特殊需要。

【准备】

护士：按要求着装→洗手→备物。

物品：口腔治疗盘一套、口杯、面巾纸、托盘（根据修复体的位置选择）、调刀、橡皮碗、印模材、水。

环境：安静、清洁、舒适。

病人：调节椅位，使病人舒适。

【操作程序】

调拌印模材：将印模材与水按 1:1 的比例放入橡皮碗内→左手持橡皮碗，右手持调刀→将印模材与水充分调拌均匀→增加调拌速度，将调拌好的材料收拢于碗一侧→反复挤压排出气泡，使印模材均匀细腻。

取上颌模型：一次性把调好的印模材放入托盘内，材料适度，递于医生。

取下颌模型：分两次把调好的印模材放入托盘内，呈条形状递于医生。

取印模后：嘱病人漱口→协助病人擦净口周→清理用物→洗手→填写印模通知单→将印模送至模型室。

【评价】

（1）印模材均匀、细腻、表面光滑。

（2）操作程序流畅，动作准确。

（3）操作完毕，橡皮碗及调拌刀清洁。

（徐　琨）

5. 调取上下颌印模技术

【评估】

（1）病人年龄、体质，应对能力。

(2) 病人合作程度，对取上下颌印模的知识水平。

【准备】

护士：按要求着装→洗手→备物。

物品：检查器一套、口杯、面巾纸、托盘、调刀、橡皮调碗、酒精灯、火柴、蜡刀、蜡片、印模材。

环境：清洁、安静、舒适。

病人：调节椅位，使病人舒适。

【操作程序】

调印模：查对→取适量水和藻酸盐印模粉（按比例，体积比为，粉∶水＝1∶2，重量比为，粉∶水＝1∶3）→放入橡皮碗内→左手手心向上持橡皮碗，右手持石膏调刀→调拌水和印模粉调拌时调刀与橡皮碗内壁平面接触，然后轻轻移动橡皮碗（8字法或旋转法）→使材料与水均匀混合成圆团状，靠拢于橡皮碗一侧→反复挤压（避免出现气泡）→调好的印模材均匀细致，稀稠适度（调拌时间30～45s）

上托盘
- ↗上颌：从远中方向向近中轻轻推入一次把印模材放好，以免形成气泡，将印模材抹匀→调拌的印模材适量，剩余不超过5g。
- ↘下颌：将材料形成条状于调刀上，从托盘的一端向另一端旋转盛入→调拌的印模材适量，剩余不超过5g。

取上颌印模：向病人解释操作方法，使病人合作→为病人系好胸巾→给口杯注水→调整椅位→选择合适上颌托盘→站在病人右后侧→上颌应与操作者的肘部相平或稍高，头部稍前倾，以防印模材流向口咽部引起恶心→左手轻轻拉起病人上唇→嘱病人用鼻吸气，口呼气→右手将托盘逆时针旋转放入病人口中→牙中线对准托盘凹陷部位→放正后平行向腭侧盖部抬起托盘→就位后固定位置不能移动，唇颊侧印模要充实→2min后取出。

取下颌印模：向病人解释操作方法，使病人配合→为病人系胸巾→给口杯注水→调整椅位→选择合适的下颌托盘→站在病人右前侧→病人下颌与操作者的上臂中部相平，下颌𬌗水平与地面平行→左手轻轻拉起病人下唇→嘱病人用鼻吸气，口呼气→右手将托盘顺时针放入病人口中→嘱病人卷舌的同时将托盘平行向下放入→对准中线，固定位置→唇颊侧印模要充实→2min 后取出。

取印模后：嘱病人漱口→为病人擦净口周→专用水池冲洗模型→清理用物→洗手→填写印模记录单→将印模送模型室。

【评价】

(1) 取好的印模上下殆牙列、牙槽完整、清晰、准确，无明显气泡。

(2) 操作顺利，病人无不良反应，感觉舒适安全。

(3) 病人了解取印模的目的、方法，配合操作。

(李文秀)

6. 磷酸锌粘固粉调和技术

【评估】

(1) 医生治疗程序。

(2) 磷酸锌粘固粉的性能。

【准备】

护士：着装、仪表符合要求→洗手→备物。

物品：消毒过的干燥调和板、调刀、磷酸锌粘固粉和正磷酸水溶液。

环境：诊室内安静、清洁。

【操作程序】

查对物品→取适量磷酸锌粉和正磷酸水溶液置于调和板两端→取完粉和液后将瓶盖盖好（以免液体挥发，粉末潮解）→左手持调板，右手握调刀，站在治疗椅的左侧→将粉分成两等份，取一份加入到液中朝一个方向研磨，使调刀与调和板完全接触调和均匀→根据治疗需要将剩余粉分次少量徐徐加入→1min 内完成递给医生→整理用物。

【评价】

(1) 夹取物品方法正确。

(2) 所调的粘固粉符合治疗要求。

(3) 调和完毕，调和板及调和刀清洁。

注意：根据治疗要求，磷酸锌粘固粉有两种调和法

(1) 作为充填材料垫底用时调至面团状，有可塑性。

(2) 作为粘贴单冠、戴环时用的粘接材料要调至为拉丝状。

（徐　琨）

7. 玻璃离子水门汀充填术配合技术

【评估】

(1) 病人病情及牙位，自理能力、合作耐受程度。

(2) 病人对玻璃离子水门汀充填的知识水平。

(3) 病人对治疗的心理反应。

【准备】

护士：按要求着装→洗手→备齐用物→操作。

物品：口腔检查器一套、敷料、口杯、吸引器、聚脂薄膜、小海绵块、玻璃离子水门汀粉、玻璃离子水门汀液、玻璃板、调刀、充填器、凡士林油。

环境：清洁、安静、舒适。

病人：取舒适坐位。

【操作程序】

充填：携物至诊疗椅旁→护士向病人解释玻璃离子水门汀充填过程中的注意事项→为病人系好胸巾→调整椅位、灯光→医生用汽枪吹干牙面→医生把聚脂薄膜放入患牙两侧的牙缝中将邻牙分开→医生根据牙位选择合适的玻璃离子水门汀充填材料→护士根据龋洞大小，取适量的玻璃离子水门汀粉和液放在玻璃板上→用水门汀调刀调拌玻璃离子水门汀→调拌好递送到检查器中→医生为病人充填→护士递送充填器械→护士用吸唾器吸出病人口中的唾液→玻璃离子水门汀充填自凝后，医生修整牙齿外形→护士把沾有凡士林油的小海绵块递送到检查器中→医生在修复体上涂抹凡士林油。

玻璃离子水门汀调拌：充填时粉液比例为2:1，垫底时粉液比例为3:1。调拌时把粉分次均匀加入液中旋转研磨，粉液混合均匀成面团状或拉丝状，无气泡、无颗粒，调拌时间为30~60s。

充填后：整理治疗盘内器械→用完材料后及时盖好，以防止受潮或挥发→向病人解释充填后注意事项→洗手→更换器械。

【评价】

（1）操作顺利，病人无不良反应。

（2）病人了解玻璃离子水门汀充填的意义和目的。

（3）调拌材料选择恰当，粉液比例合适，时间不超过1min。

（李文秀）

8. 光敏修复术配合法

【评估】

（1）病人病情及心理状态。

（2）病人配合及耐受程度。

（3）病人对光敏修复的知识水平。

【准备】

护士：按要求着装→洗手→备齐用物→准备光敏治疗车→核对牙位。

物品：口腔检查器一套、敷料、口杯、面巾纸、吸引器、涡轮机头、充填器、抛光钻、光敏车（光敏灯、电源设备、酸蚀液、小刷子（或小海绵块）、粘和剂、玻璃纸条、比色板、光敏材料、小镜子）必要时备邻面牙切纱条。

环境：清洁、安静、舒适。

病人：调整椅位、灯光，使病人舒适，便于医生操作。

【操作程序】

将物品推至治疗椅旁→协助医生核对牙位→向病人解释操作过程中的注意事项→为病人系胸巾→给口杯注水→调节椅位、灯光→核对用物是否齐全→插接好光敏灯电源。

涂酸蚀剂：医生用棉球或棉卷隔湿→护士用小刷子（或小海绵块）沾适量酸蚀液放入检查器中→医生酸蚀牙面→酸蚀后医生用三用枪冲洗牙面→护士用吸唾器吸出口腔中的水和唾液→医生用三用枪吹干牙面。

涂粘和剂：医生用棉球或棉卷隔湿→护士用小刷子（或小海绵块）沾适量粘和剂放入检查器中→医生在牙面上涂粘和剂→护士递送光敏灯给医生→医生用光敏灯照射牙面20s→同时护士嘱病人闭眼→护士用吸唾器吸出口腔中唾液。

充填：护士提供比色板让医生选择光敏树脂→医生用棉球或棉

卷隔湿→医生用光敏树脂修复牙齿→护士递取各种充填器→护士用吸唾器吸出口腔中唾液→医生用光敏灯照射牙面20s→同时护士嘱病人闭眼。

抛光：为医生备好光敏抛光钻→医生为病人抛光→护士用吸唾器吸出口腔中唾液→抛光后让病人漱口、用面巾纸擦净面部→给病人一面镜子让病人观看修复的牙齿。

治疗后：医生（护士协助）嘱病人治疗后注意事项→整理用物→浸泡消毒器械→洗手→各种物品放回原位备用。

【评价】

(1) 操作配合顺利，病人无不良反应，达到预期效果。

(2) 病人了解光敏修复的目的、治疗方法、术中配合。

(3) 操作全过程医护配合协调，护士操作熟练。

（李文秀　季桂敏）

9. 口腔冲洗法

【评估】

(1) 病人年龄、病情、意识状态、口腔粘膜状况。

(2) 口腔冲洗的目的。

(3) 病人自理能力、合作耐受程度。

(4) 病人对口腔冲洗的心理反应。

【准备】

护士：按要求着装→擦车→洗手→戴口罩→备物→向患者解释操作。

物品：无菌盘、弯盘2个，冲洗针头、金属吸引器头1套，口镜2个、盐水棉球、20ml注射器1支、手电筒、治疗巾、3%双氧水、生理盐水、吸引装置1套、唇膏1支、1:500洗消净毛巾碗1套或其它消毒剂。

环境：清洁、温暖、舒适。

病人：取半卧位

【操作程序】

冲洗：车推至床旁→查对→向病人解释→颈下铺巾→生理盐水棉球湿润口周→用口镜拉开口角或嘱病人张口检查口腔粘膜状况→

放置弯盘于病人胸前或口角旁→注射器抽吸药液接冲洗针头→注射器用力加压将药液注入口内冲洗（顺序：双侧牙间隙→龈颊沟→创面→上腭→舌→口底）→助手手持吸引器头吸引口腔内冲洗液→冲洗中观察病人反应及耐受能力→指导病人（将口内液体用舌顶出吸净）→冲洗毕为病人擦净面部→必要时涂唇膏。

冲洗后：妥善安置病人卧位→整理床单位→擦手→处理用物→浸泡消毒→洗手。

【评价】

（1）病人感觉舒适

（2）操作顺利，病人无不良反应

（3）病人了解口腔冲洗的目的、方法，配合操作

注意：

（1）昏迷患者一般不做口腔冲洗，以防药液吸入呼吸道。

（2）长期应用抗生素应注意口腔粘膜有无霉菌感染。

（3）传染病人的用物按隔离消毒原则处理。

（胡晓宏）

10. 颌面手术后气管切开伤口换药技术

【评估】

（1）病人病情，呼吸情况，气管切开伤口周围皮肤状况。

（2）气管切开换药的目的。

（3）病人耐受程度及合作程度。

【准备】

护士：按要求着装→洗手、戴口罩→备物→向病人解释→操作。

物品：无菌弯盘、止血钳、镊子、酒精棉球、生理盐水棉球、方块纱布、敷料剪、治疗巾。

环境：清洁、温暖、舒适。

病人：平卧位→暴露气管切开伤口。

【操作程序】

治疗车推至病人床旁→查对→向病人解释→颈、肩下铺巾→检查气管切开外套管系带松紧度→用盐水棉球湿润伤口→用镊子取下

污染敷料放入弯盘内→酒精棉球擦拭气管切开的伤口周围→生理盐水棉球擦拭伤口→用无菌敷料剪剪开纱布一端（约1/2长）→将剪开部分用无菌镊垫入气管套管下→操作中观察病人耐受情况，必要时吸痰→换药毕撤颈下治疗巾→整理床单位→将病人安置舒适卧位→消毒液毛巾擦手→治疗车推回换药室→整理用物→浸泡消毒→洗手。

【评估】

(1) 病人舒适。

(2) 操作顺利，病人无不良反应。

(3) 病人了解换药的目的、方法，能配合操作。

（胡晓宏）

11. 口腔颌面伤口负压引流法

【评估】

(1) 病人病情及创口状况。

(2) 负压引流的目的。

(3) 病人自理能力、合作程度。

(4) 病人对负压引流的心理反应。

【准备】

护士：按要求着装→洗手→戴口罩→备物→向患者解释→操作。

物品：无菌负压引流包（内有1 000ml引流瓶、橡胶瓶塞、金属连接管2根、盐水接头1个外包纱布）、无菌连接管2根、胶布1卷、墙壁吸引装置1套、1∶500洗消净毛巾碗1套或其它消毒剂、记录本。

环境：清洁、温暖、舒适。

病人：取半卧位→暴露创口引流管。

【操作程序】

负压引流：车推至床旁→查对→向病人解释→安装口腔负压吸引装置→检查吸引装置的性能→确认负压正常→消毒毛巾擦手→取无菌负压瓶→检查负压瓶日期、有无破损及潮湿情况→安装瓶塞→连接引流管→去除局部伤口引流管敷料→连接创口引流管与负压引流管→固定管道→观察负压引流情况→负压引流瓶移至床下→向病人交待注意事项。

操作后：整理床单位→将病人安置舒适卧位→擦手→记录→车推回换药室→整理用物→洗手。

【评价】

（1）病人舒适，环境安排合理。

（2）操作顺利，病人无不良反应。

（3）病人了解负压引流的目的、方法，配合操作。

注意：

（1）引流瓶应低于伤口，如高于伤口引流物会倒流。

（2）管道应不受压、不扭曲。

（胡晓宏）

(二) 口腔科护理技术操作考核评分标准

1.Bass 刷牙技术操作考核评分标准

单位________ 班级________ 姓名________ 学号________

项目		总分	技术操作要求	评分等级 A	B	C	D	实际得分	备注
仪表		5	仪表端庄，服装整洁	5	4	3	2		
评估		10	服务对象的情况及心理需要	4	3	2	1		
			宣教要有针对性，注重效果	6	5	4	3		
操作前准备		5	洗手	2	0	0	0		
			备齐用物	3	2	1	0		
操作过程	讲解	20	什么是牙菌斑	4	3	2	1		
			去除菌斑的方法	4	3	2	1		
			刷牙的时间及次数	4	3	2	1		
			牙刷及牙膏的选择	4	3	2	1		
			牙刷的更换及保养	4	3	2	1		
	示教Bass刷牙法	35	刷毛放置位置及角度正确	5	4	3	2		
			轻压刷毛，在原位做 4～6 次前后向的水平颤动	5	4	3	2		
			刷牙顺序正确（移动牙刷时要有重叠，切勿遗漏，尤其最后一颗牙的远中面及牙弓转折出）	10	8	6	4		
			刷上、下前牙的舌面方法正确	5	4	3	2		
			刷牙骀面方法正确	5	4	3	2		
			刷牙的重点部位正确	5	4	3	2		
操作后		15	病人练习 Bass 刷牙法	5	4	3	2		
			病人复述 Bass 刷牙法	5	4	3	2		
			整理用物	3	2	1	0		
			洗手	2	0	0	0		
评价		10	病人能复述 Bass 刷牙法内容	5	4	3	2		
			病人基本掌握 Bass 刷牙法	5	4	3	2		
总分		100							

主考教师________ 考核日期________

2. 牙线洁牙技术操作考核评分标准

单位________班级________姓名________学号________

项目		总分	技术操作要求	评分等级				实际得分	备注
				A	B	C	D		
仪表		5	仪表端庄,服装整洁	5	4	3	2		
评估		10	服务对象的卫生习惯,文化程度	5	4	3	2		
			服务对象对口腔健康的需求	5	4	3	2		
操作前准备		5	洗手	2	0	0	0		
			备齐用物	3	2	1	0		
操作过程	讲解	10	什么是菌斑	5	4	3	2		
			菌斑与牙周病的关系	5	4	3	2		
	示教牙线使用法	50	取牙线长度合适,手法正确	8	6	4	2		
			清洁右上后牙,方法正确	7	5	3	1		
			清洁右下后牙,方法正确	7	5	3	1		
			清洁左上后牙,方法正确	7	5	3	1		
			清洁左下后牙,方法正确	7	5	3	1		
			清洁上前牙,方法正确	7	5	3	1		
			清洁下前牙,方法正确	7	5	3	1		
操作后		10	服务对象复述并练习操作	5	4	3	2		
			整理用物	3	2	1	0		
			洗手	2	0	0	0		
评价		10	服务对象能复述牙线洁牙法内容	5	4	3	2		
			服务对象基本掌握牙线洁牙法	5	4	3	2		
总分		100							

主考教师________　　　　考核日期________

3. 下颌阻生齿拔除术配合击锤技术操作考核评分标准

单位________ 班级________ 姓名________ 学号________

项目		总分	技术操作要求	评分等级 A	B	C	D	实际得分	备注
仪表		5	仪表端庄,服装整洁,戴口罩	5	4	3	2		
评估		10	病人病情	3	2	1	0		
			病人合作、耐受程度	3	2	1	0		
			解释操作方法及配合指导,语言内容适当	4	3	2	1		
操作前准备		6	洗手	2	0	0	0		
			备齐用物、X光片放置合理	4	3	2	1		
操作过程	安全与舒适	10	与病人及家属签手术同意书	4	3	2	1		
			调节椅位,使病人舒适	2	1	0	0		
			调节灯光,便于医生操作	2	1	0	0		
			协助医生核对牙位	2	1	0	0		
	术中配合	49	备好麻药	2	1	0	0		
			协助拉开口角,方法正确	3	2	1	0		
			吸净唾液或血液	3	2	1	0		
			击锤前提醒病人注意	3	2	1	0		
			左手托护下颌角下缘	5	4	3	2		
			右手击锤力量适中(握锤用腕部力量)	5	4	3	2		
			击锤要连续两次(一轻二重或一重二轻)	5	4	3	2		
			击锤手法正确	5	4	3	2		
			协助医生剪线	3	2	1	0		
			术中密切观察病情	5	4	3	2		
			擦净口周血迹	3	2	1	0		
			备好碘仿海绵或碘仿纱条	3	2	1	0		
			与医生配合协调	4	3	2	1		
操作后		10	正确处理用物	2	1	0	0		
			洗手	2	0	0	0		
			嘱拔牙后注意事项	3	2	1	0		
			妥善安置病人,观察半小时后方可离院	3	2	1	0		
评价		10	动作轻巧,准确,安全	3	2	1	0		
			符合无菌原则	3	2	1	0		
			病人无不良反应,能配合操作	4	3	2	1		
总分		100							

主考教师________ 考核日期________

4. 印模材调拌技术操作考核评分标准

单位________ 班级________ 姓名________ 学号________

项目		总分	技术操作要求	评分等级 A	B	C	D	实际得分	备注
仪表		5	仪表端庄，服装整洁	5	4	3	2		
评估		10	病人修复体的位置	3	2	1	0		
			印模材料性能	4	3	2	1		
			解释操作方法及配合指导语言适当	3	2	1	0		
操作前		10	洗手	2	0	0	0		
			备齐用品，放置合理	4	3	2	1		
			根据不同修复体选择合适托盘	4	3	2	1		
操作过程	安全与舒适	20	环境安排合理	3	2	1	0		
			系好前身，给口杯注水	3	2	1	0		
			调节好坐椅，使病人舒适	5	4	3	2		
			解释注意事项，取得病人合作	4	3	2	1		
			调节灯光，便于医生操作	5	4	3	2		
	调拌印模材	35	印模材与水的比例合适	5	4	3	2		
			调拌方法正确	5	4	3	2		
			调拌时间45s内	5	4	3	2		
			调好的印模材均匀细腻无气泡	7	6	5	4		
			上颌印模：印模材一次均匀放好	5	4	3	2		
			下颌印模：印模材分二次均匀放好	5	4	3	2		
			剩余印模材不超过3g	3	2	1	0		
操作后		10	嘱病人漱口，协助病人擦净口周	3	2	1	0		
			正确处理用物	2	1	0	0		
			洗手	2	0	0	0		
			填写印模通知单	3	2	1	0		
评价		10	操作正规	3	2	1	0		
			印模材与水的比例合适	3	2	1	0		
			材料均匀细腻、表面光滑、无气泡	4	3	2	1		
总分		100							

主考教师________ 考核日期________

5. 调取上下颌印模技术操作考核评分标准

单位________ 班级________ 姓名________ 学号________

项目		总分	技术操作要求	评分等级 A	B	C	D	实际得分	备注
仪表		5	仪表端庄,服装整洁	5	4	3	2		
评估		10	病人病情	3	2	1	0		
			印模材料性能及病人修复体的位置	4	3	2	1		
			解释操作方法及配合指导,语言内容适当	3	2	1	0		
操作前准备		10	洗手	2	0	0	0		
			备齐用物,放置合理	4	3	2	1		
			选择合适的托盘	4	3	2	1		
操作过程	安全与舒适	10	系好胸巾,给口杯注水	2	1	0	0		
			调节椅位,使病人舒适	2	1	0	0		
			调节灯光,便于医生操作	2	1	0	0		
			安抚或鼓励病人	4	3	2	1		
	调拌印模材	30	水、印模粉比例适当	5	4	3	2		
			调拌方法正确(8字法或旋转法)	5	4	3	2		
			调拌时间45s左右	5	4	3	2		
			调好的印模材均匀细致,无明显气泡,表面光滑	5	4	3	2		
			上颌:材料形成圆团状,上托盘方法正确	4	3	2	1		
			下颌:材料形成条状,上托盘方法正确	4	3	2	1		
			剩余印模材不超过5g	2	1	0	0		
	取印模	15	上颌:位于病人右后侧,放取托盘方法正确	5	4	3	2		
			下颌:位于病人右前侧,放取托盘方法正确	5	4	3	2		
			嘱病人用鼻吸气、用口呼气	2	2	1	0		
			托盘与印模密合度好	2	1	0	0		
			清洁病人口周	2	1	0	0		
操作后		10	正确处理用物	4	3	2	1		
			洗手	2	0	0	0		
			填写印模通知单	4	3	2	1		
评价		10	材料调和均匀,水粉比例适当	3	2	1	0		
			上下𬌗牙列、牙槽完整清晰,无明显气泡	3	2	1	0		
			托盘与印模密合度好	2	1	0	0		
			病人感觉良好,配合操作满意	2	1	0	0		
总分		100							

主考教师________ 考核日期________

6. 磷酸锌粘固粉调和技术操作考核评分标准

单位________年级________姓名________学号________

项目		总分	技术操作要求	评分等级				实际得分	备注
				A	B	C	D		
仪表		5	仪表端庄,服装整齐	5	4	3	2		
评估		10	治疗程序	5	4	3	2		
			材料性能	5	4	3	2		
操作前		5	洗手	2	0	0	0		
			备齐所需物品 放置合理	3	2	1	0		
操作过程	物品准备	15	查对物品备齐情况	5	4	3	2		
			核对材料名称	5	4	3	2		
			将瓶盖盖好	5	4	3	2		
	操作	45	取磷酸锌粘固粉和液适量	6	5	4	3		
			放置方法正确	6	5	4	3		
			将磷酸锌粘固粉等份分量合适	8	6	4	2		
			取1/2的粘固粉加入液中	7	6	5	4		
			研磨方向调和方法正确	10	8	6	4		
			将剩余粉分次少量徐徐加入研磨	8	7	6	5		
操作后		10	调和板及调和刀整洁	4	3	2	1		
			用物处理正确	4	3	2	1		
			洗手	2	0	0	0		
评价		10	操作正确动作协调	3	2	1	0		
			所调材料符合治疗要求	3	2	1	0		
			操作时间1min内完成	4	3	2	1		
总分		100							

主考教师________　　　　考核日期________

7. 玻璃离子水门汀充填术配合技术操作考核评分标准

单位________ 班级________ 姓名________ 学号________

项目		总分	操作技术要求	评分等级				实际得分	备注
				A	B	C	D		
仪表		5	仪表端庄,服装整洁	5	4	3	2		
评估		10	病人病情、牙位	3	2	1	0		
			病人自理合作程度	4	3	2	1		
			解释操作方法及配合指导,语言内容适当	3	2	1	0		
操作前准备		6	洗手	2	0	0	0		
			备齐用物、放置合理	4	3	2	1		
操作过程	安全与舒适	10	调节椅位,使病人舒适	3	2	1	0		
			调节灯光,便于医生操作	3	2	1	0		
			安抚或鼓励病人	4	3	2	1		
	术中配合	49	核对牙位,掌握龋洞大小	3	2	1	0		
			隔湿方法正确	3	2	1	0		
			吸唾方法正确	3	2	1	0		
			材料取用适当	3	2	1	0		
			材料用后及时盖好	2	1	0	0		
			充填时粉液比例为2:1	4	3	2	1		
			成品为面团状,粉液混合均匀	5	4	3	2		
			无气泡,无颗粒	4	3	2	1		
			垫底时粉液比例为3:1	4	3	2	1		
			成品为拉丝状,粉液混合均匀	5	4	3	2		
			无气泡,无颗粒	4	3	2	1		
			调拌方法正确	5	4	3	2		
			动作敏捷,干净利落	4	3	2	1		
操作后		10	向病人交待注意事项	4	3	2	1		
			正确处理用物	4	3	2	1		
			洗手	2	0	0	0		
评价		10	材料调和均匀,比例合适	3	2	1	0		
			动作敏捷,节约材料	3	2	1	0		
			病人无不良反应,配合操作	4	3	2	1		
总分		100							

主考教师________ 考核日期________

8. 光敏修复术配合技术操作考核评分标准

单位＿＿＿＿＿班级＿＿＿＿＿姓名＿＿＿＿＿学号＿＿＿＿＿

项目		总分	技术操作要求	评分等级 A	B	C	D	实际得分	备注
仪表		5	仪表端庄,服装整洁	5	4	3	2		
评估		10	病人病情及心理状态	3	2	1	0		
			病人配合及耐受程度	3	2	1	0		
			解释操作方法及配合指导,语言内容适当	4	3	2	1		
操作前准备		6	洗手	2	0	0	0		
			备齐用物,放置合理	4	3	2	1		
操作过程	安全与舒适	10	调整椅位,使病人舒适	3	2	1	0		
			调节灯光,便于医生操作	3	2	1	0		
			安抚或鼓励病人	4	3	2	1		
	术中配合	49	协助医生核对牙位	2	1	0	0		
			接通电源	2	1	0	0		
			系好胸巾,给水杯注水	2	1	0	0		
			酸蚀:隔湿、吸唾、冲洗配合方法正确	7	5	4	3		
			及时递送器械	4	3	2	1		
			粘合:隔湿、吸唾、吹干牙面配合方法正确	8	6	4	2		
			及时递送器械	4	3	2	1		
			光照时保护病人眼睛	4	3	2	1		
			选择合适的光敏材料	4	3	2	1		
			光照时保护病人眼睛	4	3	2	1		
			抛光:吸唾	3	2	1	0		
			擦净病人面部,给小镜子让病人观看修复效果	3	2	1	0		
			嘱病人漱口	2	1	0	0		
	操作后	10	向病人交待注意事项	4	3	2	1		
			正确处理用物	4	3	2	1		
			洗手	2	0	0	0		
	评价	10	动作敏捷,配合到位	4	3	2	1		
			病人感觉良好	3	2	1	0		
			配合操作满意	3	2	1	0		
总分		100							

主考教师＿＿＿＿＿　　　　考核日期＿＿＿＿＿

9. 口腔冲洗技术操作考核评分标准

单位________班级________姓名________学号________

项目		总分	技术操作要求	评分等级 A	B	C	D	实际得分	备注
仪表		5	服装整洁,仪表端庄	5	4	3	2		
评估		10	病人病情及口腔粘膜状况,口腔冲洗的目的	3	2	1	0		
			病人自理、合作程度	3	2	1	0		
			与患者沟通,语言内容适当	4	3	2	1		
操作前准备		6	擦治疗车	2	1	0	0		
			备齐用物,放置合理	2	1	0	0		
			洗手	2	0	0	0		
操作过程	安全与舒适	10	环境安排合理	3	2	1	0		
			认真核对,注意病人安全	3	2	1	0		
			病人体位正确、舒适,注意保暖	4	3	2	1		
	冲洗	54	配制药物浓度正确,车推至床旁,做好解释	3	2	1	0		
			再次核对后,颈下铺巾	4	3	2	1		
			湿润口周	2	1	0	0		
			检查口腔粘膜方法正确	3	2	1	0		
			放置弯盘合理(半卧位时病人手端弯盘,平卧时放一侧口角旁)	2	1	0	0		
			正确抽吸药液	4	3	2	1		
			正确使用口镜	2	1	0	0		
			冲洗针头与伤口距离适宜(1~2cm)	2	1	0	0		
			冲洗顺序正确	15	10	5	0		
			助手吸引正确、配合得当	8	6	4	2		
			操作中随时了解病人情况并正确指导	5	4	3	2		
			为病人擦净面部,必要时涂唇膏	2	1	0	0		
			保持床单位及病人衣服干燥,不污染	2	1	0	0		
操作后		8	妥善安置病人及床单位,擦手	3	2	1	0		
			用物处理正确	3	2	1	0		
			洗手	2	0	0	0		
评价		7	动作轻巧、准确、安全	4	3	2	1		
			病人感觉良好	3	2	1	0		
总分		100							

主考教师________　　　　考核日期________

10. 气管切开伤口换药技术操作考核评分标准

单位________班级________姓名________学号________

项目		总分	技术操作要求	评分等级 A	B	C	D	实际得分	备注
仪表		5	服装整洁,仪表端庄	5	4	3	2		
评估		10	病人病情及气管切开伤口周围皮肤状况	3	2	1	0		
			病人合作程度	3	2	1	0		
			与患者沟通,语言内容适当	4	3	2	1		
操作前准备		6	擦治疗车	2	1	0	0		
			备齐用物,放置合理	2	1	0	0		
			洗手	2	0	0	0		
操作过程	安全与舒适	10	环境安排合理	3	2	1	0		
			认真核对,注意病人安全	3	2	1	0		
			病人体位正确、舒适,注意保暖	4	3	2	1		
	换药	54	治疗车推至床旁,做好解释	3	2	1	0		
			再次核对后,颈、肩下铺巾	4	3	2	1		
			检查系带是否合适	5	4	3	2		
			盐水棉球湿润套管下所垫纱布	6	4	2	0		
			取下垫于气管套管下污染纱布的方法正确,消毒伤口及周围	6	4	2	0		
			将无菌纱布剪开1/2	5	4	3	2		
			纱布垫于气管套管下方法正确	5	4	3	2		
			垫纱布动作轻柔	4	3	2	1		
			操作中随时了解病人耐受情况	4	3	2	1		
			必要时给予吸痰	5	4	3	2		
			整理敷料,使其美观	4	3	2	1		
			取出垫于颈、肩下治疗巾	3	2	1	0		
操作后		8	妥善安置病人及床单位,擦手	3	2	1	0		
			用物处理正确	3	2	1	0		
			洗手	2	0	0	0		
评价		7	动作轻巧、准确、安全	4	3	2	1		
			病人感觉良好	3	2	1	0		
总分		100							

主考教师________　　　　考核日期________

11. 负压引流技术操作考核评分标准

单位________班级________姓名________学号________

项目		总分	技术操作要求	A	B	C	D	实际得分	备注
仪表		5	服装整洁,仪表端庄	5	4	3	2		
评估		10	病人病情及创口状况负压引流的目的	3	2	1	0		
			病人自理、合作程度	3	2	1	0		
			向患者解释操作方法及配合指导,语言内容适当	4	3	2	1		
操作前准备		6	擦治疗车	2	1	0	0		
			备齐用物、放置合理	2	1	0	0		
			洗手	2	0	0	0		
操作过程	安全与舒适	10	环境安排合理	3	2	1	0		
			认真核对,注意病人安全	3	2	1	0		
			病人体位正确、舒适,注意保暖	4	3	2	1		
	引流	54	推车至床旁,做好解释工作	3	2	1	0		
			正确安装吸痰装置	5	4	3	2		
			检查负压装置的性能	4	3	2	1		
			消毒液浸泡毛巾擦手	2	1	0	0		
			打开负压引流包	2	1	0	0		
			检查无菌物品	6	5	4	3		
			安装瓶塞及连接管正确	6	5	4	3		
			负压引流瓶移至床旁	4	3	2	1		
			去掉伤口引流管敷料	4	3	2	1		
			连接创口引流管与负压瓶上的引流管	2	1	0	0		
			胶布固定管道	2	1	0	0		
			观察负压引流情况	3	2	1	0		
			引流不通畅处理正确	3	2	1	0		
			负压引流瓶移至床下	4	3	2	1		
			放置合理,管道不扭曲、不拖地	4	3	2	1		
操作后		8	妥善安置病人及床单位,擦手,记录	3	2	1	0		
			用物处理正确	3	2	1	0		
			洗手	2	0	0	0		
评价		7	动作轻巧,准确、安全	4	3	2	1		
			病人感觉良好	3	2	1	0		
总分		100							

主考教师________　　　　考核日期________

(三)口腔科护理技术操作理论问答

1. 什么是牙菌斑？它是引起什么牙病的主要原因？

答：牙菌斑是由大量不同细菌聚集在一起并粘附于牙面上的软而不能被水冲掉或不能漱掉的沉积物，它是引起牙周疾病的主要原因。

2. 去除牙菌斑的方法是什么？

答：正确刷牙是自我清除牙菌斑的最好方法。

3. 拔牙的禁忌证有哪些？

答：(1) 血液病患者，如血友病、血小板减少性紫癜、急性白血病、恶性贫血、坏血病等。

(2) 口腔恶性肿瘤。

(3) 严重心脏病患者。

(4) 血压过高 23.9/14.6kPa（必须在心电监测及特护下拔牙)。

(5) 糖尿病未经控制，血糖在 160mg/dl 以上，并伴中毒症状(酮体阳性)。

(6) 严重肝肾功能损害者。

(7) 严重甲状腺机能亢进者病情未得到控制时。

(8) 肺结核开放期未经治疗者。

(9) 急性炎症期。

(10) 易早产或易流产的孕妇（在妊娠前 3 个月或最后 3 个月)。

(11) 各种传染病。

(12) 疲劳过度、紧张恐惧者及妇女月经期。

4. 拔牙后注意事项有哪些？

答：(1) 拔牙当天不能漱口。

(2) 拔牙后咬纱卷 30min 后吐出，若出血较多可延长至 1h。

(3) 拔牙后 24h 内，唾液混有淡红色血水是正常现象。

(4) 拔牙后不要用舌舔伤口或反复吐唾、吮吸，以免造成出血。

(5) 拔牙后 1h 可进温、凉软食，不宜吃太热、太硬食物。

(6) 如有明显大出血、疼痛、肿胀、发热、开口困难，应及时复查。

(7) 伤口有缝合者，术后4～5天拆线。

5. 调拌印膜材应注意什么?

答：(1) 根据修复体的位置，选择合适的托盘。

(2) 印模材与水的比例为1:1。

(3) 调拌时间在45s内完成。

(4) 调拌时使印模材与水充分调拌均匀，反复挤压，无气泡。

(5) 调拌的材料正确放入托盘内，取上颌印模时，材料放入过多，会流入病人咽部，引起恶心或影响呼吸，材料放入过少，会影响印模的完整性。

6. 磷酸锌粘固粉的主要成分是什么?

答：是由粉末和液体组成。粉的主要成分是氧化锌和少量的氧化镁、二氧化硅；液体的成分是正磷酸和水。

7. 磷酸锌粘固粉的主要性质有哪些?

答：(1) 溶解性：凝固后能逐渐溶解于唾液，故只能做垫底材料和暂时充填材料。

(2) 强度：强度较低充填后易折断。

(3) 凝固时间：一般为3～5min，但也可因以下原因而受到影响。

①粉末多，调和的浓稠，凝固时间就快；粉末少，调和的稀薄，凝固时间就慢。

②室内温度过高，凝固也快。

③粉末加入液体的速度快，凝固也快。

④调和时间：增加调和时间，就会延长凝固时间。

(4) 灭菌性：充填后短时间内磷酸可以产生一定的灭菌力。

(5) 刺激性：凝固前会释放游离酸，能刺激牙髓。

(6) 粘着性：有一定的粘着性，越是稀薄的粘着性越大。

(7) 传导性：是温度与电的不良导体。

8. 玻璃离子水门汀充填的适应证有哪些?

答：玻璃离子水门汀充填的适应证是前牙楔状缺损，替换期乳牙，龋坏范围大，不宜银汞充填的牙。

9. 调拌玻璃离子水门汀粉与液的比例是多少？调拌时间是多少？

答：充填用玻璃离子水门汀粉与液的比例为 2∶1，调拌时间不超过 1min。

垫底用玻璃离子水门汀粉与液的比例 3∶1，调拌时间不超过 1min。

10. 光敏修复适应证有哪些？

答：光敏修复适应证是龋病和非龋性疾病引起的牙体缺损、桩冠修复。

11. 光敏修复注意事项有哪些？

答：（1）一周内勿用粗硬牙刷刷修复体表面。因为光固化后其树脂固化程度只有 50%，24h 内可达 90%，一周后才达 100%。

（2）不用修复牙咬硬物。少饮浓茶，少吸烟，忌用金属长期刺激摩擦修复体表面，以免修复体着色。

（3）若有不适随时复诊。

12. 口腔冲洗的目的是什么？

答：保持病人口腔清洁，预防口腔感染及并发症，观察口腔粘膜有无出血、溃疡以提供病情动态信息。

13. 冲洗针头与创面距离为多少？

答：一般为 1～2cm。

14. 气管切开伤口换药的目的是什么？

答：保持伤口清洁、干燥，预防感染。

15. 气管切开伤口换药注意事项有哪些？

答：（1）严格无菌操作。

（2）操作中密切观察患者气管套管是否通畅，随时吸痰。

（3）操作时注意套管系带松紧度，切勿使套管脱出。

16. 负压引流的目的是什么？

答：引流伤口积液、积血、消除死腔，促进伤口愈合。

17. 伤口负压引流放置的时间为多少？

答：一般为 48～72h 或 24h，引流液不超过 30ml。

18. 伤口负压引流应观察什么？

答：应观察引流管是否通畅，引流物的颜色、性状及量。

19. 伤口负压引流瓶与伤口距离为多少？

答：应不少于 50cm。

八、皮肤科护理技术

（一）皮肤科护理技术操作规程

1. 冷湿敷技术

【评估】

（1）病人的年龄、性别、诊断、病情、合作程度及皮肤损害情况。

（2）冷湿敷的目的。

（3）病人的心理反应及对冷湿敷法的知识水平。

【准备】

护士：按要求着装→洗手并擦干→备物→核对医嘱→向病人说明湿敷的目的、方法，并做好解释。

物品：治疗盘、湿敷盆，盆内盛湿敷用药液、大号镊子 2 把、4～6 层纱布或做成湿敷垫、棉垫或中单及塑料布。

环境：整洁、舒适、无对流风。

病人：根据皮肤损害部位采取坐或卧位，暴露局部。

【操作程序】

携用物至床旁椅上→查对→病人取最佳坐或卧位→充分暴露皮肤损害部位→在皮肤损害部位下面铺好棉垫→湿敷垫放入盆内浸湿透药液→两手各持一大号镊子，夹住湿敷垫的两边，向中央卷裹→绞拧至不滴水为宜→抖平湿敷垫→铺在皮肤损害上面→轻轻按压，使之贴紧皮肤损害处→5～10min 后，用镊子取下湿敷垫→放在湿敷盆内清洗→重复做数次（全过程需 30～60min）→治疗毕撤下湿敷垫→将病人恢复到舒适体位→回处置室→洗手→清洁、消毒处理用物→备用。

【评价】

（1）病人在湿敷过程中合作，顺利完成操作。

（2）病人在湿敷后无不适及不良反应。

（3）病人床单位整洁。

注意：

（1）冷湿敷液的温度应低于体温，夏季与室温相同，冬季要略高于室温（室温在 18～22℃）。

（2）湿敷的面积不得超过全身体表皮肤的 1/3，面积过大时要分批做，同时注意保温，防止对流风直吹病人。

（3）根据皮肤损害情况决定湿敷垫的大小和块数。面部湿敷要分成小块或把湿敷垫在眼、鼻、口处开孔，防止湿敷液浸入，并方便病人视物、呼吸和说话。

（4）湿敷垫必须紧贴皮肤损害部位，必要时可用绷带轻裹加压。头部湿敷，男病人要推光头发，女病人要把头发分缝，用湿纱布条放在头发缝上进行或用湿敷液洗。

（5）面部与阴部，有感染的与无感染的皮肤损害部位处的用物要分开，以防止交叉感染，同时便于操作后用物的处理。

（6）湿敷通常为间歇开放性的，每日 2～3 次，每次大约 30～60min。皮肤损害严重者可持续进行，5～10min 清洗一次湿敷垫，以保持湿敷垫的清洁及低温度。每次湿敷用物均要清洗及消毒。

（励宝兰）

2. 湿包技术

【评估】

（1）病人的年龄、性别、诊断、病情、合作程度及皮肤损害情况。

（2）湿包法的目的。

（3）病人的心理反应及对湿包法的知识水平。

【准备】

护士：按要求着装→洗手并擦干→备物→核对医嘱→向病人说明湿包法的目的、方法、时间，并做好解释。

物品：冷湿敷液、25%氧化锌油、湿敷盆、大号镊子 2 把、软膏板、软膏刀（或压舌板）、5～6 层纱布块、绷带、棉垫或中单及塑料布，上述物品放在治疗盘内。

环境：整洁、舒适、安静、无对流风。

病人：根据皮肤损害部位采取坐或卧位，暴露局部。

【操作程序】

携用物至床旁椅上→查对→病人取最佳体位→暴露皮肤损害部位→铺好棉垫→3～4层纱布放湿敷液浸湿透→用大镊子夹纱布拧干至不滴水为宜→平铺在软膏板上→倒上适量25%氧化锌油→用软膏刀均匀地刮腻进纱布孔内→提起，平铺在皮肤损害部位上面→盖严贴紧→盖上2～3层干纱布→用绷带轻轻包扎，固定→操作毕，嘱病人保护湿包部位→整理用物→洗手→清洗、消毒物品。湿包每3～4h一次，每日2次。

【评价】

（1）与病人沟通有效，病人在湿包过程中合作，顺利完成操作。

（2）病人在湿包后感觉舒适，无不良反应。

（3）病人及床单位整洁。

注意

（1）感染的皮肤损害，不宜采用湿包法，防止感染扩大加深。

（2）湿包外层不能包裹不透气的物品，如塑料布或橡胶布，以免影响蒸发。

（3）湿包法的过程较长，要向病人说明，求得合作。

（励宝兰）

(二)皮肤科护理技术操作考核评分标准

1. 冷湿敷技术操作考核评分标准

单位＿＿＿＿＿班级＿＿＿＿＿姓名＿＿＿＿＿学号＿＿＿＿＿

项目		总分	技术操作要求	评分等级				实际得分	备注
				A	B	C	D		
仪表		5	仪表端庄、服装整洁,戴口罩	5	4	3	2		
评估		10	了解病情及皮肤损害情况 与病人沟通语言恰当,态度和蔼 耐心解释操作方法及配合指导	4 3 3	3 2 2	2 1 1	1 0 0		
操作前		6	无长指甲,洗手 备齐用物,放置合理 环境安排合理	2 2 2	0 1 1	0 0 0	0 0 0		
操作过程	安全与舒适	8	注意安全,认真核对治疗卡 病人卧位姿势正确,舒适、保暖	4 4	3 3	2 2	1 1		
	操作中	58	核对医嘱 核对床号、姓名 病人卧位,暴露患处 铺棉垫方法正确 夹取湿敷垫方法正确 湿敷垫湿度适宜 湿敷垫温度正确 湿敷垫位置正确 湿敷垫紧贴皮肤损害处 整理用物	7 7 7 2 4 7 7 7 7 3	5 5 5 1 3 5 5 5 5 2	3 3 3 0 2 3 3 3 3 1	1 1 1 0 1 1 1 1 1 0		
操作后		8	物品用后处理正确 病人及床单位安排合理,注意药物反应 洗手	4 2 2	3 1 0	2 0 0	1 0 0		
评价		5	动作轻巧、准确、节力,操作正规 病人感觉良好	2 3	1 2	0 1	0 0		
总分		100							

主考教师＿＿＿＿＿　　　　考核日期＿＿＿＿＿

2. 湿包技术操作考核评分标准

单位________ 班级________ 姓名________ 学号________

项目		总分	技术操作要求	评分等级 A	B	C	D	实际得分	备注
仪表		5	仪表端庄,服装整洁,戴口罩	5	4	3	2		
评估		10	了解病情及皮肤损害情况	4	3	2	1		
			与病人沟通语言恰当,态度和蔼	3	2	1	0		
			耐心解释操作方法及配合指导	3	2	1	0		
操作前		6	无长指甲,洗手	2	0	0	0		
			备齐用物,放置合理	2	1	0	0		
			环境安排合理	2	1	0	0		
操作过程	安全舒适	8	注意安全,认真核对治疗卡	4	3	2	1		
			病人卧位姿势正确,舒适,保暖	4	3	2	1		
	湿包	58	核对医嘱	7	5	3	1		
			核对床号,姓名	7	5	3	1		
			暴露患处	7	5	3	1		
			铺棉垫方法正确	2	1	0	0		
			夹取纱布方法正确	4	3	2	1		
			铺纱布在软膏板上方法正确	7	5	3	1		
			倒氧化锌油量适宜	7	5	3	1		
			刮腻进纱布方法正确	7	5	3	1		
			氧化锌油纱布贴紧盖严、局部包扎	7	5	3	1		
			整理用物	3	2	1	0		
操作后		8	物品用后处理正确	4	3	2	1		
			病人及床单位安排合理,注意药物反应	2	1	0	0		
			洗手	2	0	0	0		
评价		5	动作轻巧、准确、节力,操作正规	2	1	0	0		
			病人感觉良好	3	2	1	0		
总分		100							

主考教师________ 考核日期________

(三)皮肤科护理技术操作理论问答

1. 如何掌握冷湿敷液的温度?

答:冷湿敷液的温度应低于体温,夏季与室温相同,冬季略高于室温(室温为 18~22℃)。

2. 冷湿敷操作中如何防止交叉感染?

答:冷湿敷操作要防止交叉感染,有感染和无感染皮肤损害的用物要分开,保护无感染的皮肤损害不被感染,操作后也应方便处理。

九、精神科护理技术

(一)精神科护理技术操作规程

1. 入院(返院)病人护理技术

【评估】

(1)病人主要病情及诊断;其接触情况及合作程度;入院方式(自愿、被动,强迫、被骗,急收或常规入院)。

(2)病人对医院、医护人员的信任程度及对所患疾病的态度。

(3)病人仪表、衣着整洁情况。

【准备】

护士:按要求着装→备物→护理操作。

物品:病员服一套;住院病历表格一套;血压计、听诊器、体温表各一。

【操作程序】

接待病人:迎接病人→测 T P BP→帮助病人更衣(指令、协助、强迫)→检查病人身上及所带物品→介绍住院须知→护送病人入病室→介绍床位、病友,病房环境、生活作息时间规定等,护士自我介绍及介绍责任护士→协助病人沐浴(自理、协助、强迫)。

接待家属:向家属了解有关安全护理(自伤、自杀,冲动、伤人,毁物);饮食护理(饮食习惯、嗜好,能否自理,有无拒食);生活护理(个人卫生、衣着能否自理及特殊习惯);睡眠护理(睡眠型态及服用催眠剂情况);个人兴趣爱好及护理注意事项等。

记录(或写护理病历)交班。

【评价】

(1)病人及其家属满意并理解入院接待的解释和介绍。

(2)病人表现为合作或被动合作。

注意:(1)假出院返院病人及院内外转入病人参照此方法有关条目。

(2)严重不合作、兴奋冲动病人的介绍情况暂缓。

(3)合并严重躯体疾病病人的沐浴改床上浴或暂缓。

2. 精神状态检查技术

【评估】

(1)病人一般情况,诊断、主要病情及症状,治疗、护理级别。

(2)病人对疾病认识程度,对治疗、护理的态度。

(3)病人与医护人员的关系及沟通表达能力。

【准备】

护士:翻阅病历→必要时向病人亲属了解情况→依据评估资料设计护理检查步骤和内容;预测所需时间及顺利程度→计划检查时间、地点并通知病人。

环境:病室或活动厅等地,无其他人在场且安静,温度、湿度适宜。

病人:听取介绍检查的目的及要求。

【操作程序】

(1)于检查前收集病人需要和意见。

(2)观察外表及精神状态(面部表情、个人卫生、衣着及装饰,步态及作态),有无缺陷及畸形,有无伤口及疤痕。

(3)观察行为:对医院、治疗及医护人员、病友的态度(不信任、仇视、怀疑);情绪反应(焦虑、抑郁、淡漠、欣喜,或情感表达不适当);行为动作反应(活动量多、少;快、慢;强迫性、惶恐、坐立不安,攻击性、破坏性、怪异性,退缩性,退化性);对周围环境的影响力(操纵、仇视、漠视,有无过份的谦虚、礼貌或自我封闭)。

(4)观察思维:语言速度快、意念奔驰;语言速度慢、思考过程有停滞;思考内容有自责、怀疑、仇视、自夸;内容前后不连贯,不把握重点,谈话过份简略、不中肯,拒回答;音调高、低,情感表达是否倒错。

(5)询问躯体不适或检查体征。

(6)询问药物不良反应表现或检查体征。

(7)记录(或写入护理病历)交班。

【评价】

(1)病人理解精神状态检查意义之后，能主动或被动配合检查。

(2)个别病人不予配合或抗拒的，酌情处理（暂缓等）。

注意：

检查过程中，护士需耐心、和气，并表达出对病人的同情、关心和予以帮助的态度。

3. 环境及病人安全检查技术

【评估】

(1)病人诊断、主要病情及有无消极、攻击观念，有无自杀、伤人或出走行为。

(2)病人对医院、医护人员的信任及合作程度，对疾病、治疗和护理的态度。

(3)病人表情、行为，病室及病区物品陈设有无异样、缺失。

【准备】

护士：备物→操作

物品：胶布卷、笔、记事本各一，收容检查回收物品容器。

病人：听取护士说明安全检查目的（若在场时）。

【操作程序】

病区及病室：

检查门锁（各病室、治疗室、办公室、杂用室、浴室，病区）→窗、纱窗锁（各病室、浴室、厕所，病区）→电源锁（各病室，病区）是否完好及在规定上锁时间处于上锁状态。

检查灯及灯罩（各病室、浴室、厕所，病区）是否完好或在规定开灯时间处于开灯状态。

检查建筑设备（各病室、浴室、厕所、大厅及病区），玻璃、管道等是否齐备有无隐患。

将应上锁而未上锁的门、窗、纱窗、电源锁锁上；将应开灯而未开的灯打开→通知急修或记录交班建筑设施损坏的问题；寻找或记录交班缺失物品→将收集病室、病区内危险物品等存放指定地点，并记录交班。

床单位：

检查床头柜内外（有无危险物品、食品、衣服、现金、票证、存折、药品、遗书等)。

检查枕套内、被套内有无上述物品。

检查床垫上下有无上述物品。

将查出物品标记姓名后存放指定地点,并记录交班。贵重物品交由专人或护士长管理。

病人(病情重者,指有消极、攻击观念,有自杀、伤人或出走行为的)

检查病人衣服口袋等处,将发现病人身上携带的危险物品、贵重钱物,收回存放指定地点,并记录交班。

【评价】

(1)没有遗漏危险、贵重物品在病区、病室或病人身上。

(2)检查后,建筑、设施未留安全隐患。

(3)意识清楚、合作的病人,能理解并配合检查。

注意:

(1)常规安全检查时间每晚8时;每周安全检查时间按工作日程,在上午或下午进行。

(2)节、假日前1~2日本单位当班护士、护士长及护理部主任分别进行安全检查。

(王述彭)

4. 预防病人藏药技术

【评估】

(1)病人诊断、病情及有无自知力;有无药物不良反应及藏药的企图和行为。

(2)病人对医院、医护人员信任、合作程度,对疾病、治疗的态度。

(3)病人有无可疑藏药的表情和行为。

【准备】

护士:备物→操作。

物品:压舌板、手电筒备用检查病人口腔。(临时可以牙刷柄代替)

【操作程序】

观察病人服药情况,为确定是否有藏药行为可用下述检查方式:

(1)令病人再次饮水送服药物。

(2)与病人对话,听其语声有无含混不清。

(3)令病人张口看口腔→舌下→两侧牙齿与口腔粘膜之间(用压舌板或牙刷柄,手电筒协助)有无药片。或以双手触摸病人双颊部。

(4)查看病人手内、袖内有无药片。

(5)跟踪病人至洗漱室等地,看有无吐药或呕药(病人以手指刺激咽部后作呕)。

【评价】

(1)病人欲藏药未成。

(2)病人经解释后被动将药服下。

注意:

不可主观推测病人未服下的药物品种及数量,故不宜为病人补服药物。

5. 精神病人保护性隔离的应用

【评估】

(1)病人一般情况,诊断、主要病情,对疾病的认识,对治疗、护理合作程度。

(2)病人既往发生冲动、伤人行为严重程度、持续时间。

(3)病人的冲动、伤人等行为经说服解释或专护能否制止。

(4)病人对哪些亲友或医护等人信任合作。

【准备】

护士:选择隔离病人的环境。

环境:病室或病室连同部分走廊空间。

病人:听取护士说明隔离的目的。

【操作程序】

操作前:

向病人说明保护性隔离的意义、理由、时间,并告诉病人有关注意事项及提出要求。

隔离期间:

带病人入保护性隔离环境(必要时去除床头柜等)后锁病室或走廊门。

隔离环境内整洁,温度,湿度适宜,空气流通。

巡视环境、病人最少10min一次，定时督促病人进食、饮水，大小便及个人卫生等。

满足病人合理要求（看书报、简单手工作业、书法绘画、听音乐等）。

解除隔离后：

再次说明隔离的理由及对病人提出要求→护送病人出隔离环境→详细记录开始、停止保护性隔离时间，并写明原因与效果。

【评价】

(1)病人理解保护性隔离的意义，在隔离期间主动或被动合作。

(2)病人的冲动、伤人等行为得以减轻或控制。

(3)在保护性隔离期间病人未发生意外事件。

注意：

(1)必要时可与保护性约束并用。

(2)一般情况下先行保护性隔离，无效时再行保护性约束或二者并用。

6. 精神病人保护性约束的应用

【评估】

(1)病人诊断、主要病情，对疾病的认识及对治疗护理合作程度。

(2)病人的自伤、自杀，冲动伤人、出走等行为，经说服、专护或保护性隔离能否控制或合作。

(3)病人处于意识障碍或昏迷。

(4)病人对哪些亲友、医护人员信任合作。

【准备】

护士：选择单人病室或重病（隔离）室。

物品：约束中单2~4条。

病人：听取护士劝说解释接受约束。

【操作程序】

安置病人入选好的病室，嘱平卧位。

以约束中单两条分别穿过病人腕关节打结后固定于床旁→再以两条约束中单分别穿过其踝关节打结后固定于床旁→为病人盖被、躺好枕头保持舒适卧位。

再次说明约束理由，鼓励病人休息→锁病室门。

最少 10min 巡视病人一次(病情重者随时巡视或专护),观察约束部位皮肤颜色、温度;做好基础护理。

记录约束开始、停止时间,约束理由及效果。

解除约束时,为病人按摩约束部位,鼓励病人合作或提出具体要求。

【评价】

(1)病人理解保护性约束的目的或被动接受约束。

(2)病人的自伤、自杀,冲动伤人及出走等行为减轻或被控制;病人对治疗护理合作。

(3)病人在保护性约束期间未发生意外事件。

注意:

(1)病人极度兴奋冲动或意识障碍、昏迷时,说服解释从简从免。

(2)需在病人胸部、膝部增加约束时,方法同操作程序第二段。

(3)连续约束时间白天 4 h,夜间 12h;但每 2~3h 解松约束单一次。

(4)行床头交班或两班于交班后一起看病人。

7. 常温人工冬眠治疗及护理

【评估】

(1)病人诊断、病情,治疗及护理级别。

(2)病人对该治疗主动、被动配合,强迫服从;有无顾虑或负担。

(3)病人该治疗之日数、既往治疗反应等。

(4)病人治疗当日躯体、心理情况及需要。

【准备】

护士:为初次接受治疗者介绍治疗及注意事项→为其两侧臀部注射部位以龙胆紫棉签标记注射号码(见注)。

物品:治疗记录单 14 页及总结表 1 页,病历夹,体温计、血压计,急救车及用品;按医嘱准备注射及口服药。

环境:室内宜暗,安静,空气流通。

病人:初次治疗病人,治疗前一日洗澡。通知病人家属治疗期间不探视(两周)。

【操作程序】

于每日三餐后给药(如肌注按标记号码,左、右交替顺序注射)

第一日治疗初次注射后 30min 及 60min 测脉搏、血压;早、晚测体温→第 2 ~ 14 日按常规,每日早、晚测体温、脉搏、血压,并记录。

最少 10min 巡视病人一次,同时观察、记录睡眠情况。

每日定时询问(或观察)病人治疗反应,并记录。

治疗期间病人用半流饮食,每日入量不少于 2 000ml,病人进食时给予协助并准确记录。

每日定时完成或督促病人晨、晚间护理。

总结 24h 药物剂量、睡眠时数及出入量。

填写疗程治疗总结表。

治疗结束后 3 日内认真观察病人睡眠,按医嘱给病人安眠药物。

【评价】

(1)病人能理解治疗的注意事项及治疗反应。

(2)病人表现合作或被动配合治疗。

注意:

(1)本治疗常用冬眠混合液药物静注或肌注,同时并服药物。有些药物如氟哌啶醇注射剂等治疗,亦用此操作程序护理病人。

(2)扩散注射部位号码标记见示意图。

注:

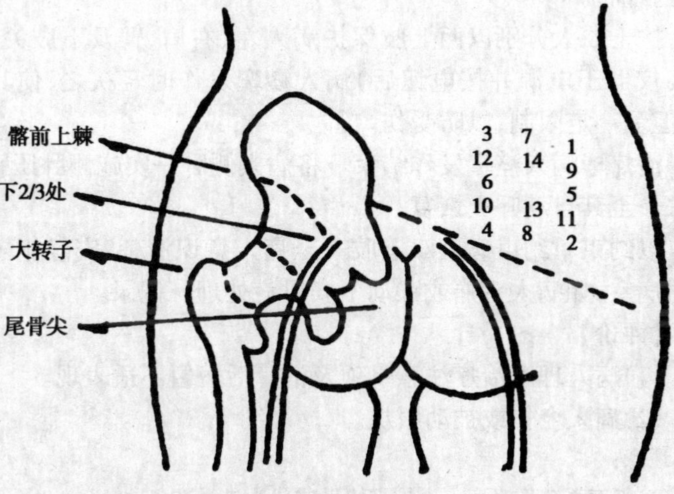

臀部注射画号示意图

8. 电休克治疗配合护理技术

【评估】

(1)病人诊断、主要病情,治疗及护理级别。

(2)病人对本治疗主动、被动、被迫服从,对治疗有无恐惧、负担。

(3)病人本治疗之疗程、次数,历次治疗中反应情况。

(4)病人治疗当日生命体征及心理情况。

【准备】

护士:为首次治疗病人介绍治疗及注意事项→遵医嘱治疗前5min为病人注射阿托品0.5mg。

物品:治疗台或木板垫床垫下;毛巾、压舌板及纱布、沙袋,电导剂、电疗机、电源;急救车、氧气;注射盘、注射器。

环境:治疗室或单人病室。

病人:治疗前日晚至当日晨免进早餐及饮水,治疗前排空大小便,取下假牙。

【操作程序】

病人取仰卧位,去枕,两肩胛骨下缘间置沙袋;解开病人衣领和腰带。

纱布包裹压舌板置于病人上、下臼齿间,嘱病人咬住(若唇干,涂以石腊油)。

护士二人分别以两上肢保护病人左、右肩、臂及下肢关节→(医生接仪器于电源并按电钮后)病人痉挛发作时轻扶之,使其自然抽动;但受一定限制,以防受伤。

治疗毕病人痉挛发作结束→将病人侧卧→实施侧卧压胸人工呼吸法→至其自动呼吸恢复。

以约束单约束病人双上肢→至病人意识清楚、安静止→护送病人回病室;如病人头痛或躁动不安对症处理→记录。

【评价】

(1)病人理解治疗注意事项及治疗后短暂不适表现。

(2)病人合作或被动服从。

注意:

(1)极度不合作之病人由护士协助或代为进行准备。

(2)在治疗中有小发作史的病人,易焦虑恐惧,治疗前应耐心安慰。

9. 胰岛素休克(低血糖)治疗护理

【评估】

(1)病人诊断、主要病情,治疗及护理级别。

(2)病人对治疗主动、被动或被迫服从;有无恐惧和顾虑。

(3)病人本治疗的疗程、次数及既往治疗反应经过。

(4)病人治疗当日生命体征及心理情况。

【准备】

护士:对初次治疗病人,治疗前一日介绍治疗及注意事项。于治疗日为病人测生命体征;核实病人是否进食、饮水及排空大小便。

物品:胰岛素治疗车内置注射盘、注射器,普通胰岛素、25%及50%葡萄糖注射液;血糖标本器皿;手电筒、听诊器、血压计、体温计;急救车及用具;30%糖水、热开水;治疗记录单及总结表;约束单若干(每病人不少于两条)、治疗背心、短裤及床上布类。

环境:专用治疗室或病室,安静、光线暗、温度适宜、通风。

病人:治疗前日晚8时始禁食禁水;治疗当日更换治疗背心、短裤→去除假牙、发夹→卧床。

【操作程序】

给药:肌注胰岛素,按需要给口服解痉药物。

整理衣物及床单位,将约束单横拦病人腰部其两头系于床旁(以防坠床),关窗(窗帘)及治疗室门。

观察记录生命体征

脉搏:每30min测一次。高于140次/min或低于55次/min时立即终止治疗,并报告医生;在130次/min或60次/min时测血压、听心脏。

血压:130~150/90~100mmHg每半小时测一次;170/100mmHg或90/60mmHg立即终止治疗,并报告医生。

体温:病人出汗较多且皮肤温度较低者,应测体温,35℃以下时立即报告医生进行处理。

呼吸:病人呼吸不规则、困难或出现青紫时立即静注葡萄糖终止治疗，并给氧或行人工呼吸，同时通知医生。

记录（各期时间）及护理：

嗜睡期　保温（为病人盖被、擦汗），婉言拒绝病人进食、饮水之要求；对兴奋不合作者可约束双上肢。

混浊期　除保温外，移去病人枕头将其头偏向一侧，及时擦干唾液。遇癫痫大发作，按电休克治疗病人护理并即刻鼻饲糖水或静注葡萄糖终止治疗；若病人痉挛持续 15 ~ 20min 以上，应终止治疗；遇病人持续躁动不安 30min 报告医生。

迷睡期除按前一期护理之外，为病人插胃管，随时观察病人角膜反射、睫毛反射、痛觉、巴彬斯基征及其呼吸、脉搏变化（以及时发现病人昏迷期到来）。低血糖治疗者于此期终止治疗。

昏迷期　以病人角膜反射迟钝为准（一侧即可），即刻检查胃管在胃内后终止治疗。

终止治疗后：

对未达到治疗要求标准者于治疗 4h 时，分别口服糖水、鼻饲糖水或静注葡萄糖方式终止治疗。口服者用于第一、二期病人；鼻饲者用于第三期病人；静注葡萄糖可依病人用药剂量、醒转情况或身体情况需要而定，但静注葡萄糖后（醒转后）病人仍需口服糖水。

终止治疗后观察病人苏醒时间（语言反射开始），若时间达 20min 未醒者给 37.5% 葡萄糖 40ml 静注。静注后 5min 无醒转倾向时，静注 37.5% 葡萄糖 80ml，并通知医生处理。

病人完全苏醒时记录时间、解除约束并更衣后卧床休息半小时。

协助病人进早餐后送其回病室并向护士交班，填写病历记录。

回治疗室整理床单位、开次日治疗胰岛素剂量、口服药剂量；洗涤用物、消毒或更换注射器等。

【评价】

(1)病人理解治疗过程并克服口渴、饥饿等反应。

(2)病人未发生合并症（护理方面）。

注意：

(1)胰岛素剂量调节：

成年人 12 单位开始，后每日增加 12 ~ 20 单位；未成年、体弱或过敏体质者

4～8单位开始，后每日增加8～12单位。加至200单位仍未达昏迷（低血糖）时，治疗末期测定血糖，如高于30%mg可采用波折增减法，即200单位－24单位〈100单位 200单位〉→200单位。连续波折两次仍不达昏迷，可增加至200单位以上。

（2）治疗分期标准：

嗜睡期，表现思睡，但能被唤醒，对刺激有反应能回答问题。定向力好，有植物神经系统功能改变现象。

混浊期，呈反应迟钝状态，不能立即回答问题，但有言语回答，渐渐回答不完整或重复。可以两位数字的加、减计算错误判断。表现大量出汗、流涎，原始动作及反射。可肌张力增高，震颤、痉挛或癫痫大发作，也可兴奋躁动喊叫等。

迷睡期，对外界言语刺激无反应，安静。对强烈刺激有防御反应，仍出汗、流涎可巴彬斯基征。

昏迷期，角膜反射迟钝（一侧或双侧）。参考指标有痛觉消失、睫毛反射迟钝、巴彬斯基征，脉搏变化，血糖等。

（3）糖水浓度、剂量：30%糖水（糖茶水），按每单位胰岛素给糖1g，一般糖水不少于50ml（糖15g），不超过500ml。

10. 工娱治疗护理

【评估】

（1）病人诊断、主要病情、药物不良反应及护理级别。

（2）病人文化、职业及业余兴趣爱好；病人目前及既往沟通能力、学习和操作能力等。

（3）治疗目的为改善情绪，减少症状、降低兴奋……促进康复等。

【准备】

护士：接申请单后依医嘱及病人评估情况确定治疗项目。

物品：备好缝纫、绣花、编织、炊事、绘画、书法用品，玩具，体育用品，游览车，药箱，饮用水及奖品等。

环境：整洁、优美、舒适、安静、安全。

病人：听取关于从事治疗项目的介绍和辅导；备齐活动所需衣物、服饰等。

【操作程序】

院内活动：

病人签到→指引其就位到活动地点→开始工娱治疗。

护士巡视治疗环境→指导病人工娱治疗→遇有身体不适或不宜继续治疗病人,可中止并送其回病房→和病房护士交班。

院外活动:清点人数、介绍活动计划提出要求→检查病人衣着、督促入厕及饮水→陪同病人上车及安排适宜的坐位→下车活动→活动毕集合及清点人数→上车返院。

治疗结束:发放奖品→清扫环境→收治疗用物及成品放固定地点→登记、记录,切断电源关锁门窗。

【评价】

(1)病人理解工娱治疗意义和目的。

(2)病人在治疗活动中合作或被动配合。

注意:

(1)治疗室有相对固定的护士等人员并有岗位职责制度。

(2)在年工作计划中安排每月、季及节假日工娱、体育及院外活动。

(3)工娱治疗室有工作日程表及周工作安排。

11. 精神康复护理的应用

【评估】

(1)病人诊断,病情、治疗及护理情况。

(2)在病人精神康复过程中,所需护士给予的帮助及他个人要进行的护理等。

(3)病人家属在参与病人精神康复护理中有哪些困难和需要。

【准备】

护士:根据评估内容制定康复护理计划(可听取病人负责医生意见)。

环境:具有安全性(建筑设施及管理符合专科医院要求),方便性(注意和尊重病人生活习惯及合理要求),保健性(整洁、温暖、光亮等),舒适性(维护病人个人空间及心理环境的和谐、安静等)。

物品:依康复护理工作(活动)内容而定。

病人:听取康复护理介绍(意义,目的及内容),部分病人参加制定计划。

【操作程序】

住院期间病人康复护理:介绍环境和制度→按护理计划对病人

进行生活、疾病和康复护理（部分社会、心理功能训练及指导在工娱治疗室内进行）→有关的健康教育（包括自我护理）→定期评价及总结。

出院前阶段病人康复护理：制定病人回归家庭和社区的康复护理计划→再次健康教育（康复护理基本知识、自我保健管理知识，如生活、社会功能改变的原因及康复方法等）→回归家庭和社区指导（如回归家庭适应训练与假出院生活相结合，了解病人家庭结构及成员间关系、角色功能，家庭经济状况及对病人支持情况等）→教给病人家属掌握对病人康复护理的方法（如病人各种活动训练的时间和按时服用药物等）。

出院阶段病人康复护理：评价康复护理目标达成情况及存在问题→协助病人及家属判定出院后的康复护理或健康管理措施（如精神卫生、生活、学习工作安排；独立或家属协助下生活、社会功能训练等）。

回归家庭社区阶段病人康复护理：向社区护士交班出院后康复护理计划或健康管理计划→社区护士承担监督指导病人及家属的康复护理。

记录。

【评价】

(1)病人保留的生活、社会功能得以维持或提高。

(2)病人伤残的生活、社会功能得以最大限度康复。

(3)病人及家属能在护士帮助下或独立进行康复护理。

注意：

(1)评估及制定康复护理计划时，生活功能从个人卫生、床单位整齐，进食，排泄等方面进行。

(2)评估及制定康复护理计划时，社会功能从学习、工作（作业），沟通、人际关系等方面进行。

12．病人及家属健康教育的应用

【评估】

(1)病人一般情况；诊断、病情，治疗和护理级别、护理诊断。

(2)病人对健康、疾病，治疗、护理（含自我护理）、康复及预防复发所持态度,掌握疾病知识的情况。

(3)病人及家属理解、记忆及既往学习能力。

(4)病人及家属与医护人员的关系及信任程度。

【准备】

护士:准备教育内容(通俗易懂、内容可靠,形式多样)→通知病人(家属和其他参加讲座的人);具体时间地点及内容等。

环境及用具:个别会谈或讲座的场合安静无干扰,温度、湿度、光线适宜;教具齐备(如讲课提纲,录像、投影、幻灯,手册,板报等)。

病人及家属:听取护士介绍健康教育的意义及所达目标。

【操作程序】

语言教育:个别会谈、专题讲座或座谈等方式,应注意用语正确、简明。

文字教育:手册、科普书籍,杂志、报刊及板报等形式,应注意科学性及知识性。

电化教育:幻灯、录相、电影、电视,广播等方式,应注意电源管理保证安全。

形象教育:宣传画、连环画、漫画及摄影片等艺术方式,适用于建立人际关系,介绍沟通技巧、寻求支持、利用护理资源;纠正不利于健康的观念和行为;调节心理平衡等方面。也可用示范、角色扮演、当场操作等方式。

综合教育:综合应用以上教育手段,使教育作用充分发挥,为理想的教育方法。

评价及修定计划。

记录。

【评价】

(1)病人受教育后表现依从性(知、信、行)。

(2)家属受教育后表现依从性(知、信、行)。

注意:

(1)一些病种、急性期病人不宜健康教育,暂缓。

(2)运用护理程序步骤结合各种教育手段,进行健康教育。

13. 出院(假出院)病人护理技术

【评估】

(1)病人为自愿、勉强或被迫出院。

(2)病人的出院诊断、疗效,有无残留症状及药物不良反应;病人对康复、巩固疗效的重视程度。

(3)病人家庭环境、经济状况,有无家属陪伴或监护;家庭、社区内人际关系及医疗条件。

【准备】

护士:执行医嘱→通知病人。

物品:备用床布类一套,终末护理所用消毒清洁剂、抹布。

病人:更衣→整理物品。

【操作程序】

协助或督促病人更衣、整理日用品、食品、书籍等个人物品。

为病人出院指导及健康教育:服药剂量、时间→按时门诊复查及第一次门诊时间→预防复发巩固疗效(生活规律、劳逸结合,康复训练等)→指导病人到社区就诊或活动等。

询问病人及家属意见。

向家属进行健康教育,除同病人的教育内容之外,尚有如何帮助病人适应家庭、社区生活环境,人际关系及工作学习等方面内容。

热情告别病人及家属。

撤掉或涂擦各种卡片、表格、记录单、本;通知营养室、工娱疗室……写交班记录。

清洁消毒床单位后铺备用床。

【评价】

(1)病人及家属对出院过程满意。

(2)病人及家属理解出院指导及健康教育内容。

注意:

(1)假出院病人及转出病人参照此方法有关条目。

(2)合并严重躯体疾病或不完全合作病人出院指导及健康教育内容从简或从免。

(王述彭)

(二)精神科护理技术操作考核评分标准

1. 入院(返院)病人护理技术操作考核评分标准

单位__________班级__________姓名__________学号__________

项目	总分	技术操作要求	评分等级 A	B	C	D	实际得分	备注
仪表	5	仪表端庄、态度和蔼、服装整洁	5	4	3	2		
评估	10	了解诊断、病情、入院方式及仪表	5	4	3	2		
		主动、适度与病人沟通以取得合作或配合	5	4	3	2		
操作前准备	5	护士备物及翻阅病历等了解有关情况	3	2	1	0		
		物品齐全	2	1	0	0		
操作过程	40	接待病人按操作程序无遗漏	15	12	8	6		
		接待家属,耐心了解情况(按操作程序)	15	12	8	6		
		认真、准确、按时记录	10	8	6	4		
操作后	15	向病人、家属交待所收物品存放方式	2	1	0	0		
		向病人、家属交待拒收物品原因	3	2	1	0		
		向家属介绍探视时间及注意、规定	3	2	1	0		
		遇病人(家属)无礼、冲动,不还口、不还手	5	4	3	2		
		耐心回答病人(家属)提问	2	1	0	0		
评价	25	未将禁止带入病房物品流入病房	8	5	3	1		
		操作过程无遗漏或差错	8	5	3	1		
		与同班护士配合合作	5	4	3	2		
		与有关医生配合合作	4	3	2	1		
总分	100							

主考教师__________　　　　考核日期__________

注:

(1)病人病情严重或兴奋不合作时,与病人的介绍解释不能进行,该项基分去除。

(2)因本项操作失误,导致一般差错,扣除评价分10分。

(3)因本项操作失误,导致严重差错,扣除评价分全分。

(4)因本项操作失误,导致事故,扣除操作总分。

2. 精神状态检查技术操作考核评分标准

单位______班级______姓名______学号______

项　目	总分	技术操作要求	评分等级 A	B	C	D	实际得分	备注
仪表	5	仪表端庄、态度和蔼、服装整洁	5	4	3	2		
评估	10	病人一般及专科疾病治疗护理情况	3	2	1	0.5		
		病人对疾病、治疗及护理态度	3	2	1	0.5		
		病人的人际关系及沟通能力	4	3	2	1		
操作前准备	15	护士收集客观资料，设计检查内容，计划检查时间地点等	7	5	4	3		
		准备环境得当	4	3	2	1		
		检查前和病人介绍、解释等	4	3	2	1		
操作过程	40	检查前听取病人需要意见要求	7	5	4	3		
		按程序观察外表及精神状态无遗漏	9	6	5	4		
		仔细观察行为表现	9	6	5	4		
		认真检查思维表现	9	6	5	4		
		询问躯体不适及药物不良反应，检查体征	6	4	3	2		
操作后	10	记录	5	4	3	2		
		制定护理计划	5	4	3	2		
评价	20	未遗漏与护理有关的精神障碍内容	5	4	3	2		
		检查得出资料客观、真实	5	4	3	2		
		检查发现问题纳入护理计划	5	4	3	2		
		遇不合作或攻击行为病人，耐心、礼貌，不报复	5	4	3	2		
总分	100							

主考教师______　　考核日期______

注：

(1)因病情不能检查或中途中断，不扣分。

(2)因紧急工作中断或中止检查，不扣分。

3. 环境及病人安全检查技术操作考核评分标准

单位________ 班级________ 姓名________ 学号________

项目	总分	技术操作要求	评分等级				实际得分	备注
			A	B	C	D		
仪表	5	仪表端庄、态度和蔼、服装整洁	5	4	3	2		
评估	10	病人对院方及对疾病态度	2	1	0	0		
		病人诊断病情及对暴力行为预测	6	4	3	2		
		检查当时病人及环境异样的发现	2	1	0	0		
操作前准备	5	护士备齐物品，标记、记录及存放容器的物品齐全	3	2	1	0		
		尊重在场接受安全检查之病人	2	1	0	0		
操作过程	30	按操作程序检查病区病室内门、窗、纱窗、电源锁；灯及灯罩；建筑设施并处理	10	7	5	3		
		按操作程序检查床单位的床头柜；枕套、被套、床垫上下，并处理	10	7	5	3		
		对病人进行安全检查	10	7	5	3		
操作后	10	向病人交待收回物品存放处置方式	2	1	0	0		
		向病人再次解释或回答有关安全检查的问题，耐心诚恳	2	1	0	0		
		检查后保持床单位及床头柜整齐	3	2	1	0		
		遇病人拒绝、无礼、冲动，不还口、不还手	3	2	1	0		
评价	40	按规定日程及工作范围操作	3	2	1	0		
		有记录交班	2	1	0	0		
		按问题急缓处理妥善	10	7	5	3		
		无遗漏危险物品于病区、病室及病人身上	20	15	10	6		
		无未发现建筑设施方面损坏及缺失物品	5	4	3	2		
总分	100							

主考教师________ 考核日期________

注：

(1)因操作失误导致一般差错，扣评价分20分。

(2)因操作失误导致严重差错，扣评价分全分。

(3)因操作失误导致事故，扣除操作总分。

4. 预防病人藏药技术操作考核评分标准

单位________班级________姓名________学号________

项目	总分	技术操作要求	评分等级 A	B	C	D	实际得分	备注
仪表	5	仪表端庄、态度和蔼、服装整洁	5	4	3	2		
评估	10	病人对院方及患病态度	2	1	0	0		
		病人病情及藏药的预测	4	3	2	1		
		发药时病人藏药可疑表现	4	3	2	1		
操作前准备	5	检查口腔用物(压舌板等)备用	5	4	3	2		
操作过程	30	及时发现藏药可疑病人	10	7	5	3		
		及时发现藏药行为病人	10	7	5	3		
		检查病人是否藏药方法得当	10	7	5	3		
操作后	10	向病人讲清突然停药、藏药对治疗及舒适的影响	4	3	2	1		
		劝服或补发药物或强迫鼻饲给药等	4	3	2	1		
		必要时通知医生更改给药途径	2	1	0	0		
评价	40	操作文明礼貌	10	7	5	3		
		未遗漏病人藏药行为	20	15	10	6		
		有交班记录	10	7	5	3		
总分	100							

主考教师________　　　　考核日期________

注：

1. 因操作失误，导致一般差错扣评价20分。
2. 因操作失误，导致严重差错扣评价分全分。
3. 因操作失误，导致事故扣除操作总分。

5. 精神病人保护性隔离技术操作考核评分标准

单位＿＿＿＿班级＿＿＿＿姓名＿＿＿＿学号＿＿＿＿

项目	总分	技术操作要求	评分等级				实际得分	备注
			A	B	C	D		
仪表	5	仪表端庄、态度和蔼、服装整洁	5	4	3	2		
评估	15	病人病情，对院方及疾病态度	4	3	2	1		
		既往冲动、伤人等情况	4	3	2	1		
		目前冲动、伤人等情况	4	3	2	1		
		病人信任的亲友医护人员	3	2	1	0		
操作前准备	10	选择好隔离环境	2	1	0	0		
		环境内安全、舒适	3	2	1	0		
		向被隔离病人解释	5	4	3	2		
操作程序	35	按操作程序做好病人隔离期间护理	15	12	9	6		
		解除保护性隔离时按操作程序	15	12	9	6		
		详细如实记录保护性隔离全过程	5	4	3	2		
操作后	20	遇兴奋、无礼病人不还口，不还手	10	8	6	4		
		床头交接班保护性隔离病人	10	8	6	4		
评价	15	及时对护理无效的处于冲动、伤人等行为病人予以保护性隔离	5	4	3	2		
		所隔离之病人非惩罚性	5	4	3	2		
		从事隔离病人时与医护配合协作	5	4	3	2		
总分	100							

主考教师＿＿＿＿　　　　考核日期＿＿＿＿

注：

(1)处于高度兴奋病人，解释从简从缓。

(2)因违反程序，造成病人受伤扣除评价分全分。

(3)因违反程序，造成病人受伤(重)扣除总分一半。

(4)因违反程序，造成病人受伤(极重)扣除全部总分。

6. 精神病人保护性约束技术操作考核评分标准

单位________ 班级________ 姓名________ 学号________

项目	总分	技术操作要求	评分等级 A	B	C	D	实际得分	备注
仪表	5	仪表端庄、态度和蔼、服装整洁	5	4	3	2		
评估	15	病情，病人对疾病、治疗护理态度	4	3	2	1		
		病人经其他护理措施，自伤，自杀，冲动伤人等能否控制	4	3	2	1		
		病人意识清晰度	4	3	2	1		
		病人信任的亲友及医护	3	2	1	0		
操作前准备	10	选好病室	3	2	1	0		
		约束单量适宜	2	1	0	0		
		向病人解释	5	4	3	2		
操作过程	35	按操作程序约束病人四肢	10	8	6	4		
		约束后，解开约束前向病人解释，提出鼓励要求	10	8	6	4		
		10min或随时巡视病人察看腕、踝部皮肤、做好基护等	10	8	6	4		
		有详细、符合实际的记录及交班	5	4	3	2		
操作后	15	遇兴奋冲动病人不还口、不还手	5	4	3	2		
		持续保护病人时每2～3h解松一次并按摩局部	5	4	3	2		
		病人约束期间未发生意外	5	4	3	2		
评价	20	及时杜绝病人自杀、伤人，拒绝治疗等发生	5	4	3	2		
		所约束病人非惩罚性	10	8	6	4		
		约束病人时与医护配合协作	5	4	3	2		
总分	100							

主考教师________ 考核日期________

注：

同精神病人保护性隔离技术操作考核评分标准

7. 常温人工冬眠治疗及护理技术操作考核评分标准

单位________班级________姓名________学号________

项　目	总分	技术操作要求	评分等级 A	B	C	D	实际得分	备注
仪表	5	仪表端庄、态度和蔼、服装整洁	5	4	3	2		
评估	10	病人病情,治疗、护理情况	2	1	0	0		
		病人对本治疗态度及顾虑	2	1	0	0		
		病人本次治疗及既往治疗情况	3	2	1	0		
		病人治疗当日身心情况	3	2	1	0		
操作前准备	15	为初治疗者介绍治疗及标记臀部注射号码	5	4	3	2		
		治疗室及用物准备符合要求	5	4	3	2		
		开始治疗前一日为病人洗澡,通知家属两周内不探视	5	4	3	2		
操作过程	40	按注射部位号码顺序及左右交替进行肌注并记录	7	5	4	3		
		按常规为病人测 T、P、BP	7	5	4	3		
		10min 巡视病人并观察记录睡眠	7	5	4	3		
		观察、询问病人治疗反应后记录、处理	7	5	4	3		
		做好饮食护理保证及记录病人入量	6	4	3	2		
		做好早、晚间护理	6	4	3	2		
操作后	10	总结 24h 药物剂量,睡眠时数,出入量	4	3	2	1		
		疗程结束填写总结表	2	1	0	0		
		停治疗三日内睡眠护理(观察、给药)	4	3	2	1		
评价	20	按操作程序操作	5	4	3	2		
		及时处理病人治疗反应等不适	5	4	3	2		
		无因护理不当病人摔伤、注射部位感染等合并症或意外事件	5	4	3	2		
		遇病人发热,心率、血压异常等躯体情况通知医生	5	4	3	2		
总分	100							

主考教师________　　考核日期________

注:

(1)如考核时病人为非治疗第一日,扣除有关条目基分。

(2)如因违反操作程序导致病人一般差错,扣除评价分 10 分。

(3)如因违反操作程序导致病人严重差错,扣除评价分全分或总分一半。

(4)如因违反操作程序导致病人事故,扣除全部总分。

8. 电休克治疗配合护理技术操作考核评分标准

单位__________ 班级__________ 姓名__________ 学号__________

项目	总分	技术操作要求	评分等级				实际得分	备注
			A	B	C	D		
仪表	5	仪表端庄、态度和蔼、服装整洁	5	4	3	2		
评估	10	病人病情及治疗护理情况	2	1	0	0		
		病人对本治疗的态度及顾虑	2	1	0	0		
		病人本治疗过程中可能出现的情况	3	2	1	0		
		病人治疗当日生命体征、心理状况	3	2	1	0		
操作前准备	15	治疗前为病人解释，遵医嘱肌注药物	5	4	3	2		
		治疗室及用物按操作规程	5	4	3	2		
		病人治疗前准备周全	5	4	3	2		
操作过程	40	病人卧位、置沙袋位置按操作程序，解开病人衣领腰带等	10	7	5	3		
		压舌扳放置正确	10	7	5	3		
		保护病人上、下肢关节操作正确	10	7	5	3		
		病人痉挛发作后卧位及人工呼吸操作正确	10	7	5	3		
操作后	10	病人意识未恢复、未安静前约束保护及床旁专护	4	3	2	1		
		护送病人回病室及特殊情况处理	4	3	2	1		
		记录、交班	2	1	0	0		
评价	20	按规定程序操作	5	4	3	2		
		遇有治疗暂停指征通知医生	5	4	3	2		
		无因护理原因致病人外伤、合并症等	5	4	3	2		
		与医护协作配合	5	4	3	2		
总分	100							

主考教师________ 考核日期________

注：

(1)重病人不合作或兴奋时，解释不能进行，扣除该项基分。

(2)因违反操作程序导致病人一般差错，扣除评价分10分。

(3)因违反操作程序导致病人严重差错，扣除评价分或总分一半。

(4)因违反操作程序导致病人事故，扣除全部总分。

9. 胰岛素休克治疗护理技术操作考核评分标准

单位________ 班级________ 姓名________ 学号________

项　目	总分	技术操作要求	评分等级 A	B	C	D	实际得分	备注
仪表	5	仪表端庄、态度和蔼、服装整洁	5	4	3	2		
评估	10	病人病情,治疗、护理情况	2	1	0	0		
		病人对本治疗的态度及顾虑	2	1	0	0		
		病人本治疗目前、既往情况	3	2	1	0		
		病人治疗当日生命体征,心理状况	3	2	1	0		
操作前准备	10	为病人介绍治疗,测生命体征、核实禁食、禁水排空大小便	4	3	2	1		
		治疗室及用物按操作程序准备合格、齐全	2	1	0	0		
		病人准备按操作程序	4	3	2	1		
操作过程	50	准确无误给药	10	8	6	4		
		治疗室床单位整齐、约束单拦病人腰部	10	8	6	4		
		按操作程序观察生命体征,对异常情况正确处理	10	8	6	4		
		判断四期及时准确,按操作程序护理	10	8	6	4		
		终止治疗时间、方法正确,判断病人醒转及时准确,超过规定苏醒时间处理得当	10	8	6	4		
操作后	10	病人醒后更衣、休息进早餐后送病室	3	2	1	0		
		和病房护士交班	3	2	1	0		
		记录、开次日治疗用药、糖水	2	1	0	0		
		治疗室整理、消毒物品等	2	1	0	0		
评价	15	按规定增加胰岛素剂量给糖水;中止治疗	5	4	3	2		
		正确判断四期标准及护理病人	5	4	3	2		
		未因护理不当病人发生合并症及意外等	5	4	3	2		
总分	100							

主考教师________　　　　考核日期________

注:

(1)因违反程序导致病人一般差错扣评价分8分。

(2)因违反程序导致病人严重差错扣除总分一半。

(3)因违反程序导致病人事故,扣除全部总分。

10. 工娱治疗护理技术操作考核评分标准

单位________班级________姓名________学号________

项　目	总分	技术操作要求	评分等级 A	B	C	D	实际得分	备注
仪表	5	仪表端庄、态度和蔼、服装整洁	5	4	3	2		
评估	10	病人病情及药物不良反应	2	1	0	0		
		病人一般情况及沟通、学习等能力	4	3	2	1		
		工娱治疗目的要求	4	3	2	1		
操作前准备	15	确定病人从事治疗项目	5	4	3	2		
		治疗室及用物,用具按操作程序	5	4	3	2		
		向病人介绍治疗及要求,活动前准备齐全	5	4	3	2		
操作过程	40	病人院内活动按程序规定	20	16	12	8		
		院外活动操作符合程序	20	16	12	8		
操作后	10	治疗结束工作无遗漏	5	4	3	2		
		记录及登记	5	4	3	2		
评价	20	无追求产品质量速度及护士包办等现象	5	4	3	2		
		治疗期间病人未发生意外	5	4	3	2		
		按工作日程、周、月、季,计划组织活动	5	4	3	2		
		与同室及病房护士配合协作	5	4	3	2		
总分	100							

主考教师________　　　　考核日期________

注:

(1)因客观情况不能按日程活动不扣分,如室内停电、电器发生故障,原材料或用具临时不齐或不能用等。室外的周、月及季活动可调整日期进行。

(2)如因违反程序或有关制度导致病人一般差错,扣评价分10分;导致严重差错扣除总分一半;导致事故扣除全部总分。

11. 精神康复护理的应用技术操作考核评分标准

单位__________班级__________姓名__________学号__________

项目	总分	技术操作要求	评分等级 A	B	C	D	实际得分	备注
仪表	5	仪表端庄、态度和蔼、服装整洁	5	4	3	2		
评估	15	病人病情治疗护理情况	4	3	2	1		
		病人精神康复过程中所需护理服务	6	4	3	1		
		病人及家属在精神康复中的需要	5	4	3	2		
操作前准备	15	护士制定康复护理计划	5	4	3	2		
		环境及用物按护理活动要求	5	4	3	2		
		病人明确护理计划或参与制定	5	4	3	2		
操作过程	35	住院休养环境符合程序要求	7	5	4	3		
		住院期间康复护理符合操作程序	7	5	4	3		
		出院前期间康复护理按操作程序	7	5	4	3		
		出院阶段病人康复护理按操作程序	7	5	4	3		
		回归家庭社区病人康复护理按操作程序	7	5	4	3		
操作后	10	评价、总结修改计划	5	4	3	2		
		记录	5	4	3	2		
评价	20	康复护理计划到位	6	4	3	1		
		康复护理计划达到目标或取得一定疗效	5	4	3	2		
		康复护理计划与病人病情相符，按需要调整修改	4	3	2	1		
		与有关医、护、技协作	5	4	3	2		
总分	100							

主考教师__________　　　　考核日期__________

注：

(1)因病人病情变化影响康复护理计划实施或影响护理疗效时，不扣分。

(2)评价两项得分为“C”以下时，考核总分不得高于60分。

12. 病人及家属健康教育技术操作考核评分标准

单位________ 班级________ 姓名________ 学号________

项目	总分	技术操作要求	评分等级 A	B	C	D	实际得分	备注
仪表	5	仪表端庄、态度和蔼、服装整洁	5	4	3	2		
评估	15	病人一般情况,病情,治疗及护理情况	3	2	1	0		
		病人对健康、疾病态度,掌握疾病知识情况	5	4	3	2		
		病人(家属)理解、记忆学习能力	4	3	2	1		
		病人(家属)对医护信任及关系如何	3	2	1	0		
操作前准备	15	备课按要求,及时通知病人(家属)时间、地点和内容	5	4	3	2		
		环境按要求,用具齐全、合适	5	4	3	2		
		病人(家属)听取介绍要求	5	4	3	2		
操作过程	40	四种教育形式按要求	10	7	5	3		
		综合教育方式恰当	10	7	5	3		
		评价及修定计划及时	10	7	5	3		
		记录完整真实	10	7	5	3		
操作后	5	收集反应意见	5	4	3	2		
评价	20	教育计划得以实施	5	4	3	2		
		教育促进病人(家属)认识疾病并促进康复	5	4	3	2		
		未发生负性心理反应	5	4	3	2		
		病人(家属)满意	5	4	3	2		
总分	100							

主考教师________ 考核日期________

注:

(1)因病人病情原因未能进行或中止教育时,不扣分。

(2)评价分如在10分以下,考核总分不得大于60分。

(3)病人因健康教育内容引起负性心理反应酌情扣评价分或总分的一半。

13. 出院(假出院)病人护理技术操作考核评分标准

单位________ 班级________ 姓名________ 学号________

项 目	总分	技术操作要求	评分等级 A	B	C	D	实际得分	备注
仪表	5	仪表端庄、态度和蔼、服装整洁	5	4	3	2		
评估	10	病人出院方式、自愿、勉强、强迫	2	1	0	0		
		病人疗效及残留症状，药物不良反应及对巩固疗效态度	4	3	2	1		
		病人家庭、社区环境、人际关系及医疗条件	4	3	2	1		
操作前准备	10	执行医嘱	2	1	0	0		
		通知病人	4	3	2	1		
		终末护理	4	3	2	1		
操作过程	45	督促协助病人整理物品、更衣	9	7	5	3		
		为病人出院指导健康教育有针对性	10	8	6	3		
		诚恳向病人及家属征求意见	9	7	5	3		
		向家属健康教育有针对性	10	8	6	3		
		热情告别病人	7	5	4	3		
操作后	15	办公室内更改表格、卡片、登记……	7	5	3	2		
		出院病人床单位处理	8	6	4	2		
评价	15	无遗漏面向病人及家属的工作内容	5	4	3	2		
		无遗漏办公室内的工作内容	3	2	1	0		
		病人家属对接待满意	5	4	3	2		
		与医护协作配合	2	1	0	0		
总分	100							

主考教师________ 考核日期________

注：如向院内外转出病人时，未和接班护士交待病情、治疗护理注意事项等扣总分20分。

（三）精神科护理技术操作理论问答

1. 护理精神病人时如何应用治疗性沟通及与病人接触？

答：(1) 先要评估病人的一般情况，诊断、病情治疗及护理级别；病人对疾病、康复，医院、医护人员所持态度；病人目前的主要和次要需要内容；病前病人的人际关系、沟通能力及病后的变化。

(2) 作好准备，即准备与病人交谈的内容、时间，预测病人的反应，作好应对措施及心理准备。

(3) 沟通过程：

①病人谈话内容含糊、笼统或重复、枯燥，病人表现态度傲慢无礼，病人讲话速度慢且犹豫时，护士要静静地耐心听完，后用简短字句或通过面部表情或用声调的大小等传达接受病人之意（接受不等于赞同而是指听进去了）。

②病人注意力不集中，病人谈话内容碰上了问题症结等无法以语言沟通而一言不发时，护士应观察病人的非语言性行为，如肌张力、面色、身体抖动及手脚放置姿势、眼睛睁开或闭目或何种眼神看护士等。同时护士以沉默表明期盼他发言（防止对病人构成压力），并以相伴表示对病人的尊重和支持。

③病人焦虑、害怕、生气或悲伤，病人自理生活有进步时，护士可将观察到的说出来告诉病人如：我觉得你很紧张，似乎你很悲伤，你今天梳头了等。目的是使病人了解自己或表达护士对病人改变的注意，以达到强化的效果。

④病人有感知觉或思维障碍时，如可能，护士应鼓励病人详细描述（包括异常感觉和想法的先兆），当病人可自由表达时，则不易产生攻击性或冲动性行为。

⑤病人不知哪些问题可以谈，哪些问题不该谈时，护士要给予病人主动选择话题的机会。护士还应拓宽话题，以刺激病人的主动思考，如：你是否愿意现在谈谈关于××××的问题；你今天想与我讨论哪些事情。当病人无法主动提出话题时，护士可在较小的范围内提示，病人在此范围内再自选话题，这样可发掘病人问题的焦

点或对病人进行更深入的了解。

⑥病人思绪凌乱，需重组思考内容以表达时，护士应重复原话题，以引导和鼓励病人谈论原话题，或以简短句子，如你能告诉我一些××××吗？后来呢？继续说下去等，达到使交谈继续进行下去的目的。

⑦病人要澄清一些事情的先后发生时间或因果关系问题时，护士可用问句帮助他将经历的过程连贯，如××××事情是什么时间发生的？这件事发生在哪件事之前或之后？是哪件事导致××××事的发生等。可以让病人自行找出问题的症结并正视及处理，也可帮病人发现与现实不符的问题。

⑧病人所谈内容不符合现实时，护士可以以怀疑的口吻提出反问，如这是令人难以置信的事，真的吗？这真是不寻常的一种感觉等。目的是让病人思考他所说的内容，但应在护患之间建立了相当稳固的治疗性关系基础之上时使用。

⑨病人不能或无勇气道出自己的感觉，或在试探护士是否抓住他谈话重点时，护士可把病人话中暗示的内容说出来，引导病人表达出他的看法，如你觉得××××很不讲道理吗？那是因为你觉得他不了解你吗等。护士也可将病人话中涵义提出来与病人讨论，以引导他思考问题的方向，如你用这个字是表示……等。此方法要在病人对疾病有一定认识时使用。

⑩病人只表浅的谈论某一问题，是因其防御时，或谈话很快，因意念奔驰时，护士可提出如：你愿意做更清楚、更完整的描述吗？请多告诉我一些有关这方面的问题等，将话题做适当调整。但当病人表示不愿深谈时，应尊重病人意见。

⑪病人的感觉或想法脱离现实时，护士应不断的以缓和的口气告诉病人事实如何，自己的感觉如何，以让病人思考和分析，逐渐放弃他脱离现实的感觉或想法。护士重复提供现实资料，可帮助病人接触现实。如护士对病人说：我知道你听到了××声音，但我没有听到，我了解你的想法，但我看法与你不同等。

⑫在给予病人自己思考问题及做决定时，护士应鼓励病人应用过去正确的经验判断或评价问题。

（4）注意

护士在与病人沟通过程中，不使用非治疗性沟通技巧，如给予病人假保证；进行与事实不符的赞许；不同意或拒绝病人意见等。

2. 如何预防病人的自杀行为？

答：(1) 先要评估病人诊断、主要病情，既往有无自杀未遂史及次数、手段，有无自杀家族史，病人对过去自杀行为的看法。评估病人目前自杀意图严重程度，欲采用什么手段，自杀原因是什么(情绪低落，被害或自罪妄想、逃避病态或现实等)。有无自杀准备行为，如准备工具、药品、遗书等。评估病人躯体情况有无异常，如皮肤瘀血、外伤，以及病人衣物有无缺失等异常情况。最后，针对病人个性特点预测其采取行为和自杀成功的可能性。

(2) 做好准备

①从病人病史和病历中有关内容收集资料后观察接触病人，从病人家属、医护人员等了解情况。

②安置病人住指定（重症）病室及去除环境中的危险物品。

(3) 预防护理措施

①最少 10min 巡视病人一次，以掌握病人动向，自杀观念或行为严重者随时巡视或专人护理。巡视时注意观察病人睡眠及其姿势；有无入厕时间过长等。

②发口服药时预防病人藏药。

③禁止病人单独使用针线、果刀、剪刀等物品，禁止病人进入办公室、治疗室及阳台等地。

④禁止病人单独离开病房或有人监护的地域。

⑤为病人测体温时，护士手不离表。

⑥安全检查环境及病人身上时，详细查看并收回危险物品。

⑦对病人进行心理支持，疏导心理治疗，娱乐及作业治疗。

⑧对病人健康教育，提高对自杀观念和行为的认识能力，并自行或配合医护人员转移、分散病态意念。

3. 如何预防病人的冲动、伤人行为？

答：(1) 先进行评估，包括病人诊断、主要病情，既往有无冲动、伤人史，其次数及手段，病人持什么态度。评估病人目前冲动、伤人意图严重程度，针对对象以及冲动、伤人行为的原因，如幻觉、妄想……等。评估病人有无准备行为以及有无攻击性言论、威胁或警告表现等。针对病人个性特点，预测病人冲动、伤人行为的可能性，严重程度，取何手段、方式。

（2）做好准备

①从病史和病历、护理记录中收集有关资料后观察、分析病人冲动、伤人观念及行为的严重程度，并从病人家属、医护人员提供有关情况中进行预测。

②安置病人住指定（隔离室、监护室）病室，去除室内危险物品及多余物品。

（3）预防护理措施

①至少10min巡视病人一次，掌握病人行踪，病情严重者随时巡视或专护。巡视时注意午、晚间病人睡眠情况，是否在自已病床上等。

②病人住监护或隔离室，必要时可限制其活动范围；病人于冲动、伤人时可短暂行保护性约束。

③禁止病人单独出入办公室、治疗室及重病室，以保证环境和其他病人安全。

④病人接受治疗时有人陪同，并防止让病人拿到器械等物品。

⑤为病人进行认知和疏导心理治疗，提高对病态观念和行为的认识。

⑥安排工娱或作业疗法，引导病人分散病态想法，将注意力转移到活动和工作上。

⑦检查环境及病人身上有无危险物品、已有或可以用为伤人的工具；去除室内无用物品，保持陈设简单安全。

⑧为病人健康教育，特别要将无损于个人健康且社会上能接受的发泄方式教给病人，让病人知道在可能情况下管理或约束自己的攻击性行为等。

4. 如何预防病人的毁物行为？

答：（1）先评估病人诊断、主要病情，有无既往毁物史及其严重程度，病人对既往毁物行为所持态度。评估目前病人有无言论表示要毁坏什么物品或已出现什么毁物行为，病人毁物原因，如幻觉、妄想等病态支配，因被限制活动或保护性约束，因对医院管理或服务不满等。

(2) 做好准备

①通过病史、病历和护理记录记载，观察病人思维、行为活动；参照病人家属及医护人员提供情况，分析判断病人毁物行为的可能性及严重性。

②安置病人住监护或隔离室病室，室内物品简单。

(3) 预防护理措施

①最少 10min 巡视病人及环境一次，病情严重者随时巡视或专人护理。巡视时注意病人动向，午、晚间睡眠如何；室内物品、病人衣服有无缺失、撕（拆）情况等。

②病人的毁物行为不能制止时，可暂行保护性约束。

③病人所住病室陈设简单，特别要将病人毁物行为指向物去除，如床、床头柜、甚至被服等，而改用病人自备被服观察效果。

④禁止病人单独出入其他病室等地。

⑤检查环境及病人身上时，注意有无毁物工具及被撕毁，拆毁之物件，发现病室及病人身上物品缺失时及时查找。

⑥为病人安排需集中注意力的作业治疗或活动项目，将病人的破坏性行为转移到建设性行为方面。

⑦为病人健康教育，指出毁坏医院或个人物品只有消极意义，鼓励病人持积极态度生活、治疗，或以妥当方式发泄情感。

5. 如何预防病人的出走行为?

答：(1) 评估病人诊断、主要病情，其入院方式，（强迫或被骗入院等）及对疾病有无自知力。评估病人出走意图严重程度及原因，如病态支配、恐惧治疗，不适应医院生活或对医疗护理不满或家中、单位有事需处理等原因而不安心住院等。评估病人有无出走的准备行为和计划，如制造钥匙、选择路线和时间等。

(2) 做好准备

①通过病史和病历、护理记录记载，观察病人生活起居是否安心，以及经由病人家属、医护人员提供情况。分析判断病人出走意图和行为发生的可能性。

②安置病人住隔离室或监护病室，以方便巡视及清点病人。

(3) 预防护理措施

①最少 10min 巡视病人一次，掌握病人行踪，对病情严重者随

时巡视。每午、晚巡视时，注意病人是否睡眠。

②病人必需着病员服；有出走意图的病人不得参加院外活动。

③每次规定清点病人人数时，护士必需看到有出走意图的病人。

④病人到病房外检查治疗时，应由两人以上工作人员陪同。禁止病人独自离开病房。

⑤依病人出走意图及行为严重程度，除让其住隔离病室外，还可限制其活动范围或时间，采取暂时保护性约束等。

⑥病人接受需集中注意力的作业疗法及活动。

⑦检查环境及病人身上时，注意有无可疑当作出走用的工具如铁片的钥匙代用品，有无门锁松动，窗锁被撬痕迹等。

⑧为病人健康教育，多从提高自知力、介绍医院规章制度以及如何适应住院生活等方面详细讲解或讨论。

6. 睡眠护理如何做?

答：(1) 首先做好评估：

①病人诊断、病情，躯体健康及用药情况。

②病人病前有无睡眠障碍，了解其入睡时间、睡眠时数、型态，有无睡眠中断、睡后觉未休息等体验。收集病人入睡前所用的任何帮助措施包括药物种类、剂量等。

③病人病后睡眠障碍及所用药物详细情况。

④病人睡眠障碍的相关因素，如精神症状，躯体不适，药物不良反应；年龄因素或适应环境不良及其他心理问题等。

⑤病人为一时性（一周内）；短期（1～3周内）或慢性（3周以上）失眠症。

⑥病人对睡眠障碍（包括睡眠过多）有无焦虑情绪或思想负担；是否认识睡眠对康复的重要意义。病人是否具有改善睡眠的措施，能否听从护嘱，改变不利于睡眠的想法和行为等。

(2) 做好准备

①为病人准备安静、舒适的入睡环境，包括处理好兴奋病人，护士巡视时动作轻、灯光不刺激病人等方面。

②病人按时就寝，不聊天玩耍至深夜，晚上少饮水、不用茶等。

(3) 护理措施

①巡视时确认处于睡眠状态和发现睡眠障碍的病人。如观察病人眼睑是否闭合、呼吸是否变深且均匀或病人辗转反侧、痛苦呻吟，个别因睡眠性窒息或夜间突然发生肌阵挛导致失眠。

②耐心听病人主诉时，详细询问其睡眠型态和时间，并了解他对失眠的态度，如有无思想负担和焦虑等。

③为病人健康教育，介绍睡眠四期的生理，睡眠对康复的作用；指出过于负担甚至焦虑对睡眠的影响；告诉病人失眠的原因及相关因素；教给病人自我催眠术方法及如何纠正不良睡眠习惯。

④针对影响病人睡眠的原因或相关因素进行处理，及遵医嘱投药物给病人。

⑤记录总结病人 24h 睡眠时数。

⑥与医生联系及治疗处理病人失眠的原发病（精神疾病或躯体疾病）；建议医生调整引起睡眠障碍药物的品种或剂量。

(4) 注意

①掌握病人禁忌药物。

②防止病人药物依赖。

③对药物依赖病人睡眠障碍的处理严格按医嘱，并防止病人藏药。

7. 如何发现和护理出现抗精神病药物不良反应的病人?

答：(1) 评估病人诊断、主要病情，治疗用药的名称、剂量；药物不良反应的表现、严重程度、处理措施及效果。评估病人既往门诊或住院治疗用药、药物不良反应表现及处理经过、效果等。评估病人有无因药物不良反应影响生活质量，如因生活不能自理或活动不便等，而表现急躁、攻击等情绪和行为。评估病人对药物不良反应主诉能力如何，如无主诉、主诉较实际不良反应少，主诉有夸大等。

(2) 做好准备

①护士掌握抗精神病药、抗抑郁药、抗躁狂药及抗焦虑药的主要药物治疗作用和常用剂量；掌握上述药物常见不良反应表现及处理措施；熟悉较常见不良反应表现及处理措施；了解不常见不良反应表现及处理措施。

②病人用药前听取介绍，着重在不良反应的早期表现症状。

(3) 护理措施

对药物剂量大者、两种以上药物联合用药者、用药10天以上者、老年体弱者之药物不良反应高发人群，为重点护理对象。

①通过病人行为表现，观察有无锥体外系症状，此为最常见不良反应表现。

a. 静止性震颤、肌张力增高、小步步态且不协调、动作笨拙且不灵活；面部似假面具面容；重时流涎、吞咽困难者，为震颤麻痹症候群。

b. 面、舌、颈部个别肌群痉挛，表现斜颈、动眼危象、角弓反张者，为急性肌张力障碍。

c. 肌张力持续性痉挛而不自主的运动，如四肢舞蹈样动作，吸吮、咂嘴动作者，为迟发性运动障碍。

d. 坐立不安，走来走去，不能坐卧者，为静坐不能。

四种锥体外系症状不良反应病人的护理措施主要有：

a. 协助病人个人卫生及饮水、进食，预防发生噎食及吸入性肺炎并发症。

b. 预防病人跌摔及保证其休息与睡眠。

c. 向病人讲解有关知识，消除疑虑和思想负担，指导病人参加轻松愉快的娱乐活动以转移其注意力。

d. 按医嘱给抗震颤麻痹药物或减小、更换专科药物等。

②病人嗜睡、反应迟钝为常见药物不良反应。

可不处理，告诉病人此为药物镇静作用所致，1~2周即可适应。

③口干、舌燥，便秘为常见药物不良反应。

嘱病人多活动，多饮水及食蔬菜、水果等含纤维素多的食物，必要时给润肠药、灌肠等对症处理。

④部分病人特别是年老体弱者或突然加大药物剂量时，可出现体位性低血压之药物不良反应。

在病人用药前应嘱其缓慢进行体位改变，注射药物后卧床1~2h，以预防体位性低血压。若出现此现象时，病人就地平卧，立即测脉搏、血压，并观察至脉搏、血压恢复正常，必要时按医嘱给药及相应的护理。

⑤个别病人出现皮疹，轻者颈、面、手部，重者全身皮疹并高热。

嘱病人防阳光直晒患部及对症处理，个别重者按医嘱减药、停药。

⑥个别病人视物模糊。

告诉病人在停药后逐渐恢复，以消除其紧张和思想负担，同时在生活自理方面给予病人一定的帮助。

⑦极少病人出现似中暑样的高热，尤其在闷热时节，也见于服用较大剂量药物者。

向病人讲清药物影响体温调节中枢和皮肤散热功能的机理，同时按高热病人护理常规及按医嘱减药停药等。

⑧部分女病人闭经、泌乳。

可不处理，但要和病人讲清是药物影响内分泌功能所致，无损于健康。

⑨厌食、恶心、呕吐、腹泻等胃肠系统症状，锥体外系症状，高热、抽搐、意识障碍，为服用碳酸锂药病人之药物不良反应表现。

应坚持以盐开水送服药物及认真观察不良反应早期表现（胃肠系统症状），监测血锂浓度过程中也可及早发现不良反应。一般情况下按医嘱减药防不良反应发展，不良反应重者则要制定护理计划或抢救等措施。

⑩三环类抗抑郁剂的不良反应为困倦，口干、便秘、体位性低血压等。

处理及护理同护理措施①~④。

⑪较严重的不良反应有肝损害、粒细胞减少及最严重的恶性症候群。

按医嘱治疗及抢救，同时制定护理计划，需进行保护性隔离和重病护理等。

（4）注意：

①注意安定类药物，可使病人产生依赖倾向。

②利用护理活动，如发药时、查房巡视时，及接触病人的任何

机会观察或询问其药物不良反应表现。

③治疗处理及健康教育同时进行。

8. 如何在护理工作中应用支持性心理治疗技术?

答:(1)评估病人一般情况,诊断、病情,治疗及护理级别。评估病人对医院、医护人员的关系及所需帮助、支持内容。评估病人的人际关系、沟通能力以及与亲属中哪些人知心。评估病人曾否接受过何种心理治疗及其效果如何。

(2)做好准备:

①护士与病人建立治疗性人际关系及收集病人心理需要。

②让病人知道治疗性护患关系是什么,要求病人配合与信任。

(3)护理措施及方法:

①通过护士的态度让病人体会到以支持为主的心理治疗,是支持病人适应目前所面对的现实(如心理危机、严重挫折、情绪低落等)。

②应用知识去鼓励病人,说话要有依据,以利病人相信和接受。不只停留于一般的同情与安慰。

③应用护士在病人心目中的权威,帮助病人调整他对困难的看法,以改善困境,即病人需依靠护士供给的支持应付困难。

④应用护患良好关系,与病人讨论他应付困难的方式、处理问题的方法,并鼓励他采用较为有用或成熟的方式应付困难和解决问题,即使病人发挥内在潜力,面对现实和处理问题。

⑤寻找病人的内在和外界资源,以帮助病人渡过心理上的危机,即帮助病人善用个人、家庭及社会中的资源,如纠正低估自己潜在能力;使病人重视别人可以提供的帮助等。

⑥用支持性心理治疗稳定病人情绪,可达到病人接受其他心理治疗,为之奠定基础。或在其他心理治疗结束后,巩固治疗效果,此多用于恢复期病人。

(4)注意:

①抑郁症病人情绪低落者,效果明显。

②各种精神障碍者均适用。

9. 如何在护理工作中应用认知心理治疗技术?

答:(1)评估病人一般情况,诊断、病情,主要治疗及护理级别。评估病人对与病情有关的对己、对人，对事及环境的看法。评估病人病前、病后对个人偏见、不正确认知修正的情况如何。评估病人对医护信任程度及其对哪些人较为信任。

(2) 做好准备：

①护士掌握病人扭曲的认知内容：其一属偏见，经说服教育易被纠正，其二属病态如妄想，为较固定的错误判断推理，坚信不移难于纠正。

②掌握具有妄想症状病人的自知力情况。此治疗宜在病人部分自知力恢复或自知力完整时进行。

③病人通过健康教育后理解该治疗可获治疗效果，但应与护士协作及用心纠正扭曲的看法和想法。

(3) 护理措施及方法

①改变病人自卑心理，先从改变其认识入手

a. 教给病人正确认识自己，提高自我评价。让病人知道形成自卑心理主要因为低估自己，只看到个人的不足，要善于肯定自己的成绩，发现个人的长处。同时看到每个人均有不足，才能走出消极评价自己的误区。

b. 指导病人树立自信心，克服自卑心理。告诉病人自卑心理可以战胜，但要依靠自己；自卑心理是性格软弱的表现，其关键是自信心不强。

c. 让病人学会进行积极的自我暗示及自我激励。病人在明白自卑的人比较敏感脆弱及经不起挫折、打击之后，会把生活（学习、工作等）目标定得合理适中。即容易成功的实现目标并从中得到激励和自我满足，此对提高个人自信心极有帮助。

d. 鼓励病人积极交往。向病人讲清自卑心理者多孤僻、不合群；在与人交往时可心理活动范围宽广、内容丰富。交往可以认识他人的长处与短处，进而正确认识自己及了解他人对自己的评价。

②纠正病人的猜疑心理并克服对人抱有错误的态度。

a. 教育病人要信任别人，告诉病人人际关系方面发生问题是由于不信任人或是不被别人信任。信任是双相的过程，信任别人必能得到别人信任。

b. 指导病人提高品德修养。让病人知道猜疑心理源于心胸狭隘，别人对自己的小疏忽、小恩怨，不过多计较，要学会宽以待人的处事方法。

c. 让病人学会全面、辨证地看待人和事的方法。一定要本着实事求是的原则待人处事，不要以主观想象推理地看问题；当猜疑某人时，应综合分析他的长期表现，冷静地将事实弄清楚再下结论。

d. 教给病人及时释疑解惑。人际交往中难免发生误会，释疑解惑能使被歪曲的事实得以纠正，将不信任转为信任，应开诚布公地及时用善意的方式进行讨论交换意见。

③帮助病人修正个人带攻击性心理反应，或妥善对待别人的攻击性心理反应。

a. 教育病人不要迁怒于人。让病人知道因个人失利或未达预定目标，发泄内心不快迁怒于人，为求一时心理平衡的表现，应正确对待挫折。

b. 告诉病人如何能得到领导和同事的赏识。指导病人学会出色表现自己及建立良好的人际关系，不应以有较强的实力和自信心采取攻击性心理反应。

c. 让病人知道攻击性心理反应为缺乏理智和自制力的表现。对别人的攻击性心理反应可采用暂时回避的方法，待对方息怒时进行诚心诚意的解释或说教。

d. 教给病人以平等的原则待人处事。使病人明白以攻击性心理反应对人的人，不懂人有受尊敬和希望别人平等对待的需要，且平等是建立人际关系的前提。

④促进病人自知力的恢复。

a. 向病人说明精神科医生诊断方法的科学性，如根据病史、精神检查结合理论知识及临床经验等，予以分析判断后提出诊断意见。

b. 结合病人具体情况解释其诊断的依据，如心理测验、特殊检查及体格检查异常结果等，经综合归纳得出的明确诊断。

c. 酌情介绍和病人相关的国内外公认疾病诊断标准，如症状学、病程标准、严重程度和排除标准等，证明诊断方法客观、可信。

d. 针对病人的病态认知，联系具体事实进行对照分析和讨论

(可参照本法①~③)。

(4) 注意:

①对于与病人康复或预防复发相关的问题,属认知性质的,也可用此法提高或改变病人认知。

②此方法可用角色扮演方式进行。

10. 如何在护理工作中应用行为治疗技术?

答:(1) 评估病人的诊断、病情、治疗及护理级别。评估病人对医护信任、合作程度,评估病人自知力情况。评估病人既往和目前的学习能力,修改或消除病态、不适应行为的能力。评估欲修改或消除病人的病态、不适应的外在行为有哪些,欲增加病人的外在行为有哪些。

(2) 做好准备

护士确定对欲增加(养成)病人行为的奖赏方式(语言强化或物质强化等),选择对欲修改或消除病人行为的处罚方式(语言或其他刺激);事先备好奖品(强化物);于治疗前病人接受健康教育,使其理解该治疗的原理、方法、效果及如何配合等,若有条件参加治疗计划制定。

(3) 护理措施及方法

①塑造新行为(亦称逐次近似法)

即欲增加的病人获得的满意行为(如自理生活、社会交往等行为),从现有病人行为中选择与目的行为最近似的反应,作为逐次近似的起点,只要病人做出一个动作稍稍朝目标(称终极)接近,就予以强化(如表扬)。再逐渐提高强化标准,直至达到目标行为。

②消退(停止对一种行为的强化来减少或消除这种行为)

如病人的破坏行为、生活懒散出现时,予以漠视或拒绝。

③暂停(把一个人从发生不良行为的场所暂时调离到另外一个场所)

如病人的冲动、伤人,毁物行为发生时,调离病人到安静的房间或空间,使其不良行为得不到强化而减退。

④行为契约(医护和病人协议合同作为治疗计划)

即双方必须执行的详细治疗护理方案,如酒、药依赖病人每日生活安排,当病人出现欲用酒、药或躯体、心理不适时,征求医护的意见和指导，当发现病人违反契约行为时则予以惩罚（如限制活动、娱乐等）。

⑤代币经济（每完成一定的任务给偿付）。

即有明确的目标行为，如护士和病人均知道在娱乐或作业疗法中完成多少成绩或坚持多长时间，有交换的媒介（代币），如五角星、代价卷、塑料筹码等。并有支持代币的强化物，如食品、生活用品、工艺品；院外娱乐活动、假出院机会等。还有兑换规则，如完成多少种或多少量外出行为或从事多少种、多长时间娱乐行为可得多少代币；以及某种强化物要付多少代币等。

⑥自治（治疗手续的内化）

即帮助病人成为自己的治疗者，教会病人自我监视（观察）不良行为或习惯动作的发生，并进而控制不良行为和习惯动作。病人还应学会对自己现在病情进行评估，即比较取得的进展和要达到目标之间的差距，护士应帮助病人缩小差距。护士要指导病人进行自我强化，当病人通过自我评估，发现差距越来越小，看到自己的成绩时则产生强化作用。此时也可让病人自己奖励，如外出旅游、听音乐会、看戏，买喜爱物品等。

(4) 注意：

向病人进行健康教育时讲明本治疗应用学习原理，强调人的行为是经过学习而获得的；也能经过学习而更改、增加或消除（受奖赏的行为容易学习到并维持；受处罚的行为可被控制、减少或消除）。

①告诉病人塑造新行为为一种过程。逐次近似法可诱导其形成他目前尚未具备或超过他现有水平的更满意的行为。

②告诉病人对欲消退的行为不能让步，必须拒绝。

③告诉病人暂时离开发生不良行为的场所，为清除情境中的强化物，使其不良行为消退。

④告诉病人行为契约法，要求病人有较高的理智和对病态行为的认识、求医愿望。

⑤告诉病人代币经济专为治疗和教育目的设置，他应如何制订活动计划，自觉遵守规则及自我节制，因为一些行为问题，往往是由于自我控制与自我强化的崩溃而产生的。

附录：

护理专业学生实践综合能力考核测评表

学校名称：　　　　　实习医院：　　　　　考核科室：　　　　　考核日期：

班级：　　　　　　　姓名：　　　　　　　主考教师：

<table>
<tr><td rowspan="2">项目</td><td rowspan="2">总分</td><td rowspan="2" colspan="2">考　核　内　容</td><td colspan="4">测评等级</td><td rowspan="2">实际得分</td><td rowspan="2">备注</td></tr>
<tr><td>A</td><td>B</td><td>C</td><td>D</td></tr>
<tr><td rowspan="4">职业素质</td><td rowspan="4">15</td><td colspan="2">仪　表　姿　态</td><td>3</td><td>2</td><td>1</td><td>0</td><td></td><td rowspan="15"></td></tr>
<tr><td colspan="2">文　明　用　语</td><td>3</td><td>2</td><td>1</td><td>0</td><td></td></tr>
<tr><td colspan="2">服　务　态　度</td><td>3</td><td>2</td><td>1</td><td>0</td><td></td></tr>
<tr><td colspan="2">沟　通　能　力</td><td>6</td><td>4</td><td>2</td><td>1</td><td></td></tr>
<tr><td>专业理论知识</td><td>10</td><td colspan="2">基础护理及专科护理知识提问</td><td>10</td><td>8</td><td>6</td><td>4</td><td></td></tr>
<tr><td rowspan="10">实践能力</td><td rowspan="10">75</td><td colspan="2">收　集　资　料</td><td>8</td><td>6</td><td>4</td><td>2</td><td></td></tr>
<tr><td colspan="2">确定护理诊断</td><td>6</td><td>4</td><td>2</td><td>1</td><td></td></tr>
<tr><td colspan="2">制定护理目标</td><td>4</td><td>3</td><td>2</td><td>1</td><td></td></tr>
<tr><td rowspan="5">护理措施落实</td><td>护理措施制定</td><td>5</td><td>4</td><td>3</td><td>2</td><td></td></tr>
<tr><td>对病人舒适与安全的照顾</td><td>4</td><td>3</td><td>2</td><td>1</td><td></td></tr>
<tr><td>应变能力</td><td>4</td><td>3</td><td>2</td><td>1</td><td></td></tr>
<tr><td>基础护理技术操作</td><td>15</td><td>12</td><td>9</td><td>6</td><td></td></tr>
<tr><td>专科护理技术操作</td><td>15</td><td>12</td><td>9</td><td>6</td><td></td></tr>
<tr><td colspan="2">健康教育及心理护理</td><td>8</td><td>6</td><td>4</td><td>2</td><td></td></tr>
<tr><td colspan="2">护理文件书写（PIO 护理记录）</td><td>6</td><td>4</td><td>2</td><td>0</td><td></td></tr>
<tr><td colspan="8">合　　　计</td><td></td><td></td></tr>
</table>

根据病人近 2～3 日的病情及今日评估病人的情况提出 2～3 条护理诊断，并提出相应的护理目标，护理措施，评价

护理诊断	护理目标	护理措施